科学出版社"十四五"普通高等教育研究生规划教材

《黄帝内经》研究思路与方法

主　编　邹纯朴　邢玉瑞

科学出版社
北　京

内 容 简 介

本书是科学出版社"十四五"普通高等教育研究生规划教材之一，是富有创新性的中医药院校教材。全书分文献与语言学研究、哲学方法论研究、理论研究、临床医学研究、多学科研究、学术史研究6章共计30节，每节下设概述、研究述评、典型案例、主要参阅文献4个部分，除传统中医理论与临床各科证治研究外，还涉及文献学、语言文字学、哲学思想、文化学、思维方法、现代哲学方法论、生态医学、时间医学、心身医学、医学气象学、医学地理学、发生学、学术演变、理论建构等诸多方面的研究内容。本书全面系统梳理了《黄帝内经》的研究现状，提纲挈领地介绍了研究所取得的成果，分析了研究中存在的问题，凸显了研究的思路与方法，说明了未来研究的方向与路径，期望对《黄帝内经》研习者有所启示与引领。

本书供高等中医药院校中医学、中西医结合专业研究生使用，也可作为中医理论研究和临床研究工作者的参考用书。

图书在版编目（CIP）数据

《黄帝内经》研究思路与方法 / 邹纯朴，邢玉瑞主编. -- 北京：科学出版社，2025.6. --（科学出版社"十四五"普通高等教育研究生规划教材）. -- ISBN 978-7-03-082441-7

Ⅰ. R221

中国国家版本馆 CIP 数据核字第 20258ED610 号

责任编辑：刘 亚 鲍 燕 / 责任校对：刘 芳
责任印制：徐晓晨 / 封面设计：陈 敬

版权所有，违者必究。未经本社许可，数字图书馆不得使用

科学出版社 出版
北京东黄城根北街 16 号
邮政编码：100717
http://www.sciencep.com
固安县铭成印刷有限公司印刷
科学出版社发行 各地新华书店经销

*

2025 年 6 月第 一 版　开本：787×1092　1/16
2025 年 6 月第一次印刷　印张：11
字数：296 000
定价：76.00 元
（如有印装质量问题，我社负责调换）

本书编委会

主　编　邹纯朴　上海中医药大学　　邢玉瑞　陕西中医药大学
副主编　（以姓氏笔画为序）
　　　　　王洪武　天津中医药大学　　孔明望　湖北中医药大学
　　　　　朱向东　宁夏医科大学　　　李海峰　上海中医药大学
　　　　　谷　峰　辽宁中医药大学　　陈玉龙　河南中医药大学
　　　　　周　宜　成都中医药大学　　梁永林　甘肃中医药大学
编　委　（以姓氏笔画为序）
　　　　　马晶晶　辽宁中医药大学　　王　斌　广州中医药大学
　　　　　王玉芳　山东中医药大学　　刘文平　成都中医药大学
　　　　　孙理军　陕西中医药大学　　李　花　湖南中医药大学
　　　　　李智慧　甘肃中医药大学　　何秀丽　黑龙江中医药大学
　　　　　张　萌　广西中医药大学　　张曾亮　内蒙古医科大学
　　　　　陈　曦　中国中医科学院　　陈谦峰　江西中医药大学
　　　　　赵心华　上海中医药大学　　胡　勇　陕西中医药大学
　　　　　柳亚平　云南中医药大学　　骆　殊　南京中医药大学
　　　　　聂金娜　长春中医药大学　　夏梦幻　浙江中医药大学
　　　　　韩　诚　山西中医药大学　　禄　颖　北京中医药大学
　　　　　蔡华珠　福建中医药大学
秘　书　赵心华　上海中医药大学

编写说明

党的二十大报告把促进中医药传承创新发展作为推进健康中国建设的重要内容之一。传承是创新的基础,《黄帝内经》被公认为中医四大经典之首,是中医学生的必读著作,承载着中医药传承的重要使命,为创新提供了坚实的理论依据。创新是传承的发展,运用现代科学的研究方法和技术手段,深入研究《黄帝内经》,使中医理论得到更科学的诠释,从而推动中医药事业不断发展。

本教材是科学出版社"十四五"普通高等教育研究生规划教材,旨在更好地服务普通高等学校落实立德树人根本任务、全面深化教育改革、提升教育教学水平和人才培养质量,加强一流学科高水平教材建设工作。本教材供高等中医药院校中医、中西医结合专业研究生使用,也可作为中医基础理论研究和临床研究工作者的参考用书。

《黄帝内经》作为中医理论体系的渊薮,对后世中医学发展影响深远。近年来,《黄帝内经》研究方兴未艾,新的研究成果层出不穷。本教材全面梳理了这些研究成果,分文献与语言学研究、哲学方法论研究、理论研究、临床医学研究、多学科研究、学术史研究6章共计30节,每节下设概述、研究述评、典型案例、主要参阅文献4个部分,力求全面、真实、概要地反映各方面的研究成果、思路与方法、存在问题、研究展望等,为研究生提供全面、系统、正确的研究指引,促进《黄帝内经》乃至中医学的研究沿着正确的轨迹蓬勃发展。

在总结研究成果与方法时,我们秉持客观、全面的态度,既突出其优点,也不回避缺点。在理论研究方面,诸多成果进一步阐释了《黄帝内经》核心理论的科学内涵,为中医理论现代化夯实基础。临床应用研究成果,为中医临床实践提供新思路、新方法,有效提升中医临床疗效。然而,当前研究也存在一些问题。部分研究对经典原文解读存在偏差,有的研究方法存在逻辑错误,传统与现代研究方法融合不够深入,一些研究成果的实用性和可推广性有待提高。

展望未来,《黄帝内经》研究具有广阔前景。随着新兴学科不断涌现,将有更多跨学科研究助力挖掘经典内涵。例如,利用近代出土简帛和国外馆藏的涉医文献资料,进行《黄帝内经》文献学、语言文字学、版本学研究,或进行学术发展史和发生学研究等,丰富了《黄帝内经》的研究内容,也发表了大量的研究成果。再如借助现代科研方法和数据分析技术,对《黄帝内经》理论的临床应用数据进行分析,有望发现新的治疗规律和思路。同时,更加注重临床应用转化，紧密围绕临床实际问题开展研究，使《黄帝内经》研究成果更好地服务于临床实践，提高中医临床疗效。

哈佛大学的名言曰：成功和失败者的差异，不是知识，也不是经验，而在于思维。由此也可见有关科学研究思路与方法的重要性。《〈黄帝内经〉研究思路与方法》教材的编写，在研究生的教材建设上尚属首次，具有创新性与很强的挑战性，需要对《黄帝内经》古今各方面的研究成果、方法等进行系统梳理、全面把握、高度凝练以及精准评判，其难度可想而知。虽然我们力求内容准确、全面、实用，但由于主客观各方面的原因，书中难免存在不足之处，恳请广大师生和读者提出宝贵意见，以便我们不断完善。

编　者

2025 年 1 月

目 录

第一章 《黄帝内经》文献与语言学研究 ········· 1
- 第一节 文献学研究 ········· 1
- 第二节 语言文字学研究 ········· 7

第二章 《黄帝内经》哲学方法论研究 ········· 14
- 第一节 哲学观研究 ········· 14
- 第二节 文化学研究 ········· 19
- 第三节 气理论研究 ········· 24
- 第四节 阴阳理论研究 ········· 30
- 第五节 五行学说研究 ········· 35
- 第六节 思维方法研究 ········· 40
- 第七节 现代哲学方法研究 ········· 46

第三章 《黄帝内经》理论研究 ········· 52
- 第一节 藏象理论研究 ········· 52
- 第二节 经络理论研究 ········· 58
- 第三节 病因病机理论研究 ········· 65
- 第四节 诊法理论研究 ········· 70
- 第五节 治疗理论研究 ········· 76
- 第六节 体质理论研究 ········· 81
- 第七节 运气学说研究 ········· 87
- 第八节 养生理论研究 ········· 93

第四章 《黄帝内经》临床医学研究 ········· 100
- 第一节 外感病症研究 ········· 100
- 第二节 脏腑病症研究 ········· 105
- 第三节 形体病症研究 ········· 113
- 第四节 官窍病症研究 ········· 118
- 第五节 外科病症研究 ········· 123

第五章 《黄帝内经》多学科研究 ········· 129
- 第一节 生态医学思想研究 ········· 129
- 第二节 时间医学思想研究 ········· 133
- 第三节 心身医学思想研究 ········· 138

第四节　医学气象学思想研究 ………………………………………… 143
第五节　医学地理学研究 ……………………………………………… 147

第六章　《黄帝内经》学术史研究 …………………………………… 153
第一节　发生学研究 …………………………………………………… 153
第二节　学术演变研究 ………………………………………………… 158
第三节　理论建构研究 ………………………………………………… 163

第一章 《黄帝内经》文献与语言学研究

《黄帝内经》（简称《内经》）作为我国现存最早的医学经典，其文献与语言学研究具有重要学术价值。文献学上，现存《内经》由《素问》和《灵枢》组成，成书跨越战国至汉代，定型于唐代王冰整订本，又经宋人校正，明清形成多种传本。其在流传中出现的衍脱错简等问题，引发了后世校勘学研究。其文字古奥、医理深奥，后世学者注疏繁多，因各家学术背景与阐释角度不同，形成体例多样、主旨各异的注疏体系，丰富了《内经》学说并促进了学派发展。

语言学上，《内经》属上古汉语体系，包含大量通假字、俗字，具有鲜明的医学专业词汇特征。其语言古奥简练，善用譬喻、隐喻等修辞手法，需从文字学、训诂学、音韵学、修辞学等多角度研究，以深入理解其医学思想。其语言特征体现为医学与哲学概念的融合性、术语的模糊性与多义性，以及历时性与共时性交织。因此，研究除运用传统小学方法外，还需结合出土文献，并借助现代语言学与人工智能等跨学科手段，以全面揭示其语言内涵，激活其当代学术价值。

总之，《内经》的文献与语言学研究，不仅厘清了文本流传与学术发展脉络，也为深入理解其医学思想提供了理论基础，同时为现代中医学的传承与创新注入了新的活力。

第一节 文献学研究

一、概 述

《内经》文献学研究的对象主要是《内经》的成书与版本情况。对成书的研究主要关注其成书时代、作者、汇编成册等情况。对版本的研究主要包括各种刻本、影本等的渊源与流传、校注本的校勘修订和注释情况。近年来，《内经》文献学研究随着出土资料的不断丰富，多学科研究方法的广泛应用而渐趋深入。当前，对《内经》的成书初步形成了一些共识，《内经》包括《素问》《灵枢》的传本体系已经初步建立，对重要传本和版本的研究也取得了一些成果，在校勘和注释方面也有不少代表性的成果。

二、研 究 述 评

近代以来，对《内经》的文献学研究颇为丰富，其中有集大成者，如王洪图《黄帝内经研究大成》（1997）、张灿玾《黄帝内经文献研究》（2014）、王庆其等《黄帝内经百年研究大成》（2018）、钱超尘《〈黄帝内经〉文献新考》（2023）等，散在的论文、论著则不可枚举，今按不同主题分述于下。

1. 成书考证

对《内经》的成书考证，主要涉及成书的年代、作者等。《内经》的书名仅见于《汉书·艺文志》，传世和出土的汉以前文献中均未见以此命名的古籍，后世学者大多以传世的《黄帝内经素问》《灵枢经》文本为依据，对其成书加以考证。

晋代皇甫谧《针灸甲乙经》序中提出《内经》出自上古黄帝。其后，宋人始提出异议，如宋代邵雍《皇极经世书》认为《素问》是七国时书，司马光《传家集》认为《内经》是周汉之间医者托名所作，明代郎瑛《七修类稿》引宋人聂吉甫言，以《素问》是淮南王所作。元明间人戴良《九灵山房集》引元代吕复语提出，《内经素问》非一时之言，亦非撰述于一人之手。清代杭世骏《道古堂集》中认为《灵枢》为唐代王冰伪托之作。明清以来至 20 世纪 80 年代，该书成书于周秦之间，尤其是战国时代的说法，受到多数学者的认可，并被最初几版《内经》全国统编教材所采纳。近年来的《内经》教材中则认为《内经》非一时一人之作，以其著录于《汉书·艺文志》，未见载于《史记》，而将其汇编成书的年代确定为《史记》之后、《七略》之前的西汉中后期。也有学者提出异议，如魏尧西[1]提出《内经》成书于秦，为秦始皇时代官修医典。廖育群[2]认为《内经》成书于西汉末年至东汉前期。山田庆儿《古代东亚哲学与科技文化——山田庆儿论文集》（1996）认为今本《内经》中西汉时期写成的不超过 20 篇，其余为从王莽新朝到东汉初期所写。周海平等在《黄帝内经考证新释》（2016）中认为《内经》原名为《诊经》或《黄帝诊经》，流传于西汉中期至东汉初；《素问》成书于公元 490 年左右，为全元起所著；《灵枢经》则源于《针灸甲乙经》。邓杨春[3]则论证了唐代成书说。

古今不少著作中都对《内经》的成书作了专篇论述，古者如姚际恒《古今伪书考》，今者如龙伯坚《黄帝内经概论》（1980）、任应秋等《〈内经〉研究论丛》（1982）、刘长林《内经的哲学和中医学的方法》（1982）、钱超尘《内经语言研究》（1990）、马继兴《中医文献学》（1990）、廖育群《重构秦汉医学图像》（2012）、周海平等《黄帝内经考证新释》（2016）等。也有一些研究生对此作了专项研究，相关研究的期刊论文则有近百篇。

从古至今，研究《内经》成书年代的方法在不断变化和丰富着。由最初皇甫谧据《内经》中黄帝与岐伯等君臣问答的体例之类内容，从文本本体中寻找成书证据，发展到宋代程颢、明代郎瑛《七修类稿》等将《素问》与同时代文献的文字气象、理论观点及时代背景等相比较，再到今人李今庸[4]开始用语言学方法研究其成书年代，高伯正[5]引用出土文献资料为证据，伊声[6]从历法角度，沅汀[7]从出土文物反映的科技水平及度量衡，孙非[8]综合运用哲学、天文学等方法，冯文林[9]从语境，李硕秋[10]从科学知识社会学视野进行研究，研究的视野不断扩大。

其中，语言文字学是较早应用的研究方法。对文字气象的考察为古代学者所习用，但因主观性较强，难以作为可靠的证据。词汇、语法、语音等具有一定的客观性，可以对某些篇章的成书时代给出一定的历史年代判断。在这方面，清代顾炎武《音学五书·唐韵正》、朱骏声《说文通训定声》、江有诰《音学十书》、王念孙《素问合韵谱》，今人钱超尘《内经语言研究》都提供了非常丰富的素材。但由于语言的发展变化是一个漫长渐变的过程，且其在不同时期不同地域的发展规律有所不同，词汇的变化较快，语法和语音等变化较慢，而目前研究的文本实际定本于宋代，在宋以前尚还经历了各种传抄改变，其用语已经非成书时的原貌，因此根据语言特点判定成书年代，还需要其他证据的支持。

历史文献比较法也是研究《内经》成书年代较多使用的方法，主要是把《内经》与先秦至汉的

---

1. 魏尧西.《灵枢》为秦始皇时代官修医典[J]. 浙江中医杂志，1981，（6）：254-255.
2. 廖育群. 今本《黄帝内经》研究[J]. 自然科学史研究，1988，（4）：367-374.
3. 邓杨春.《黄帝内经》成书于唐代的考证研究与分析[J]. 中华中医药杂志，2016，31（10）：3891-3900.
4. 李今庸.《黄帝内经》的成书年代和成书地点考[J]. 河南中医，1981，（3）：25-28.
5. 高伯正.《黄帝内经》名义新考[J]. 河北中医，1988，（2）：6-8.
6. 伊声. 从菽豆演变、干支纪年谈《黄帝内经》成书年代[J]. 河南中医，1982，（6）：21-22.
7. 沅汀. 从出土文物看《黄帝内经》的成书年代[J]. 河南中医，1983，（2）：18-20.
8. 孙非.《黄帝内经》年代学研究[D]. 北京：北京中医药大学，2008.
9. 冯文林. 情景语境下的《黄帝内经》成书研究[J]. 中国中医基础医学杂志，2016，22（8）：1013-1014.
10. 李硕秋. 科学知识社会学视野下的《黄帝内经》成书年代研究[D]. 新乡：河南师范大学，2018.

同时期文献如《左传》《周礼》《吕氏春秋》《大戴礼记》《淮南子》《春秋繁露》《史记》以及出土文献等进行比较，考察其中的哲学思想、医学、科学技术等内容。这一研究方法具有一定的科学性，尤其是出土文献文物真实反映了当时的思想、科技、医学发展状况，对于判断《内经》的成书年代有较大参考价值。

还有些学者也是运用比较研究的方法，但所考察的内容却更加广泛。他们将《内经》放在周秦汉之际的历史环境中，从社会文化、主流思想、天文历法、地理、时代风尚、政治背景等多个角度了解《内经》成书情况。

总之，《内经》当非一时一人之作，对其成书年代的考证，需要从语言、文献、思想、文化、科技、政治等多方面入手，应重视出土文献文物的证据价值，运用历史文献学的方法，在综合系统的比较研究中得出较为确切可靠的结论。同时，目前对各篇章之间成书及先后关系的考察尚还薄弱，还有许多工作值得去做。

2. 流传和传本考察

考察《内经》的流传和传本，主要是研究其内容的摘引和流传情况，及其传本和版本的形成、流传、特色等。研究方法包括考析史志目录，对比相关内容，比较版本特征等。

《汉书·艺文志》（简称《汉志》）著录《黄帝内经》十八卷，晋代皇甫谧在《针灸甲乙经》序认为此即《针经》九卷、《素问》九卷。后世多认同其说。然而，亦有不同观点。如明代胡应麟《四部正讹》中认为《素问》《灵枢》实为黄帝内、外经缀轶而得。今人职延广[1]把《汉志》中的《内经》称为古本，推测今本为《汉志》中黄帝、白氏医经的合集。俞世伟[2]认为《素问》《灵枢》系由《汉志》著录的医经七书集纂而成。董法尧[3]推断《内经》可以包含《素问》《灵枢》一百六十二篇，此二书可能是《内经》的单行别本。由于《汉志》著录的《内经》世无传本，故对于其与《素问》《灵枢》关系的讨论，迄今难下定论，待有更多的秦汉文献出土，或许可以为这一问题提供新的线索和证据。

对于《内经》传本研究的范畴和分类，不同学者有不同的观点。如马继兴《中医文献学》（1990）根据《内经》的发展源流及其直接继承关系，把其早期传本归纳为《素问》《九卷》《黄帝内经太素》《针灸甲乙经》四类传本系统，把《素问》《九卷》的后期传本系统详分为24卷、12卷、其他卷本系统和全注本四类。张琳叶等[4]把《内经》早期传本的流传形式分为应用、注释、征引三类。其将《伤寒论》视为应用《内经》思想的传本，研究范畴略过宽泛。张灿玾《黄帝内经文献研究》（2005）主要以引文、史志书目记载和存世传本为依据，按时代叙述《素问》《灵枢》传本。他把《黄帝内经太素》与《针灸甲乙经》列为别传本，把清代传本分为刊本、校刊本、写本三类。赵博等[5]把汉唐时期《内经》相关古籍分为通行本、注释本、校勘本、传本四类，共收集到30余种，确认有12种传本。刘衡等[6]则按影刻重刻本、全注本、节注本、校勘本等对清代版本做了分析评价。

关于《内经》的流传和传本，在许多专著和论文中都有述及。专著除上述及者外，还有段逸山《〈素问〉全元起本研究与辑复》（1990）、钱超尘《黄帝内经太素研究》（1998）《金刻本〈黄帝内经素问〉校注考证》（2017）等书，它们分别对个别传本进行了深入细致的研究，钱超尘《〈黄帝内经〉版本通鉴》（2019）梳理出"《内经》版本流传图"。另外，相关讨论也见于段逸山[7, 8]、成建

---

1. 职延广. 古今《黄帝内经》质疑[J]. 河南中医，1983，（3）：20-21.
2. 俞世伟.《灵枢》成书新识——《黄帝内经》等医经合编成《灵枢》的考证[J]. 中医文献杂志，1994，12（4）：21-23，27.
3. 董法尧.《黄帝内经》成书研究[D]. 济南：山东师范大学，2012.
4. 张琳叶，林明.《黄帝内经》早期传本略述[J]. 福建中医药，2004，（5）：40-42.
5. 赵博，仝芳洁，高程熙，等. 汉唐时期《黄帝内经》古籍传本及著录研究[J]. 成都中医药大学学报，2013，36（1）：113-116.
6. 刘衡，赵博. 清朝《黄帝内经》古籍版本研究概况[J]. 湖南中医杂志，2015，31（3）：143-145.
7. 段逸山.《素问》版本流传考证[J]. 上海中医药大学学报，2000，（4）：20-54.
8. 段逸山. 王冰所见《素问》之"世本"考[J]. 上海中医药大学学报，2000，（1）：7-17.

军[1]、周金胜[2]等的论文中。

总之,《内经》在流传过程中形成了较为复杂的传本系统,包括了《素问》系统、《灵枢》系统及类编而成的《针灸甲乙经》系统和《黄帝内经太素》系统。对于其中已经亡佚的传本,多可借助于史志书目的著录记载、书名含义的分析,及王冰、杨上善、林亿等的注释进行考证。对于传世传本,既可从史志书目的记载,也可从版式、行款、刻工、避讳、内容等方面,进行版本辨析。目前多数研究集中于早期传本,着重阐述其成书、版本特点及流传。对后期传本,主要是梳理其传本体系。当前,对后期传本的研究尚不多,对元代读书堂本等较早版本的研究尚阙如。

3. 校勘

《内经》的校勘研究存在两个方向,一是对经文的校勘,一是对前人校勘的述评。古今研究多数偏重于其中一个方向。但经文校勘的过程中往往会涉及对前人校勘的述评,对前人校勘的述评则促进了校勘研究的不断深入,二者交融难分。

《内经》校勘史源远流长。因其书在早期流传过程中就形成了不同的传本和版本,故早在隋唐时期即已有王冰等的校勘著作。宋代主要是林亿等对王冰次注的《素问》再行校注,其中也夹杂了对王冰校勘的疏解。南宋史崧则参之别本及他书,校正了家藏旧本《灵枢经》。明代《素问》《灵枢》刊本多是据宋人刊本或其传本校订后刊印。清代刊本多据元、明刊本翻刻或重新校定而来。明清医家在注释《素问》《灵枢》时,也多兼加校勘。清代张琦、傅青主、莫文泉、田晋蕃等俱对《素问》有专门校勘。清代亦有不少儒者对《内经》作了校勘。如顾观光《素问校勘记》《灵枢校勘记》、江有诰《素问韵读》、俞樾《内经辨言》、胡澍《素问校义》、孙诒让《札迻》、于鬯《香草续校书》、廖平《六译馆医学丛书》等,均为考证精详之作。

十八、十九世纪,日本兴起以考据学方法研究医经的考证学派,也涌现出许多专门校注《内经》的著作。如丹波元简《素问识》《灵枢识》、涩江全善《素问校异》《灵枢讲义》、丹波元坚《素问绍识》、森立之《素问考注》、喜多村直宽《素问札记》、度会常珍的《校讹》等,皆广征博引,有据有见,亦多有可取之处。

近代以来,受西学东渐,中医式微的影响,《内经》的校勘工作渐落低谷。新中国成立以后,《内经》的校勘研究又有新的起色。如刘衡如等吸收清人校勘成果,校勘《素问》《灵枢》,其书甚为精审,普及一时。山东中医学院、河北中医学院亦对《素问》《灵枢》作了系统校释,所著为一时所称道。20世纪80年代,吴考槃《黄帝素灵类选校勘》(1986)采用全元起本的篇名,对文中脱误倒衍疑处,进行了整理。郭霭春主编《黄帝内经灵枢校注语译》(1989)、《黄帝内经素问校注》(1992)搜集《素问》《灵枢》善本,对其文字作了翔实校勘,代表了其时校勘研究的最高水平。范登脉《黄帝内经素问校补》亦作了不少校勘工作。

关于前人校勘工作的述评研究,主要分两种,一种是整体概述历代校勘工作的成就与不足,如高文铸[3,4]等。一种是针对某位注家的校勘特点、原则等的研究,主要见于当前整理出版的各注家著作,及张灿玾《黄帝内经文献研究》(2005),宜同飞[5]、张登本[6]、王兴伊[7]、阴小爱等[8]、罗梦曦等[9]等的论文中。

---

1. 成建军.《灵枢经》的文献研究[D]. 济南:山东中医药大学,2005.
2. 周金胜.《黄帝内经》人性思想研究[D]. 郑州:郑州大学,2014.
3. 高文铸. 历代校勘注释《黄帝内经素问》概述(一)[J]. 天津中医学院学报,1990,9(1):31-33,43.
4. 高文铸. 历代校勘注释《素问》概述(续)[J]. 天津中医学院学报,1990,9(2):19-22,41.
5. 宜同飞. 杨上善与《黄帝内经太素》[J]. 辽宁中医杂志,1988,(4):13-15.
6. 张登本. 王冰次注《素问》的特点[J]. 山西中医学院学报,2006,7(1):10-12.
7. 王兴伊. 王冰整理《素问》成就考[J]. 中医文献杂志,2012,30(6):1-5.
8. 阴小爱,张登本.《素问》"新校正"的校勘方法[J]. 河北中医,2013,35(5):758-760.
9. 罗梦曦,王键.《黄帝内经素问吴注》对《黄帝内经》的研究与发挥[J]. 中华中医药杂志,2019,34(11):5037-5040.

综观古今对《内经》的校勘方法，总不离乎对校、本校、他校、理校四法，清代以后多参用文字学、音韵学方法，对《内经》中的倒、讹、衍、脱等现象及异文、疑处进行考证分析。因为《内经》的今传本全部源于宋人刊本，而今取作他校之《备急千金要方》《外台秘要》《诸病源候论》诸书也多经宋臣校改，故多数对《内经》的校勘往往仅是还原了其书宋刊本的原貌。另一方面，《内经》不是一人一时的作品，在其成书过程中代有增删修改，在其成书后也有不同的流传版本，并无一个统一的祖本，所以对《内经》的校勘，不应也无法追求复原其成书时的风貌，而应以尽量反映不同传本的原貌和特色，及提供一本有学习和参考价值的善本，为较为现实与合理的目标。此外，在当今数字化的时代潮流中，汇集《内经》的各种数字化版本，开展异文比较研究，荟萃既往的校勘成果，运用大数据手段，整理形成现代的《内经》新版本，亦是值得努力的方向。

4. 注释

据史志书目记载，《内经》成书后，历代均有对其进行注释的著作，但明之前的相关著作较少，明清时期则明显增多。

目前已知最早的《内经》注释著作为《黄帝素问》八卷，由齐梁间人全元起注，著录于《隋书·经籍志》。全注本今虽亡佚，但林亿新校正中多有引用。唐代注释《内经》的传世之作有杨上善注《黄帝内经太素》、王冰注《黄帝内经素问》。宋金元时期注释《内经》的传世作品主要是林亿等新校正的《重广补注黄帝内经素问》，其他除滑寿《读素问钞》尚存世外，皆已亡佚。明代注解《内经》的著作较多，其中具有较大影响的是马莳、吴崑、张介宾三家的作品。清代因汉学复兴，故从事注解《内经》的医、儒不乏其人，其中系统注释《内经》成就较大的医家有张志聪、黄元御、高世栻等，儒者著作则有考据精详的俞樾之《内经辨言》，精于音韵训诂的胡澍之《素问校义》，注解精辟的孙诒让之《札迻·素问王冰注校》，及多有创见的于鬯之《香草续校书》。前述的日本医家的相关校注著作，亦值得借鉴。

民国时期，《内经》的注解著作多影响不大。进入20世纪80年代，一批颇有特色的校释专著问世，如张珍玉等《灵枢经语释》（1983）、阎洪臣等《内难经选释》（1979）、河北医学院《灵枢经校释》（1982）、王琦等《素问今释》（1981）、山东中医学院、河北医学院《黄帝内经素问校释》（1982）、程士德等《素问注释汇粹》（1982）、李今庸等《新编黄帝内经纲目》（1988）、郭蔼春《黄帝内经灵枢校注语译》（1989）《黄帝内经素问校注》（1992）。这些专著多取善本精本，体例规范，旁征博引，校注详丰，有的还有语译，在校注上集文字、音韵、校勘为一体，力求通贯文意，且不囿古人旧识，敢于出新，从文、史、哲多角度进行阐发，有力推动了《内经》校释研究。张长城等[1]对此有较为详细的介绍。此后，龙伯坚等主编《黄帝内经集解》（2004）、王育林等《黄帝内经素问纂义》（2018）、翟双庆等《黄帝内经灵枢纂义》（2018）均汇集历代注释，可谓集大成之作。期刊中关于《内经》字词解诂、篇章理解的论文，更是层出不穷。其所征引的文献也不再局限于传世书籍，而涉及于新出土文献。可以说，《内经》的注释研究进入了一个新的时代。

综观历代对《内经》的注释，其方法不外是以经释经、旁征博引、阐释医理；训诂则以义训为主，清代后则开始使用音训、文字学方法；其所征引的文献从文史古籍到后世医书，乃至近年来的出土文献，范围逐渐扩大；著作者在古代多为个人，近现代则多为集体编撰；古代少有汇释，多为个人见解，日本考证学派乃至现代医家则渐多荟萃诸家注释。然而当前的注释研究有倾于肤浅的趋向，能从文字、音韵等角度深入考据字义、词义，并紧密结合临床认识的研究尚还不多；对唐、宋等较早时期注释的研究颇多，对明清之后注释的研究较少，尤其是对一些影响力不大的及日本医家的注释作品研究较少，这些都是今后研究中可以开拓的领域。

---

1. 张长城，范振域. 八十年代《内经》训诂述略[J]. 医古文知识，1995，（3）：44-47.

三、典型案例

《素问》传本研究

《素问》之名首见于汉末张仲景《伤寒杂病论·序》，南北朝时期存在多种传本，史书有载的是全元起注本及《魏书·崔彧传》所载崔彧所见本，这些传本多流传至唐代，王冰据此而次注《素问》，敦煌卷子中还有单篇别传本。宋代林亿等校定后的官修本成为当前所有传世版本的祖本。这些传本从分卷上有24卷、12卷及其他分卷等几种，从校释上可分为翻刻重印、校勘、注释本几类，从篇目上可分为全选及节选本。对《素问》传本的研究，主要运用了以下各种方法。

1. 考析史志目录及他书记载了解流传情况

史志目录和医著的序言中含有不少《内经》相关信息，其既是了解其书流传情况的线索，也可以作为考证传本的证据。如郭雅薰[1]通过《针灸甲乙经》林亿等序和南宋郑樵《通志》记载，发现《黄帝内经太素》在唐代仍有流传，至南宋已散佚殆尽。段逸山《〈素问〉全元起本研究与辑复》（2001）据南宋陈振孙《直斋书录解题》"又有全元起《素问注》八卷"的著录内容，纠正了徐春甫将全注本称为《内经训解》之误。

2. 据书名分析传本渊源

史志目录中著录了不少与《素问》《灵枢》书名类似的书籍，对其进行分析，可能会发现一些《内经》的传本。如张灿玾《黄帝内经文献研究》（2005）分析了《隋志》中的《黄帝九灵经》的书名，考证其为《针经》或《九卷》的十二卷编撰注释本。

3. 据避讳等考据传本时代

避讳具有较为鲜明的时代特色，可以据此推断传本的时代。如马继兴《敦煌古医籍考释》（1988）中收录的卷子（法国编号P.3287），从其避讳考知为唐高宗时写本，据其内容与《素问·三部九候论》基本相同，当为其单篇别行本。

4. 从后世注文、序、跋等考证传本

后世注文尤其是新校正注文对了解宋以前《内经》流传情况有较大价值。如段逸山《〈素问〉全元起本研究与辑复》（2001）据新校正指出全注本与《素问》别本、王冰注本并存于世。王传龙[2]从《素问》顾从德本的跋语、序作者署名混乱等切入，据日本《仿宋本黄帝内经素问》度会常珍跋语及森立之的考证，认为顾从德本可能系翻刻明初覆宋刊本。

5. 据版本特点考察其底本

宋以后刻本的卷文版式、行款、内容、刻工、牌记等版本特点都可以作为底本考证的重要依据。如谢敬[3]从版式、行款等方面推断，胡澍《素问校义》之底本为明顾从德本。

6. 据异文对校考证底本

不同传本体系在文字上往往存在较明显的差异，这也可以作为底本考证的重要依据。如郭玲等[4]通过异文考证了《类经》的底本。

通过这些研究方法，目前已经初步建立了《素问》的传本体系。但由于《素问》传本众多，各传本在翻刻重印的过程中又形成了不同的版本，所以梳理清楚《素问》的传本和版本体系仍有许多工作要做。

---

1. 郭雅薰，王洪图.《太素》千年流传钩沉[J]. 中国医药学报，2004，19（5）：268-270.
2. 王传龙.《重广补注黄帝内经素问》版本辨讹[J]. 版本目录学研究，2014，（1）：439-448.
3. 谢敬. 浅谈胡澍手校本《素问》的文献版本价值[J]. 中医文献杂志，2009，27（6）：2-4.
4. 郭玲，赵含森.《类经》底本研究[J]. 中华医史杂志，2002，（4）：3.

四、主要参阅文献

1. 张灿玾. 黄帝内经文献研究[M]. 修订本. 北京：科学出版社，2014.
2. 王洪图. 黄帝内经研究大成[M]. 北京：北京出版社，1997.
3. 王庆其，周国琪. 黄帝内经百年研究大成[M]. 上海：上海科学技术出版社，2018.
4. 马继兴. 经典医籍版本考[M]. 北京：中医古籍出版社，1987.
5. 马继兴. 中医文献学[M]. 上海：上海科学技术出版社，1990.
6. 段逸山.《素问》全元起本研究与辑复[M]. 上海：上海科学技术出版社，2001.
7. 钱超尘，钱会南. 金刻本《黄帝内经素问》校注考证[M]. 北京：学苑出版社，2017.
8. 钱超尘. 黄帝内经太素研究[M]. 北京：人民卫生出版社，1998.
9. 钱超尘.《黄帝内经》文献新考[M]. 北京：北京科学技术出版社，2023.
10. 郭霭春. 黄帝内经素问校注[M]. 北京：人民卫生出版社，1992.

（李海峰）

第二节　语言文字学研究

一、概　　述

传统语言文字学，主要包括文字学、训诂学、音韵学、修辞学等，现代研究又涉及注释、翻译、语法以及语料库语言学方法等。《内经》"其文简，其意博，其理奥，其趣深"（《素问》王冰序），因此以识字、析义、明理为目的的语言文字学方法，便成为古今研究《内经》的基本方法。《内经》语言文字学研究，伴随着《内经》校勘、注释及翻译实践而逐渐深化。

二、研　究　述　评

1. 文字学

《内经》文字学研究，主要探讨通假字、俗字等内容。

（1）通假字

通假字是古人在行文之时不用本字，而用另一个音同或音近而意义不同的字去代替，被替代的字称为本字，而用以替代本字的字则称为通假字。在《内经》中，通假是一种常见的语言现象。一般来讲，行文中的某字意义，无论是本义还是任何一项引申义，用在该处都扞格难通，则有可能是通假字。然而，要判断它是何字的通假字，还必须从古音出发，并从古文献中找到证明。对于不常见的通假字，要从字音、字义、例证多方面去考察，才能破其通假而了解文义。

在魏晋至清代乾嘉以前，《内经》通假字研究，主要载录于注解或类分《内经》的注本中，如梁·全元起《素问注》、唐·杨上善《黄帝内经太素》、唐·王冰《黄帝内经素问注》、北宋·林亿《新校正》、元·滑寿《读素问钞》、明·吴崑《素问吴注》、明·马莳《素问注证发微》《灵枢注证发微》、明·李中梓《内经知要》、明·张介宾《类经》、清·张志聪《素问集注》《灵枢集注》及清·高世栻《素问直解》等。这个阶段的通假字研究，只是为注释的文意畅达目的服务，尚未出现体系化研究。

清代乾嘉至20世纪初，传统小学的一些研究者把目光转向《内经》，广泛应用小学理论进行语言研究，使《内经》字词研究上升到一个新阶段。尽管此时期有大量散在成果出现，但通假字研究大多夹杂在《内经》字词的歧义研究中，仍未形成独立研究系统。如音韵类研究著作有江有诰《音学十书·先秦韵读》、朱骏声《说文通训定声》古韵条、王念孙《素问合韵谱》等。训诂校勘类有顾尚之《素问校勘记》《灵枢校勘记》、胡澍《素问校义》、俞樾《读书余录》（《素问》四十八条被集为《内经辨言》）、孙诒让《札逡》（《素问》十四条）、于鬯《香草续校书·黄帝内经素问》、沈彤《释骨》、张琦《素问释义》、沈祖绵《读素问臆断》等。

20世纪初至今，特别是新中国成立之后，研究《内经》通假字的论文逐渐增多，主要分为期刊和硕、博论文两方面。此外，还有词语研究专书，如钱超尘《内经语言研究》（1990）、《中医古籍训诂研究》（1988）、沈澍农《中医古籍用字研究》（2007）等。其他如邢玉瑞《中医经典词典》（2016）等，也有涉及通假字的相关内容。

（2）俗字

俗字是指汉字史上各个时期与正字相对而言的主要流行于民间的通俗字体。俗字又称"异体""别字""俗体""别体""伪体""讹体""或体""破体""小写""手头字"等。中医古籍的俗字研究自20世纪90年代始得起步，其中代表者如沈澍农[1]。1998年，钱超尘著《黄帝内经太素研究》，该书专辟一章谈《太素》俗字研究；之后，李怀芝[2]、朱鹏举[3]、范登脉[4]的论文则属于专题俗字探讨。

2. 训诂

训诂是我国传统语言文字学的一个组成部分，是以研究词义为主的专门学问，包括注字音、释通假、正字形、解词义、详出处和明句义六个方面。《内经》是中医古籍训诂研究的主要对象之一。为《内经》首先做训解的，当推齐梁时代的学者全元起，后为唐代杨上善、王冰。宋元明清的医家和学者又依王冰本对《素问》做了深入研究和校勘注释。如北宋林亿等人为王冰注作了《新校正》，类似疏笺。宋以后，明代马莳、吴崑、张介宾，清代姚止庵、张志聪等人也为《素问》作了注解。《灵枢》的注解则要少得多，比较重要的有马莳《灵枢注证发微》，张介宾《类经》里也包含了《灵枢》注文，张志聪及其门人集体编写的《灵枢集注》是集体讨论经文注解的记录。其中，由于清代训诂和考据学鼎盛，经学家以治经之绪余，对《素问》《灵枢》的文字、音韵、训诂进行了许多研究和考证。其代表者如段玉裁、朱骏声、顾观光、陆懋修、胡澍、俞樾、孙诒让、于鬯、沈祖绵，以及日本丹波元简、丹波元坚和喜多村直宽等。

20世纪初至今，《内经》训诂研究成就斐然。全本通解有《素灵新义》（1921）、《黄帝内经素问译释》（1959）、《灵枢经白话解》（1962）、《灵枢经语释》（1962）、《黄帝内经素问校注语释》（1985）、《素问今释》（1981）、《素问注释汇粹》（1982）、《黄帝内经素问校释》（1982）、《灵枢经校释》（1982）、《黄帝内经灵枢经析义》（1993）、《黄帝内经素问析义》（1997）、《评析本白话黄帝内经》（1992）、《白话通解黄帝内经》（2000）等；选释本有《灵素五解篇》（1915）、《内经知要浅解》（1957）、《内经摘要白话解》（1964）、《内难经选释》（1979）、《内经新识》（1980）、《〈黄帝内经·素问〉选注》（1982）、《内经析疑》（1984）、《内难经荟释》（1987）等。

期刊论文也常可见关于《内经》某些篇章的训释。如1956年《江西中医药》连载了李蔚、张海峰等对《内经》的专篇讲读。1982年《陕西中医函授》《陕西中医学院学报》连载刘林洲、张喜德、张登本等对《素问》部分专篇的解读。1981年到1986年，方药中分别在《陕西中医》《新中医》《上海中医药杂志》《中医函授通讯》等杂志阐释"运气七篇大论"的内容。

有关《内经》训诂方法学研究，代表者有薛凤奎《中医训诂知识》（1986）、钱超尘《中医古籍训诂研究》（1988）、《内经语言研究》（1990）、王筑民与辛维莉《中医古籍训诂概论》（1994）、陈

---

1. 沈澍农. 古医籍俗体字的产生与辨识[J]. 北京中医杂志，1993，（5）：12-14.
2. 李怀芝.《内经》俗字校释[J]. 山东中医药大学学报，2006，30（5）：377.
3. 朱鹏举. 关于俗字学知识在研读《黄帝内经》中重要价值的探讨[J]. 中医教育，2022，41（5）：62-65.
4. 范登脉. 仁和寺本《黄帝内经太素》俗字研究[D]. 广州：广州中医药大学，1999.

竹友《简明中医训诂学》(1997)、李具双《中医训诂学》(2020)等。此外，《医古文》教材中训诂章节的撰写和中医药院校医古文课程中训诂内容的开设，对中医训诂学的普及也起到了非常重要的推动作用。

3. 音韵

《内经》的写作风格和特点，与秦汉的散文著作是一致的，在散文之中有许多韵文。韵文的字数，可长可短，有时一韵到底，有时换韵，有时还出现韵部交错相押的现象。因此，研究《素问》《灵枢》的用韵特点，具有广泛的用途和重要意义。

宋、明学者对《内经》的语言风格特点已颇关注，但只是宏观、简要地说明了《素问》的语言特点，包括多韵文的特点，还没有专就《素问》的音韵进行分析探讨。对《内经》的音韵予以充分注意，并以明确的语句加以说明的是明代末年的冯舒，其在《诗纪匡谬》中说："《素问》一书，通篇有韵"。对《内经》音韵进行比较全面、系统研究的，当首推清代学者顾炎武，踵其事者有江有诰、朱骏声、王念孙等，其说分别见于《音学五书·唐韵正》《音学十书·先秦韵读》《说文通训定声》古韵条及《素问合韵谱》。

由于音韵学研究内容的复杂难懂，《内经》音韵研究相较于其他领域的研究成果，始终处于少数。其代表性研究成果主要有钱超尘编著《内经语言研究》(1990)之"中编：音韵"、《黄帝内经太素研究》(1998)之"第六章：《太素》古韵及依韵校勘"、《清儒〈黄帝内经〉古韵研究简史》(2017)，班兆贤《医经与音韵》(2008)，及王育林[1]、许振国[2]、赵阳[3]等的论文等。

4. 修辞

修辞研究，是《内经》语言研究的重要组成部分。本研究不是以《内经》语言的某一要素为自己的研究对象，它所研究的是《内经》语言的各个组成部分。因为修辞要讲究音韵的和谐、用词的精当和造句的优美，又不能不涉及词义、音韵和语法，从这个意义上说，修辞研究是《内经》语言研究的一门综合性的学问。然而它又不像训诂那样专门研究《内经》的词义，也不像音韵和语法那样专门研究《内经》的音韵规律和语法规律，它是研究《内经》如何依据题旨的要求，运用各种语文材料，各种表现手法，来恰当地表达中医学基本理论的一种专门学问。

1911年以后，修辞学逐渐成为我国一门独立学科。1987年，段逸山《中医文言修辞》问世，促进了中医古籍修辞研究。该书对《内经》的比拟、顶真等修辞手法的运用进行阐述。自此《内经》修辞学的专门研究，逐渐掀起一个小的高潮。其中最具代表性的是班兆贤《黄帝内经修辞研究》(2009)，探讨了避复、分承、讳饰、引用、层递、反复、比喻、对偶、排比和比拟等；尤其指出，《内经》作者对比喻、对偶和排比的运用是独具特色的。此外，还有一些期刊论文对此有所述及，相关学位论文则大都与英译有关等。

5. 语法

语法是组词造句的规则。《内经》语法，大体包括词类活用、词序、句子、代词、副词、介词、连词、语气词等内容，其属于古汉语语法体系。《内经》中不少语言上的难点，只有通过语法才能得到正确的解释。如果不用语法知识去分析和判断，不但不能正确地解释原文，还会以讹传讹，把前人错误的解释当作正确的解释接受下来。

本领域研究的代表性著作有钱超尘《内经语言研究》(1990)之"下编：语法"、崔锡章《中医要籍重言研究：阅读中医古籍必懂的词汇》(2008)等，代表性期刊论文有王义成[4]、黄哲[5]、简

---

1. 王育林. 试论清儒《黄帝内经》音韵训诂研究[D]. 北京：北京中医药大学，2004.
2. 许振国.《黄帝内经灵枢》音韵研究[D]. 北京：北京中医药大学，2004.
3. 赵阳.《内经》音韵英译研究[D]. 南京：南京中医药大学，2009.
4. 王义成.《内经》名词动化六法[J]. 国医论坛，1989，(5)：37-38.
5. 黄哲.《黄帝内经》复合词同义聚合关系初探[J]. 云梦学刊，1994，(4)：79-81，71.

晖[1]等的论文。

6. 现代语言学方法

进入 21 世纪,一些学者开始借助于现代语言学方法跨学科研究《内经》,比较有代表性的如赵丽梅《认知与中医对话:〈黄帝内经〉一词多义的认知研究》(2016)。其书以认知语言学里的原型范畴理论、隐喻/转喻理论和框架语义理论为指导,对《内经》中的典型多义词进行了深入探讨,具有一定的开创性。语料库语言学作为一门新兴学科,主要研究机器可读自然语言文本的采集、存储、检索、统计、自动切分、词性标注、语义标注,并研究具有上述功能的语料库在词典编纂、语言教学、语言定量分析、词汇研究、词语搭配研究、语法研究、多语言跨文化研究、作品风格分析等领域中的应用。闻永毅等[2, 3]探索了以语料库语言学的方法研究《内经》的语言文字。杨茗茜等[4]结合本体构建及扎根理论方法,获取《素问》脾藏象理论咳类相关疾病术语 49 个,建立术语关系 63 条,形成并诠释脾藏象理论相关咳类疾病知识本体。石玉敬等[5]对《内经》全书 156 507 字进行人工标注,构建集词性标注和分词一体的《内经》中医古籍语料库,并对《内经》开展系统性的中文分词研究。

7. 小结

语言文字学方法是对《内经》进行文献研究的重要方法之一,是准确把握《内经》文本、理解其文义的第一步,是掌握《内经》理论与实践的重要前提。

传统意义上的小学是本领域研究的主要内容和方法。如史常永曾指出,在传统语言文字学中,"文字、训诂、音韵三者并难以分割,所谓'心生而言立,言立而文明;形立则章成,声发则文生',古人如刘勰早已谈到,这是符合人类文字、语言历史发展规律的。大抵古语言文字之学,不外形、音、义、理四者,其中虽各有专学,不过各有侧重。文字学则侧重形体,音韵学则侧重声音,训诂学则侧重义训。盖音托乎形,义寄乎声,形、音、义并在于通达学理。"[6]

《内经》的修辞格具有内在规律或固定格式,掌握了修辞方法,在阅读时便可借助修辞格来识别词义,理解句意,甚至校勘讹误。段逸山在《中医文言修辞》(1987)中指出,学习中医文献修辞应"注意古代医书的注释""掌握常见修辞格的主要特点""了解修辞格的'兼格'现象",如此方可"将修辞手法视作生动多致的、相互关联的活的语言形式,才能深刻理解中医文言修辞的丰富表现力"。

从语法特征和语言演变的视角看,《内经》具有语言固化的特征,体现在词法上为词类活用的普遍性和句法上的语序倒置。前者包括动词与形容词、名词的使动用法、意动用法,名词与动词作状语,名词与形容词用作动词,动词的被动用法,数词的使动用法等类型。后者如宾语前置和定语后置。宾语前置主要包括疑问代词作宾语、否定句中代词作宾语、代词复指等情形。只有理解这些语法现象和特点,才能准确理解《内经》文本内容,避免以讹传讹。

随着计算机技术的发展和数据算法的更新迭代,现代语言学方法,特别是借助信息化手段的研究路径,是《内经》语言文字学研究新的探索领域之一。但此类研究的基础,依然建立在研究者对传统方法的合理把握和对《内经》文本的准确理解之上,因此该方法的未来成效和研究价值,仍有待观望和期待。

---

1. 简晖.《黄帝内经》中名词作状语现象浅析[J]. 江西中医学院学报, 1997, 9(4): 2.
2. 闻永毅, 樊新荣. 基于语料库的《黄帝内经》研究方法探索[J]. 中国中医基础医学杂志, 2011, 17(5): 493-495.
3. 闻永毅. 基于语料库语言学的《内经》中"盛"字的词义研究[J]. 陕西中医学院学报, 2011, 34(4): 8-10.
4. 杨茗茜, 袁东超, 倪菲, 等.《素问》脾藏象理论相关咳类疾病知识本体探究[J]. 中国中医基础医学杂志, 2021, 27(2): 199-202.
5. 石玉敬, 刘伟, 葛晓舒, 等.《黄帝内经》文本语料库的构建与应用研究[J]. 计算机时代, 2022, (12): 1-3.
6. 光明中医函授大学主编. 实用中医文献学[M]. 北京: 光明日报出版社, 1989: 139.

三、典型案例

1. 文字学

（1）通假字与本字的一对一关系

佩→倍

《素问·四气调神大论》："道者，圣人行之，愚者佩之。"胡澍《素问校义》曰："'佩'读为'倍'。《说文》：'倍，反也。'《荀子·大略篇》：'教而不称，师谓之倍。'杨倞注曰：'倍者，反逆之名也。'字或作'偝'（见《坊记·投壶》）、作'背'（《经典》通以'背'为'倍'）'圣人行之，愚者佩之。'谓圣人行道，愚者倍道也。'行'与'倍'正相反，故下遂云'从阴阳则生，逆之则死；从之则治，逆之则乱。''从'与'逆'亦相反，'从'即'行'（《广雅》：'从，行也'），'逆'即'倍'也（见上《荀子》注），'佩'与'倍'古同声而通用。《释名》曰：'佩，倍也。'言其非一物，有倍贰也。是故同声之证。《荀子·大略篇》'一佩易之。注曰：佩，或为倍。'是古通用之证。王注谓'圣人心合于道，故勤而行之，愚者性守于迷，故佩服而已。'此不得其解，而曲为之说。"

（2）通假字与本字的几对一关系

失、矢→屎

《灵枢·寿夭刚柔》："置酒马矢煴中，盖封涂，勿使泄。"矢，通"屎"，粪便之义。矢、屎皆属审纽脂部，双声叠韵，故可通假。矢，通"屎"，于古有征。《左传·文公十八年》："（襄）仲以君命召惠伯……乃入。杀而埋之马矢之中。"《庄子·人间世》："夫爱马者，以筐盛矢。"陆德明《经典释文》曰；"矢，或作屎，同。"《史记·廉颇蔺相如列传》："廉将军虽老，尚善饭，然与臣坐，顷之三遗矢矣。"司马贞索隐："矢，一作屎。"《素问·咳论》："大肠咳状，咳而遗失。"失，通"屎"。失、屎均属审纽，失属质部，屎属脂部，为对转，音近可通。《甲乙经》《太素》"遗失"皆作"遗矢"。

2. 训诂

（1）因形求义

吕，《说文解字·吕部》："脊骨也，象形。"段玉裁注："吕象颗颗相承，中象其系联也。"从"吕"的形体上看，象脊椎骨相联之形。自"吕"作姓氏以后，另造分别字"胂"或"膂"（"膂"是小篆，"吕"是古文）。当我们从字形上了解"吕"象脊椎骨联缀之形，又知道"吕"与"胂"仅仅是分别字以后，对《素问·气穴论》的一段文字及王冰注，就有具体而形象的理解了。《气穴论》："中胂两旁各五，凡十穴。"所谓"中胂"即脊椎骨，由于居一身之中，故名中胂。中胂两旁各有五穴，两两相对。故王冰注称肺俞在第三椎下两旁左右各一，心俞在第五椎下两旁左右各一，肝俞在第九椎下两旁左右各一，肾俞在第十四椎下两旁左右各一，脾俞在第十一椎下两旁左右各一。

（2）因音求义

"因音求义"的"音"指的是古音，"义"指的是"古义"。王念孙《广雅疏证》自序说："今则就古音以求古义，引伸触类，不限形体。"指的就是古音与古义的关系。因此，掌握上古音韵学的基础知识，是学习"因音求义"这一训诂大法的关键。

通假字与本字仅仅有声音上的密切联系，即借其字形、字音而不取其字义。之所以能够借用其字形、字音，是因为本字与通假字之间，在读音上或相同或相近。训诂学家就是要通过声音上的关系，破假借而读以本字。朱骏声"不知假借者，不可与读古书，不明古音，不足以识假借"，深刻地说明了求本字的重要意义。

1）古音相同而通假

里-理。《素问·阴阳应象大论》："天有八纪，地有五里。"王冰注："五里，五行化育之里。"训"里"为"井里"。张介宾《类经·阴阳类》注："惟地有形，故五方之里分……里，道里也。"高世栻《素问直解·阴阳应象大论第五篇》："五里，东西南北中，五方之道里也。"按，训"里"

为"道里""井里'均误。"里"与"理"古音同（今音仍同），故可相假。惟张志聪《黄帝内经素问集注·阴阳应象大论篇第五》得之，"地有五行之道理"。马莳的训释也是正确的，"里，当作理"。今考杨上善《黄帝内经太素·阴阳》正作"地有五理"，杨注"地有五行之理，理成万物，故为父母也。"俞樾云："按里当为理。《诗·樸械篇》郑笺云：理之为纪。《白虎通·三纲六纪篇》：纪者，理也。是纪与理同义。天言纪，地言理，其实一也。《礼纪·月令篇》：无绝地之理，无乱人之纪，亦以理与纪对言。下文云：故治不法天之纪，亦以理与纪对言。下文云：故治不法天之纪，不用地之理，则灾害至矣。以后证前，知此文本作地有五理也。王注曰：五行为生育之井里。以井里说里字，迂曲甚矣。"

2）古音相近而通假

临-隆。《灵枢·通天》："太阴之人……其状……临临然长大。"王念孙《广雅疏证》卷一上云："临者，大也。《灵枢经·通天篇》云：太阴之人，其状临临然长大……临之言隆也。《说文》：隆，丰大也。临与隆古亦同声。"按王氏所谓"同声"谓同声纽。

3. 修辞

（1）比喻

比喻的表现形式有三种，大体为明喻、隐喻和借喻。

明喻，就是比较明显地打比方。一般是由本体、喻体及喻词组成的。《内经》常用的喻词有：如、若、犹。例如："目裹微肿，如卧蚕起之状，曰水。"（《素问·平人气象论》）"胞痹者，少腹膀胱按之内痛，若沃以汤，涩于小便，上为清涕。"（《素问·痹论》）"形精之动，犹根本之与枝叶也，仰观其象，虽远可知也。"（《素问·五运行大论》）。其次是：譬、似、象等。例如："急虚身中卒至，五脏绝闭，脉道不通，气不往来，譬于堕溺，不可为期。"（《素问·玉机真脏论》）"其所从来者微，视之不见，听而不闻，故似鬼神。"（《灵枢·贼风》）"阳之气，以天地之疾风名之。暴气象雷，逆气象阳。"（《素问·阴阳应象大论》）。

隐喻，是一种常见的比喻形式。在《内经》中，常用类似于判断的句式直接把本体与喻体连接起来，但从前后意义关系上看，显然不同于一般逻辑推理的判断，而是隐藏着一种比喻，修辞学上把这种比喻称为隐喻。其表现形式，大体可分为两种情形：其一，"……为……"式。例如："六经为川，肠胃为海，九窍为水注之气。"；其二，"……者，……也"式。例如："阴阳者，血气之男女也。"（《素问·阴阳应象大论》）。

《内经》中还运用了一种最精炼的比喻方式，就是借喻。不说出本体，而是直接地把喻体当作本体来说，这样就不需要喻词的出现了。相比之下，借喻中的喻体与没有说出来的本体之间的关系更显得紧密。例如："视喘息、听音声，而知所苦；观权衡规矩，而知病所主。"（《素问·阴阳应象大论》），借用"权衡规矩"，来比喻四时正常的脉象，说明医者通过四时正常脉象，便能诊断出疾病的所在。

（2）对偶

对偶，又称俪辞，俗称对子。是用一对结构相同或相似，字数相等的语句来表达相类、相关或相反意思的一种修辞方法。这种修辞方式，在意义上，能鲜明地揭示事物的内在联系，反映事物对立统一的辩证关系；在形式上，语句整齐、结构匀称，看起来醒目，读起来悦耳，具有很强的表现力。对偶的分类，一般可采用两个标准区分：按性质分，有正对和反对两种；按上下联的关系区分，有平对和串对两种。此处仅简要说明正对和反对。

正对，是上句和下句的意思在性质上相类似的对偶。《内经》充分发挥了正对的修辞作用，使前后对偶的两句互相补充，互相衬托，相得益彰，使要表达的内容更加深刻。例如："嗜欲不能劳其目，淫邪不能惑其心。"（《素问·上古天真论》）"天至广不可度，地至大不可量。"（《素问·六节藏象论》）

反对，是上句与下句的意思在性质上对立、相反的对偶。《内经》中大量地运用了这种修辞方式，使前后对偶的句子相互对照，相互映衬，相反相成，以突出事物的矛盾或揭示事物内在的联系，反映其对立统一关系。例如："得神者昌，失神者亡。"(《素问·移精变气论》)"暴怒伤阴，暴喜伤阳。"(《素问·阴阳应象大论》)

（3）排比

排比，又称排叠，或排句。是用一组结构相似、语气一致的语句来表达相关事理的一种修辞方法，用来说理，条理清楚，阐发透彻；用来抒情，音调和谐，感情奔放，气势贯通。排比在《内经》中的表现形式，多种多样，大体可归纳为：第一，词语排比。例如："夫脉之小、大、滑、涩、浮、沉，可以指别；五脏之象，可以类推。"(《素问·五脏生成》)"小、大、滑、涩、浮、沉"即为单音词排比。第二，句子成分排比。例如："故心欲苦，肺欲辛，肝欲酸，脾欲甘，肾欲咸。此五味之所合也。"(《素问·五脏生成》)"心欲苦，肺欲辛，肝欲酸，脾欲甘，肾欲咸"为五个短语排比。第三，单句排比。例如："故人卧血归于肝，肝受血而能视，足受血而能步，掌受血而能握，指受血而能摄。"(《素问·五脏生成》)。还有复句排比和段落排比等，限于篇幅就不一一列举。

四、主要参阅文献

1. 钱超尘. 内经语言研究[M]. 北京：人民卫生出版社，1990.
2. 邢玉瑞. 中医经典词典[M]. 北京：人民卫生出版社，2016.
3. （日）丹波元简，等. 素问识 素问绍识 灵枢识 难经疏证[M]. 北京：人民卫生出版社，1984.
4. 钱超尘. 中医古籍训诂研究[M]. 贵阳：贵州人民出版社，1988.
5. 陈竹友. 简明中医训诂学[M]. 北京：人民卫生出版社，1997.
6. 薛凤奎. 中医训诂知识[M]. 南京：江苏科学技术出版社，1986.
7. 钱超尘. 清儒《黄帝内经》古韵研究简史[M]. 北京：北京科学技术出版社，2017.
8. 班兆贤. 医经与音韵[M]. 北京：中医古籍出版社，2008.
9. 钱超尘. 黄帝内经太素研究[M]. 北京：人民卫生出版社，1998.
10. 段逸山. 中医文言修辞[M]. 上海：上海中医学院出版社，1987.
11. 班兆贤. 《黄帝内经》修辞研究[M]. 北京：中医古籍出版社，2009.
12. 崔锡章. 中医要籍重言研究：阅读中医古籍必懂的词汇[M]. 北京：学苑出版社，2008.
13. 赵丽梅. 认知与中医对话：《黄帝内经》一词多义的认知研究[M]. 北京：中国社会科学出版社，2016.

（陈 曦）

第二章 《黄帝内经》哲学方法论研究

科学哲学认为，方法是学科体系中最深层、最本质的内容，它决定着学科的众多特点。《内经》理论体系的建构及其后世的发展与演变，植根于中国传统文化的土壤之中，与中国古代哲学及方法论有着密不可分的联系。在现代以前，中医药学与中国古代哲学及方法论水乳交融，呈现出同步发展的趋势。对《内经》进行哲学与方法论方面的研究，主要涉及《内经》本体哲学思想、思维方法以及运用现代哲学、思维方法等对《内经》研究诸多方面。

第一节 哲学观研究

一、概 述

哲学，从宏观意义上说，可以分为两大类型，一种是古代哲学，指的是"一切学之学"，即包罗万象的学问，这是一种广义上的哲学。另一种是作为独立学科的哲学，指的是关于世界观和人生观的学问，这是一种狭义上的哲学。古代哲学家虽没有自觉的学科意识，他们的哲学思想没有以哲学形式出现，但不能否认他们的学术思想中包含着深刻的哲学思考。中国古代哲学事实上早已存在，只是没有"哲学"这种称谓而已。中国古代哲学先后经历了先秦时期诸子百家争鸣的奠基，西汉至唐末儒释道三教并立的发展，以及北宋至清末理学行世的高峰，每个时期都蕴含着哲学家独特的哲学观，即哲学理论所具有的核心理念和基本观念，它决定了哲学理论或学说之间的不同。

《内经》作为中医理论经典巨著，其内容不仅涵盖秦汉以前医疗经验，还汲取和融汇了当时先进的哲学、自然科学成就及其特有的思维方法，成为一部以医学为主体，融入哲学、天文、历法、气象、地理、心理等多学科知识的著作，是一本以生命科学为主体的"百科全书"。《内经》与中国古代哲学观自然有着密不可分的关系，主要反映在天人观、形神观、中庸观、常变观等方面。

受古代哲学天人关系问题的影响，《内经》构建了"天人合一"下人与自然的整体观。此外，《内经》吸取先秦哲学家的形神观，提出了自己独具特色的形神学说，将形体与精神看作是一个不可分割的统一整体，而只有形与神俱，乃成为人，确立了唯物主义形神观念。再者，中国古代哲学的辩证法思想以"两一关系"为锚点，有"一分为二""以阴合阳"的观点，又有"合二而一""中庸和合""天人一理"的看法，这种对立统一促使中医阴阳学说的形成和发展，但对立两端的协调和平衡是事物赖以存在的前提，而古代哲学中庸观所提倡的"执两用中""执中权变"之法是要我们掌握"适中合度"原则，无论人体阴阳对立消长或依存转化，最终都要达到相对平衡的"阴平阳秘"状态。《内经》不仅在治则治法、遣方用药上追求阴阳平衡，还认为中和是一切生命整体维持平衡稳定的必要条件，养生之法也当遵从中和思想，达到内外调和、形神调和、动静调和，这与中国哲学中庸、中和之道不谋而合。而宇宙万物动而不息，变化之中蕴含着相对不变的规律，《内经》中的"常"，是指自然界事物运动变化的规律和人体常住性的生理、病理规律，以及诊治疾病的常则，《内经》在生理之常基础上研究病理之变，而病理之变在经过总结后也会变成诊治疾病的常则，可见变即为常，常中有变，二者是统一的。

二、研究述评

《内经》运用中国古代哲学思想中的有关概念、原理和思维方法，解释生命现象，并将这些哲学概念和原理移植于所构建的医学理论之中，与相关的医学知识融为一体。这些内容不仅有哲学内涵，还蕴涵着相当丰富的医学知识。

（一）天人观

天人关系是贯穿中国古代哲学发展的基本问题，而中国哲学的起步，也是从突破传统的天命观开始，在春秋末年无神论的冲击下，哲学意义的天人之辨从原始形态的宗教观念中脱胎，从人的命运被天神所主宰，转变为哲学视域下，人成为了主动的存在。纵观中国古代哲学史，天人关系模式可分为天人合一、天人相分、天人相胜三种，其中天人合一思想始终占据主导地位，人处于天地运转这个大整体之中，应该遵守自然规律，顺应四时，保存生息。

《内经》沿袭天人合一的思想，主张人处在天地之间应该顺应四时发展，遵守天地运转的规律。邢玉瑞在《〈黄帝内经〉研究十六讲》（2018）中系统论述了《黄帝内经》中天人观的具体内涵，总结了先秦时期中国古代哲学对天人合一的认识，包括天人绝对合一说、天人相通说、天人感应说、天人合德说、天人合道说、天人一气说，认为《内经》受天人合一观的影响，主要从自然之天与人的关系角度来研究人的生命活动，提出"人与天地相参"的命题，其基本内涵包括人与自然同源（气是天地万物生成的本源）、同构（人与自然结构类似，有相互的关联和感应，如"四时五脏阴阳理论"）、同道（人与自然有相同的阴阳消长及五行生客制化规律，如"四变之动，脉与之上下"）。天人合一的自然观从认识论、方法论、价值观等多方面促进了《内经》理论的建构，并使《内经》理论体系呈现出整体性、系统性、辩证性的特点，对未来医学的发展也有一定启迪作用。但同时对天人合一自然观的缺陷，也应该有清醒的认识。

王庆其[1]详述哲学思想中的"天人合一"与《内经》中"人与天地相参"观念的联系与区别，指出《内经》虽无明确记载"天人合一"，但《灵枢·岁露论》有"人与天地相参"，《灵枢·刺节真邪》云"与天地相应，与四时相副，人参天地"，可见"人与天地相参""与天地相应"的观点贯穿于整个学术体系之中。《内经》之"天"是独立于人之外不以人的意志为转移的客观存在，包括自然界、天地、天气等，而"人"则是自然界阴阳二气作用的产物，"人与天地相参"的思想建立在人与天地同源于气的基础上，认为人与自然遵从同样的规律，人赖自然而生存并受自然的影响，最终以达到人与自然和谐的"天人合一"之境为目的。刘国华等[2]人亦从阴阳、五行、四时、昼夜、地理、结构等方面详述天人相应的表现，进一步证明天人相互关联且均受阴阳五行规律的影响。张洪钧[3]则进一步将《内经》医学天人观应用于临床实践，提出以胎运五运六气确定禀赋偏颇，再与感邪之时行运气相合，内外相应而求诸病之根本的方法。王阶等[4]提出，天人相应的健康观包含两方面，一是"合天时"，即顺应季节、气候、地理等自然环境的变化，二是"合人事"，即调节自身适应社会的能力，平衡自身欲望与社会现实，此二者分别对应了自然环境与社会环境。

以上研究，阐述了《内经》天人观的内涵及对其理论建构的促进作用，主要表现在对生理、疾病、诊疗及养生等认识理念的指导。但我们要认识到《内经》天人观有一定局限性，比如在天人同构观点的表述中，明显有一定附会成分；同时，如过分强调天人相应，弱化了作为子系统"人"的

---

1. 王庆其. "天人合一"与"人与天地相应"[J]. 中医药文化, 2010, 5（1）：15-18.
2. 刘国华, 武青庭, 谢雪姣. 《黄帝内经》中的天人相应观再探[J]. 江西中医药, 2017, 48（12）：9-12.
3. 张洪钧. 《黄帝内经》天人医学原旨践行[J]. 中华中医药杂志, 2023, 38（10）：4615-4619.
4. 王阶, 汤艳莉. 试论中医学健康观[J]. 中医杂志, 2011, 52（12）：995-997.

独立特性等。另外，目前缺少关于怎样把从《内经》天人观形而上到科学实证转换的研究；同时在《内经》天人观研究中，也较少对现代科学知识和现象的利用和解释。

（二）形神观

形和神是标志人的结构和生命本质的一对范畴，形神关系是哲学、宗教和自然科学的重大问题。形，指形体，即脏腑身形；神，指以五神、五志为特征的心理活动。二者是人的生命体的两大要素，缺一则不成为活着的人。《内经》在吸纳先秦哲学家形神观的同时，提出神由形生，充分肯定形的第一性，神依附于形，而形神又可互相影响，主张"形与神俱"，并在《素问·六微旨大论》中提到"出入废则神机化灭"，即人死之后，神将随之消亡。邢玉瑞《〈黄帝内经〉研究十六讲》（2018）总结《内经》中形与神的含义，认为形的含义较为单一，指形体、身体而言，而神的含义包括：①天地万物的创造者、主宰者和原动力；②事物运动变化的规律；③人体的生命活动，包括生理功能和心理活动；④心所藏之神，涉及人的精神、意识、思维活动；⑤人体的正气。因此，《黄帝内经》中的形神关系则有物质与运动、机体与功能、肉体与精神之区别，但主要还是指肉体与精神的关系。就肉体与精神的关系而言，《内经》认为人的形体与精神，是一个不可分割的统一整体，形体产生精神，精神与形体有机结合，相伴相随，俱生俱灭，只有形神相俱才能成为人，确立了唯物主义的形神观念。

另外，李静[1]、王危危[2]等人将形神一体观的内容概括为"形为神之质""形乃神之本"，神随形生、随形存、随形病、随形灭，有了形体才有生命功能和精神活动；"神为形之主"，神可驭形、形随神病，人体的五脏六腑、气血津液都受到神的统摄，形与神之间相互为用、相互依存。程国强[3]总结形神对立统一，将其归纳为生理上的统一、病理上的统一以及诊治上的统一，疾病的发生多为形神失养，在诊疗过程中不仅要解决肉体的痛苦，还需兼顾精神的改善，把"调神以治形"与"治形以疗神"结合起来，形成"形神同治"的疾病治疗原则。曾梦[4]补充《内经》中形神观在养生方面的应用，形体保养注重"食饮有节，起居有常，不妄作劳"，精神摄养注重"恬惔虚无""志闲而少欲，心安而不惧"，随着四时变化来保养形神，从而达到颐养天年的目的。

目前对《内经》形神观的研究，主要从形神的概念内涵、理论组成及其对疾病诊疗和养生的指导意义等方面进行论述。《内经》形神观主要体现了躯体和精神意识的关系，这一哲学观更易从现代生命科学角度进行阐释，甚至可以利用现代科学比如量子意识、神经科学细化该哲学观内涵；同时使此形而上的观点走向形而下，指导中医临床和科研。

（三）中和观

中和观是中国古代哲学家宇宙观、方法论和境界说的统一，它对中国人的思想方式、处世态度和价值取向乃至民族性格，都产生了巨大而深远的影响，在中医学中也留下了比较显著的印记。《内经》在构建医学理论体系之时，广泛吸收中国古代哲学的"中庸""中和"思维，形成了特色鲜明的医学中和观。方满锦《黄帝内经中和思想研究》（2016）一书广泛征引四书五经及先秦诸子等古籍文献，以先秦诸子中和思想与《内经》的关系起航，探析其流变的过程，然后系统深入地探讨了中和思想在《内经》天人合一、阴阳五行、病机、诊治、养生、运气胜复等方面的应用。邢玉瑞《〈黄帝内经〉研究十六讲》（2018）从生理病理、治则治法与养生这三方面，详述中庸观在《内经》中的理论构建，生理状态下，一方面要保证阴阳的相对平衡，即"阴平阳秘"的状态，若阴阳失衡，危重者会导致"阴阳离决，精气乃绝"的情况，二是强调人体自身形气血的调和，这是健康长寿的

---

1. 李静.《黄帝内经》"形与神俱"理论及其价值[D]. 杭州：浙江中医药大学，2016.
2. 王危危.《黄帝内经》形神一体观研究[D]. 哈尔滨：黑龙江中医药大学，2013.
3. 程国强.《黄帝内经》形神观研究[D]. 成都：中共四川省委党校，2019.
4. 曾梦.《黄帝内经》形神观研究[D]. 泉州：华侨大学，2017.

基本保障。《内经》突出"失中和"致病的思想，包括时气失常、情志过激、饮食失节、劳逸失度等，故而诊断疾病的关键就在于"以观过与不及之理"，治疗时要以"谨察阴阳""以平为期"为原则，以"泻其有余，补其不足"为方法调节人体内外、阴阳、形、气、神的和谐，以保持人体的动态平衡。从养生之道来讲，也要以中和为最佳境界，"因而和之，是谓圣度"。陈丽云等《中和思想·和的追求》（2020）对中和思想与天人合一观、和谐思维、阴阳五行理论以及中医情志观等亦进行了探讨。另外，贺娟[1]将《内经》中和思想的应用总结为养生观、发病观和治疗观这三方面，生命健康源于不同性质要素的中和，天地合和，人体合和，且"和阴阳"是养生的终极目标，当人体"失中和"时，无论是过或不及，都会对健康造成影响，即《内经》所论"生病起于过用"的发病学观点。孙可兴[2]深入剖析了《内经》"中和观"的基本内涵、理论特征、理论与实践意义。李小丹等[3]将《内经》"和"思想分为天地和、天人和、五脏和、志意和四大方面。

以上研究，从理论溯源、概念内涵、理论特征、指导意义等角度对《内经》中和观进行了总结。但较少有学者把这一哲学的朴素辩证法，结合现代科学的生物系统临界态、耗散结构理论等进行研究；也缺少应用该哲学观点指导临床诊疗的具体数理模型，比如用各类量化指标（症状、体征）形成的数理模型演示人体状态为"和"或"不和"，以此来指导中医诊疗。因此，以后对《内经》各类哲学观的研究，不但要从文献、理论上进行探讨，更应该结合现代科学、临床实际开展研究，并从实践中提取有用信息，丰富《内经》哲学观内涵。

（四）常变观

在中国古代哲学史上，常与变主要是反映宇宙万物的常住性和变动性的范畴，也用以说明事物运动变化过程中的客观必然性和偶然性，有时还指驾驭事物变化和掌握社会改革的原则性和灵活性。《内经》中的"常"，是指自然界事物运动变化的规律和人体常住性的生理、病理规律，以及诊治疾病的常则，"变"意指"非常则变"。《内经》在建构中医理论体系、归纳生命活动规律、总结医疗经验过程中，始终围绕着"常"与"变"的关系而展开，并在对"常"与"变"关系的把握中，充分体现了"常"与"变"之间对立统一的辩证关系以及以常知变的方法论特点。

任秀玲《中医理论范畴》（2001）较早对《内经》常变观进行了系统梳理，提出《内经》之"常"范畴包括相对稳定性的正常生命运动规律，即生理之常，还包括发现的疾病发生、发展规律，即病理之常。"变"的范畴则包括生理之变与病理之变。邢玉瑞《〈黄帝内经〉研究十六讲》（2018）提出《内经》中"常"与"变"总是相互依赖、相互制约的。一方面，常中有变，变以显常，通过变可以把握常。另一方面，变中又有常，常可以制约变。由此《内经》形成了知常达变的认知方法，力图通过"常"把握"变"，成为其探索人体生命活动规律的积极的认知方法。尚力等《变易思想·生生之道》（2020）论中医的"不易"之理，中医学生命观、疾病观、辨证、养生与变易思想，也涉及到常变观的问题。

另外，杨景月等[4]探讨了《内经》理论构建中的常变范畴，归纳了生理、病理、养生、防治之"常"与"变"，认为《内经》既有生命运动、疾病规律、养生及治疗法则等"常"的问题，又揭示了人体生理、病理及治疗中"变"的可能与机制，要把握好常变之间的辩证关系。

综上所述，《内经》常变观中的"常"实际上是符合特定状态已有规律的事物，"变"即不符合这种规律的事物；因状态不同，"常""变"也是相对的，甚至可以相互转化。因此，在以后的研究中，我们不但从文献、理论进行探讨，更应关注事物一定状态的形成条件、物质和信息组成模式，总结此状态下各组件中发展规律，即可很好把握其组件的"常"和"变"。如研究人体健状态如何

---

1. 贺娟. "中和观"与《内经》医学理论[J]. 北京中医药大学学报，2016，39（11）：889-892.
2. 孙可兴.《黄帝内经》"中和观"探赜[J]. 中华中医药杂志，2017，32（9）：3916-3918.
3. 李小丹，张茂林.《黄帝内经》中"和"的思想探讨[J]. 安徽中医学院学报，2012，31（5）：1-2.
4. 杨景月，任秀玲. 论《黄帝内经》建构中医理论的常变范畴[J]. 中华中医药杂志，2015，30（3）：658-660.

形成、有哪些指标（症状、体征、各类检查指标等），各指标相互关系如何，状态如何演化，是否可以应用数理模型演示等，符合或偏离此状态指标的即是"常"或"变"。如此，才能把《内经》常变观落地，更好指导中医临床诊疗。

三、典型案例

异级同构关系研究

在天人同构的认识中，古人具有异级同构的思想，认为不同层次上的事物可以有相同的空间或时间结构形式，或者说，部分具有整体的结构形式。这是关于天地万物结构关系的一种认识，类似于系统论中的同构理论。《吕氏春秋·审分览·执一》曰："以身为家，以家为国，以国为天下。此四者，异位同本。故圣人之事，广之则极宇宙、穷日月，约之则无出乎身者也。"即反映了一种身体、家、国同构的思想。中医学在中国古代哲学的影响下，构筑了一个以太一（太极）、阴阳（两仪）、三才（天、地、人）、四季、五行、十二月等为基本时空构架的庞大网络。这些不同的结构形式，可以体现在不同层次的事物中，从而形成一种异级同构的关系。如《素问·金匮真言论》说："夫言人之阴阳，则外为阳，内为阴。言人身之阴阳，则背为阳，腹为阴。言人身之脏腑中阴阳，则脏者为阴，腑者为阳。肝、心、脾、肺、肾五脏皆为阴，胆、胃、大肠、小肠、膀胱、三焦六腑皆为阳……故背为阳，阳中之阳，心也；背为阳，阳中之阴，肺也；腹为阴，阴中之阴，肾也；腹为阴，阴中之阳，肝也；腹为阴，阴中之至阴，脾也。"再进一步推演，则每一脏腑又各具阴阳，如肝阴肝阳、肾阴肾阳、胃阴胃阳等。《灵枢·顺气一日分为四时》提出一日与一年具有相同的时间结构，并具有相似的阳气盛衰节律变化。一年有春、夏、长夏、秋、冬五季，《素问·玉机真脏论》提出"一日一夜五分之，此所以占死生之早暮也"，《素问·脏气法时论》具体阐述了五脏主时的病理节律。

《素问·三部九候论》在"天地之至数，合于人形血气"思想的指导下，提出全身三部九候诊脉法，将人体诊脉部位一分为三，进一步按照异级同构的原理，每一部再分天、地、人三部，以诊候不同脏腑部位的病证。基于五行异级同构的模式推演，古人又提出五行互藏的理论，说明五行学说所描绘的宇宙结构，是具有多层次的体系。《灵枢·阴阳二十五人》以此建构了独具特色的人的分类说——阴阳二十五人；张介宾"凡五脏之气，必互相灌濡，故五脏之中，必各兼五气"（《景岳全书·脉神章》）之论，以及周慎斋提出"心之脾胃，肝之脾胃，肺之脾胃，肾之脾胃，脾胃之脾胃"（《慎斋遗书·卷一·脏腑阴阳》）的说法，均与五行异级同构的模式推演有关。中医的面部望诊法、寸口脉诊法、舌诊法等，即隐含着人体某些部分与全身异级同构的思想。中医治疗学以异级同构和同类感应为基础，形成了头皮针、耳针、面针、鼻针、腕踝针等针刺方法。

四、主要参阅文献

1. 邢玉瑞.《黄帝内经》研究十六讲[M]. 北京：人民卫生出版社，2018.
2. 葛荣晋. 中国哲学范畴通论[M]. 北京：首都师范大学出版社，2001.
3. 王庆其，姜青松. 三才思想·人与天地相参[M]. 上海：上海科学技术出版社，2020.
4. 邢玉瑞. 中国古代天人关系理论与中医学研究[M]. 北京：中国中医药出版社，2017.
5. 方满锦. 黄帝内经中和思想研究[M]. 台北：万卷楼图书，2016.
6. 陈丽云，宋欣阳. 中和思想·和的追求[M]. 上海：上海科学技术出版社，2020.
7. 任秀玲. 中医理论范畴：《黄帝内经》建构中医理论的基本范畴[M]. 北京：中医古籍出版社，2001.
8. 孙可兴，黄岩杰.《黄帝内经》之和：中医文化精神探源[M]. 北京：商务印书馆，2022.

（陈玉龙）

第二节 文化学研究

一、概 述

《内经》作为中国现存最早的医学典籍，承载着中华民族的智慧和精神，是中华优秀传统文化的重要组成部分。《内经》文化学研究在广义上涵盖了哲学观、宇宙观、生命观、健康观、疾病观等多个维度，全面体现了中医学对于自然、社会及人体深刻而系统的整体认识。

虽然《内经》并未对文化观进行系统、集中的阐述，但其理论体系无处不透露出文化观的内涵，对《内经》的理论建构和临床实践起到了决定性作用。它以"天人合一"为认识论基础，强调人与自然、社会的和谐共生，形成了独特的宇宙生命观；以"阴阳五行"为理论核心，阐释人体生命活动的规律，体现了动态平衡的思想；以"中和"为生命观的思想起源与最高追求，阐述养生保健、防治疾病的原则，注重调整人体内在平衡。这些观念共同构成了一个以整体性、动态性、和谐性为特征的医学体系，体现了中医学对生命现象和医疗活动的深刻理解和实践智慧。

《内经》文化观的形成，既是吸收诸子百家思想，对古代哲学、天文、地理、生物等知识的融合，也是对中华民族长期生活实践经验的总结。它广泛吸收了先秦时期的哲学思想，如道家的精气学说，儒家的中和思想，阴阳家的阴阳五行学说等。这些哲学思想不仅为《内经》提供了深厚的理论基础，更在医学知识的体系中得到了创新性的应用。由于文化学研究涉及的范围覆盖众多领域，本节主要聚焦于《内经》的文化渊源探讨，特别是其与《周易》及诸子百家之间的关联性研究，而涉及文化研究内容的其他领域，则将在其他篇章中详细论述。

二、研究述评

《内经》是中华传统文化的优秀代表，也是传统文化影响中医学发展的最好例证。所以从文化阐释医学，从医学理解文化是《内经》文化学研究的重要方法。

（一）综合性研究

多位学者对《内经》文化观从其历史渊源、文化内涵到现代社会价值等方面进行了系统性论述，出版了专著。

王庆其等《黄帝内经百年研究大成》（2018）对《内经》文化有系统、深入的研究，在文化研究章节中，回顾了近百年来学者对于《内经》文化的研究成果，深入探讨了《内经》产生和发展的社会文化背景以及文化渊源和价值，全面揭示了《内经》的文化内涵、历史地位和当代意义。之后他对于《内经》文化的系统研究被整理为《〈黄帝内经〉文化专题研究》。

张登本《〈黄帝内经〉二十论》（2017）认为《内经》通过生命科学的知识体系，充分展示了博大精深的"国学"内涵。本书首先对先秦诸子学术思想及战国末期的《吕氏春秋》，西汉的《淮南子》《春秋繁露》《史记》等相关文献进行梳理，认为《内经》成编于司马迁《史记》之后、刘歆编纂《七略》之前，但其中传载的生命科学知识应当是"黄帝时代"以降，我国先民养病治病经验的结晶。其次，厘清'养生""阴阳""五行""精气""神论""天论"等重要命题演进的历程。再次，应用"河图""洛书"及天文、历法知识对《内经》中关于心、肝、脾、肺、肾五脏及论"神"、论"气化"等内容的相关原文进行再认识，使其内涵更接近传统中医文化的原本含义。

赵明山《黄帝内经文化解读》（2014）通过《内经》的有关内容，考察孕育这部多学科巨著的文化母体，以揭示中国医药学产生与发展的历史必然，其中上篇为中国古代医药文化概论，包括中国古代文化简论、《内经》的撰著、《内经》与诸子之学，为中医学理论体系的构建，重点突出其构建过程中的文化要素。

（二）专题研究

在对《内经》文化观进行系统全面的学术论述的同时，学界亦不乏对《内经》中某一特定文化进行专题性深入探讨的研究。《内经》与先秦诸子之学的研究是《内经》文化学研究领域的重要课题。《内经》医学理论在形成过程中，广泛吸收了先秦时期的哲学思想，如精气学说、阴阳学说、五行学说等，这些哲学思想与医学知识融合为一体，指导疾病的诊断与治疗。

1.《内经》与《周易》研究

关于《内经》与《周易》的研究主要集中在"学术渊源探讨""阴阳思想的继承与发展""象数思维与藏象学说"几个方面。

在学术渊源探讨方面，《周易》与《内经》的学术渊源一直是学术界关注的焦点。综观古今对医易关系的研究，可总括为三说[1]：一是医易同源说，是指从《周易》与中医理论的发生学角度而言，同源于巫术及先秦孔、老、阴阳诸家思想及其思维方式；二是医易会通说，主要指中医理论的建构及隋唐以后中医学的发展，借用了易学的哲学原理、范畴及思维方式，有些医家并将易学象数推演模式引入中医学；三是医易两分说，是就科学从自然哲学中的分化及《易经》之后至隋唐间中医学的发展而言，医易主要呈现为两分的状态。

在《周易》对《内经》理论的影响方面，邢玉瑞《〈黄帝内经〉研究十六讲》（2018）指出《周易》符号系统与阴阳概念为纲纪组成的范畴体系相结合构成的理论结构，为中国传统科学提供了宇宙秩序原理、方法论原则和科学观，是推动古代自然科学发展的强有力的杠杆。《内经》深受《周易》思想的影响，主要反映在思维模型和思维方式两大方面。思维模型，主要包括阴阳模型、三才模型、五行模型、象数模型，思维方式包括象数思维和辩证思维。

在阴阳思想的继承与发展研究方面，这两部经典著作不仅在哲学层面具有高度的契合性，而且在中医理论体系的构建中发挥了举足轻重的作用。王鸿等[2]剖析了《内经》如何继承并创造性地应用《周易》的阴阳思想，从阴阳作为天地之道的根本理念，到阴阳属性与内涵的深刻阐释，再到阴阳分类的细致划分，无一不体现出两者之间的紧密联系和相互影响。这种继承不仅是对《周易》阴阳思想的简单移植，而是在此基础上进行了医学化的改造和创新，使之成为中医理论体系中不可或缺的基石。刘志群等[3]的研究则进一步强调了《周易》对《内经》阴阳学说形成的深远影响，指出阴阳概念作为《周易》的核心要素，通过八卦等象数思维模式的演绎，为《内经》提供了丰富的哲学资源。中医学在此基础上，将阴阳学说广泛应用于人体组织结构、生理功能、病理变化、诊断、治疗法则以及药物的性味功能等多个方面，从而构建了独具特色的中医理论体系。这一体系不仅体现了中医理论的博大精深，更为后世医者提供了宝贵的临床指导和实践经验。此外，何义霞[4]的研究揭示了《周易》与《内经》在阴阳思维观念上的同构性，进一步证明了两者在哲学和医学上的交融与共生。贺娟[5]则从《周易》到《内经》的阴阳观念流变进行了全面梳理，为我们把握两者之间的承接关系提供了更为清晰的视角。这些研究成果不仅具有重要的学术价值，更为中医临床实践和理论研究提供了有力的支持。

在象数思维与藏象学说研究方面，"象"思维模式在《周易》中占有重要地位。《内经》以"象"作为医学理论思维的起点和研究的对象，以象寓意，观象明理，广泛运用《周易》"象"思维模式

---

1. 邢玉瑞. 医易关系研究的回顾与展望[J]. 山西中医学院学报，2003，4（3）：1-6.
2. 王鸿，贺娟.《内经》对《周易》阴阳思想的继承与应用[J]. 北京中医药大学学报，2014，37（10）：653-657.
3. 刘志群，董德河. 试论《周易》对《黄帝内经》阴阳学说形成之影响[J]. 河南中医，2012，32（7）：809-810.
4. 何义霞.《周易》与《内经》阴阳思维观念的同构性[J]. 国医论坛，2010，25（6）：13-15.
5. 贺娟. 从《周易》到《内经》的阴阳观念流变[J]. 北京中医药大学学报，2008，31（12）：811-814.

研究自然万物规律、人体疾病诊断治疗规律[1]。按这种思维方式归纳、总结而成的理论，其明显标志是藏象学说[2]。孟庆云《周易文化与中医学》（2017）下篇第四章中论述了"《周易》与《内经》中的藏象学说"，指出《内经》把"藏"和"象"联系起来建立藏象学说的方法论，是把"所见于外可阅者"的象——分组，把各组特征与"解剖而视之"的形体特征联系起来，从而形成了"藏居于内，形见于外"的不同系统的藏象。藏象学说的建立，是从解剖到功能、从经验到概念、从具体到抽象和从实体到模型的过程。《周易》重象的思想影响于《内经》，使《内经》理论的建构重视对象的认识而轻视物质实体[3]。

2.《内经》和道家思想研究

道家思想对《内经》的影响是全面而深刻的，从宇宙观、生命观到具体的养生、治疗原则，都体现了道家哲学的深刻内涵。

（1）道家思想对《内经》理论体系的影响研究

道家思想对《内经》理论体系的影响是深远且广泛的，尤其在宇宙和生命的根本观点、人与自然的关系、养生理念以及治疗法则等方面表现得尤为突出。江幼李等《道家文化与中医学》（2017）第二章从"由道而气""道法自然与'人与天地相参'""五运阴阳天地之道""藏象学说的演进""医经多取材于道经"五方面论述了"道家思想是中医学理论的基石"；邢玉瑞《〈黄帝内经〉研究十六讲》（2018）从"道气论""无为论""环周观""辩证观""直觉思维"五个方面论述了《内经》与道家思想。

在宇宙观与生命观方面，道家哲学中的宇宙生成论和生命观对《内经》产生了深远影响[4]。在天人关系方面，《内经》继承了道家的天人关系论，并将其发展到一个新的高度，强调人与自然的和谐相处，以及人体与宇宙的相应关系[5]。在养生观方面，道家的养生思想，特别是"顺应自然"的理念，对《内经》的养生理论产生了重要影响[6]。在治疗原则上，道家强调顺应自然规律和人体自身的调节能力[7]。

（2）道家思想与《内经》具体内容的关联研究

道家思想与《内经》具体内容的关联体现在多个层面，其中玄府理论是探讨较多的一个议题。《内经》中的"玄府"理论与道家思想有着深厚的渊源[8, 9]。叶臻等人从"虚形互化"自然观出发，探讨了五代、北宋初期道家思想对《内经》"玄府"理论的继承与发扬，认为这一自然观对刘完素发展《内经》"玄府"学说产生了潜在影响。臧守虎等人则在道家思想文化背景下对《内经》"玄府"进行了新探，认为"玄府"之本义为阴、阳之间相互作用、相互转化的处所和通道，其实源出于道家文化，相关论述与道家文化密切相关。此外，刘婉莹等[10]还指出，刘完素的玄府气液学说虽然受《内经》影响，但道家思想对其产生也有重要启发作用。这些研究不仅揭示了《内经》"玄府"理论与道家思想的紧密联系，也为我们深入理解和应用这一理论提供了宝贵的启示。

此外，道家的无为思想在《内经》的情志养生中得到了体现，强调恬惔虚无的精神调养和节制情欲[11]。生命本源观方面，基于道家的"道生万物"说，《内经》探讨了人类生命的起源和繁衍，

---

1. 苏颖.《周易》"象"思维模式对《内经》理论体系构建的影响[J]. 世界中西医结合杂志, 2008, (2): 67-68, 82.
2. 郭华, 烟建华. 试论《周易》思维方式与《内经》藏象学说的形成[J]. 中国医药学报, 2003, (6): 338-340.
3. 邢玉瑞.《周易》思维与《内经》理论建构[J]. 陕西中医函授, 1999, (5): 1-7.
4. 范奇鑫.《老子》思想对《黄帝内经》理论体系构建的影响研究[D]. 济南: 山东中医药大学, 2019.
5. 李盈悦. 论《黄帝内经》与道家在认识观和实践方法上的关系[J]. 九江学院学报（社会科学版）, 2017, 36(1): 62-64.
6. 边莉, 田思胜. 道家思想对《内经》养生理论的影响[J]. 山东中医杂志, 2015, 34(8): 575-577.
7. 王梦蕾, 杨泽, 刘玉良. 浅析道家思想对《黄帝内经》"治未病"理论的影响[J]. 江西中医药大学学报, 2021, 33(3): 15-17.
8. 叶臻, 陈柳霖, 叶俏波. "虚形互化"自然观对《黄帝内经》玄府发展的影响[J]. 中华中医药杂志, 2024, 39(6): 2748-2751.
9. 臧守虎, 李爽, 徐胤聪. 道家文化背景下《黄帝内经》"玄府"新探[J]. 中华中医药杂志, 2023, 38(2): 580-583.
10. 刘婉莹, 叶俏波. 道家思想对玄府气液说的影响[J]. 中华中医药杂志, 2022, 37(3): 1779-1782.
11. 欧阳波, 翟双庆.《内经》情志养生理论与道家无为思想[J]. 新中医, 2014, 46(10): 224-226.

强调先天之气在生命过程中的作用[1]。通过这些具体的理论联系，我们可以看到道家思想对《内经》的具体内容有着深刻的影响和渗透。

3. 《内经》和其他诸子学说研究

张登本等[2]概述了《内经》理论与诸子百家的关系，指出奠定中华民族传统文化的先秦诸子百家之学是《内经》理论发生的文化背景。其中道家思想中的道气论、辩证思维，儒家的治国方略、以和为贵、过犹不及、等级观念等，法家以法治事及灵活处事原则，墨家三表法观点，名家论证合异同、离坚白所用的取象类比思维，阴阳家的阴阳观、五行观，杂家反对迷信以及用药如用兵思想在《内经》理论构建时产生了深刻的影响。林殷等在《儒家文化与中医学》（2017）中指出"从以《黄帝内经》为代表的中医理论的实际内容来分析，它综合了包括道、儒、阴阳及谶纬在内的诸家学说，博采当时已有的脏腑、经络、针刺等医学知识，通过作者的独特运思而自成体系。就中医理论的组成格局看，儒家学说充其量只占一家之言。但是，从理论体系框架建构的独特运思及中医学发展过程中所体现的伦理、诊疗、思维模式看，中医学却处处可见以中庸为基础、仁学为核心、实用理性为特征的儒家文化之渗透。"方满锦[3]则在《近二十年研究〈黄帝内经〉与先秦诸子学说关系之文献述评》中对1990年至2009年近二十年来国内关于研究《黄内经》与先秦诸子学说关系的文献资料，分为专书、期刊论文、博硕研究生论文三大类，对三类文献各作了简略述评。

关于《内经》的养生理论，多位学者从先秦诸子思想的角度进行了深入研究。孙旻亨[4]指出，先秦诸子百家的思想学说对《内经》养生理论的形成有着重要贡献，这些养生理论最早蕴含于先秦诸子的学术思想和理论学说中。杨崇华[5]的研究则进一步分析了《内经》对先秦诸子养生观的取舍，指出《内经》养生学的内容来源于先秦诸子，尤以老子的思想为指导思想，但同时也摒弃了一些不切实际的养生观念。李雁等[6]的研究则强调了先秦诸子尚调神修德对《内经》养生思想的影响，指出《内经》在养生理论中十分重视神的摄养，这一观点与先秦诸子的养生思想密切相关。这些研究共同揭示了先秦诸子思想对《内经》养生理论形成与发展的深远影响。

除了养生理论外，学者们还从其他方面对《内经》与先秦诸子思想的关系进行了探讨。姚梅等[7]具体探讨了墨家逻辑思想对《内经》的影响，揭示了墨家思想与中医理论之间的内在联系。李贺芝[8]从人性论的角度出发，比较了《内经》与先秦诸子的人性论学说，认为《内经》中的人性论思想类似于先秦哲学中"生而自然"的观点。金丽[9]则聚焦于先秦诸子与《内经》中"神气"术语的研究，探究了其中所蕴含的心理学思想。这些研究不仅为我们深入理解《内经》与先秦诸子思想之间的内在联系提供了有益的参考，也为我们进一步探索中医理论的奥秘提供了宝贵的启示。

综上所述，《内经》文化学研究不仅揭示了中医理论的深厚底蕴，也为我们理解中华传统文化提供了重要视角。然而，尽管取得了这些成就，文化学的研究工作仍然面临着不少挑战。一方面，由于《内经》成书年代久远，不仅对其文本的解读存在诸多争议，而且由于历史背景和文化环境的差异，现代研究者难以完全把握古代医学家的思想精髓，对传统思想文化及中医理论存在误读[10]。另一方面，对于《内经》文化渊源研究方面缺乏整体把握，倾向于从老庄道家、黄老道家、周易、

---

1. 李智慧，王小平. 基于道生万物说探讨《黄帝内经》生命本源观[J]. 中华中医药杂志，2021，36（8）：4467-4469.
2. 张登本，孙理军. 概论《黄帝内经》理论与诸子百家[J]. 陕西中医学院学报，2005，（6）：3-6.
3. 方满锦. 近二十年研究《黄帝内经》与先秦诸子学说关系之文献述评[J]. 北京化工大学学报（社会科学版），2009，（4）：40-45.
4. 孙旻亨. 先秦诸子理论对《内经》养生理论形成的影响研究[D]. 北京：北京中医药大学，2012.
5. 杨崇华. 试论《黄帝内经》对先秦诸子养生观的取舍[J]. 中医研究，1994，（4）：10-11.
6. 李雁，阎晓天. 诸子尚调神修德对《内经》养生思想的影响[J]. 中医药学报，1987，（5）：9-11.
7. 姚梅，赵博. 墨家逻辑思想对《黄帝内经》的影响[J]. 南京中医药大学学报（社会科学版），2011，12（3）：140-143.
8. 李贺芝. 《黄帝内经》哲学中的人性论与先秦诸子相关学说研究[D]. 石家庄：河北医科大学，2009.
9. 金丽. 先秦诸子与《黄帝内经》"神气"术语的研究[D]. 北京：北京中医药大学，2006.
10. 刘哲. 中医理论的发展特点及其思想文化基础研究[D]. 北京：北京中医药大学，2017.

阴阳家等不同学派的角度分别探讨其对中医理论的影响。这种研究方法可能过分强调各学派的特点，而忽视了它们作为传统思想文化一部分的共性，以及这些共性与医学理论的相关性。在对医学理论进行思想文化基础的考古和挖掘时，对思想文化的个性探讨，明显要多于对共性的肯定。若无对传统思想文化的整体把握，我们很难确认医学理论只源于某一学派，至于落入"过度相关"的窘境。此外，随着现代医学的飞速发展，医学研究的视角和方法发生了巨大变化，传统医学面临着新的挑战和机遇。如何重新审视和解读《内经》的本体文化观，如何让《内经》文化学的研究与时俱进，满足现代社会的需求，也是研究者们需要深入思考的问题。

关于《内经》文化学的研究，正如邢玉瑞在《中医学的科学文化研究》（2021）所说"就中医学的发展而言，一方面要开展文化学的研究，理清传统文化对中医学正反两方面的影响，以扬长去短，促进中医学术的健康发展；另一方面又不能将中医学作为纯粹的文化问题加以研究，把认知问题混淆于本体论问题，把逻辑问题误认为实在论问题，把文化差异错当自然差异，把方法差异当成客体差异，把认识结果误认成理论之源，加之中国传统文化优势与劣势并存，并不是一个文化自信就能解决中医学当代发展的所有问题。同时，中医学与现代科学技术之间并非如库恩在《科学革命的结构》中所认为的不同范式是不可通约的。因此，以开放包容的心态，积极借鉴当代科学技术的一切成就，构建中医临床、理论、实验、技术之间的循环加速机制，无疑是中医学发展的必由之路。"

三、典型案例

道家无为论思想对《内经》的影响研究[1]

《内经》吸收了道家"道法自然""无为而治"的思想，主要反映在治法和养生两方面。

1. 治法理论

首先，《内经》受老子"天之道，其犹张弓与？高者抑之，下者举之，有余者损之，不足者补之"（《道德经·德经·七十七章》）等思想的影响，以制定自己的治疗法则，"实则泻之，虚则补之"（《素问·三部九候论》），"高者抑之，下者举之；有余折之，不足补之"（《素问·至真要大论》），并强调治疗疾病应根据病邪的性质特点、停留部位、病势的发展以及正气祛邪的趋向等因素，顺应其势，从最近的途径以祛邪外出，达到在最短时间内治愈疾病的目的，以免扰乱更多脏腑。

其次，《内经》直接继承与发挥了《黄帝四经》有关审时的思想，把人看作生命功能状态和信息传导的流动过程，着重于研究人体生命运动的时间节律。《素问·四气调神大论》即明确指出："故阴阳四时者，万物之终始也，死生之本也。逆之则灾害生，从之则苛疾不起，是谓得道。"这种重视时间要素的思想，贯穿于《内经》有关生理、病理、诊断、治疗、养生等各方面的论述中，并具体阐述了顺应四时阴阳、四时五行、昼夜阴阳与五行变化，以及月节律变化等诊治疾病的思路与方法。正由于对时间要素的重视，所以，《内经》在诊治疾病时，也十分重视对诊治时机的把握与利用。如《灵枢·卫气行》云："谨候其时，病可与期，失时反候者，百病不治。"

第三，《黄帝四经》突出阐述了"度"的概念，强调"守度"或"处于度之内"的重要性，得出了"过极失当，天将降殃"的论断。《内经》对此亦有所论，《素问·示从容论》说："夫圣人之治病，循法守度，援物比类。"《素问·五常政大论》论"毒药"之应用，强调"大毒治病，十去其六；常毒治病，十去其七；小毒治病，十去其八；无毒治病，十去其九。谷肉果菜，食养尽之，无使过之，伤其正也"。《素问·六元正纪大论》篇论积聚的治疗则谓："大积大聚，其可犯也，衰其大半而止，过者死。"均反映了"守度"的思想，这对后世用药中病即止不可过剂的思想有很大影响。

2. 养生学说

在先秦诸子中，道家最为重视生命，《庄子·让王》指出："道之真以治身，其绪余以为国家，

---

1. 邢玉瑞.《黄帝内经》研究十六讲[M]. 北京：人民卫生出版社，2018：30.

其土苴以治天下。由此观之，帝王之功，圣人之余事也，非所以完身养生也。今世俗之君子，多危身弃生以殉物，岂不悲哉！"正由于道家对生命的高度重视，因此提出了养性、养气、主静、制欲等养生学说，开创了传统养生之先河，而无为论乃是其养生的重要原则。老子谓："天地所以能长久者，以其不自生，故能长生。"（七章）主张顺其自然，反对人为地自益其生，由于"甚爱必大费，多藏必厚亡，知足不辱，知止不殆，可以长久"（四十四章），所以人必须寡情少欲，清静无为，"去甚去奢去泰"（二十九章），减少不良精神刺激，防止过度的情志变动，"见素抱朴，少私寡欲，绝学无扰"（十九章），"甘其食，美其服，安其居，乐其俗"（八十章），"清静可以为天下正"（四十五章），主张精神上的绝对超脱。庄子继承和发挥了老子的养生思想，内篇以"顺物自然""知其不可奈何而安之若命"和"同于大通"为基本出发点，进一步强调追求精神上的超脱和自由，通过"心斋""坐忘"，排除心中杂念，使心志纯一，物我两泯，内外俱忘，神归虚寂，达到与"道"为偶、天人合一的精神境界，此亦"神人""至人""真人"的境界。《庄子》外、杂篇养生的侧重点已转向对"形"和"生"的重视，强调人的精神因素对于生命的作用，并流露出了养形求长生的神仙思想。

四、主要参阅文献

1. 王庆其.《黄帝内经》文化专题研究[M]. 上海：复旦大学出版社，2014.
2. 萧汉明. 易学与中国传统医学[M]. 北京：中国书店，2003.
3. 邢玉瑞. 中医学的科学文化研究[M]. 北京：中国中医药出版社，2021.
4. 张登本.《黄帝内经》二十论[M]. 北京：中国中医药出版社，2017.
5. 张其成. 易学与中医[M]. 北京：华夏出版社，2023.
6. 赵明山，鞠宝兆. 黄帝内经文化解读[M]. 沈阳：辽宁科学技术出版社，2014.
7. 王进.《黄帝内经》生命文化源流史论[M]. 北京：中国社会科学出版社，2019.
8. 孟庆云. 周易文化与中医学[M]. 北京：中国中医药出版社，2017.
9. 江幼李原撰. 道家文化与中医学[M]. 宋天彬，新订. 北京：中国中医药出版社，2017.
10. 林殷，陈可冀. 儒家文化与中医学[M]. 北京：中国中医药出版社，2017.

（赵心华）

第三节　气理论研究

一、概　述

先秦哲学中的"气一元论"视"气"为宇宙根本，万物由其构成。气流动变化形成"气化"。《内经》继承和发展了先秦气论思想，不仅用气来解释天、地、人的构成和运动变化，更重要的是通过气的生成、运行、变化以阐释人体的生理、病理，以及对疾病的诊断、治疗和养生等，形成了以气概念为核心的理论体系。

《内经》提出了气化的概念，将气化活动视为人体生命存在的必要条件，认为人体内气的升降出入运动，推动和调控着精、气、血、津液的新陈代谢及能量的相互转化，推动和调控着各脏腑的功能活动以及人体生长壮老已的生命过程。若人体内气化功能失常，特别是气的运动发生紊乱或障碍，就会造成机体内部升降出入的失调而发病，故针灸用药的目的也就在于调节体内气的运行，使气化过程恢复正常。刘长林等[1]曾指出:《内经》关于气的学说的主要内容包括：①气是物质实体，是构成宇宙万物的最基本元素；②气本身具有胜复作用，这种作用是世界运动的根源；③物质世界存在和运动的基本形式不外乎气和形以及二者的互相转化；④用气的运动和形气转化的观点说明人体生理病理。这些理论至今对中医临床仍有重要指导意义。

二、研究述评

"气"的研究是现代中医研究中比较重视的内容。邢玉瑞《中医哲学思维方法研究进展》(2017)指出中医气理论的研究主要围绕"气是什么"的问题，或以哲学思辨的方法讨论气的内涵与特征，或借用现代科学技术成果对气进行诠释。另外，也涉及哲学之气与中医学气的关系、气化问题与气论的方法论意义等问题的讨论。目前研究的内容范围主要涉及语言文字、哲学理论、气的概念分类、气的物质基础研究、气功之气、气的中医理论、气理论的临床应用、气理论的实验研究等诸多方面的内容。

（一）气概念的形成演变研究

气概念最初指大气等气态物质，后发展为中国古代哲学特有概念，与早期中国传统思维方式紧密相关，包括内向思维、连续性思维和一体思维。中国古代学者视宇宙为生命过程，重视生命，认为气是生命基础，多数学者认为气是宇宙本原。刘长林等[2]认为哲学气概念的形成既有形而上学思辨，也有实践基础，如《管子》作者通过气功体验来确定气的存在和功能。蔡方鹿等《气》(1990)指出，气范畴的演变同时涉及元气和精气概念，气范畴在从殷周直至清王朝灭亡的3000余年的岁月中，大致经过了精气根源论→元气生成论→元气自然论→元气自然本体论→元气导引论→元气自动论→元气本体论→元气质点论等阶段。气范畴犹如中国哲学的演进，主要不是通过新旧概念的替代，而是通过概念自身的变化——自我完善、自我增值来逐步实现的，呈现出逐层递加的累进过程。

贺娟[3,4]指出"真气"是《内经》中气学本根论的核心，具有哲学意义和历史背景。"真"原指珍珠形成过程，引申为本性。《道德经》和《庄子》最早用"真"字阐述本根论，战国末期"道气合一"思潮下，"真"与气论融合。《内经》最早出现"真气"复合词，继承并发展了真气本根论。秦汉时期的"气一元论"并未对《内经》哲学思想产生根本影响，《内经》强调的是真气和天地之气。自然哲学观由真气本体论和天地阴阳二元论构成，二者源自不同哲学流派，但后世将二者融合。

总之，气概念在中国哲学中不仅是一个物质概念，更是一个哲学范畴。它体现了中国古代哲学家对宇宙和生命本质的深刻理解。气被视为连接天地、沟通万物的桥梁，是宇宙间一切变化和运动的根源。气的哲学意义在于它提供了一种解释自然现象和生命活动的统一理论，强调了万物之间的相互联系和相互作用。

（二）气的内涵研究

现代对气概念内涵的认识分歧较大，其根源乃在于气概念本身就是一个多相性的概念，需要通过多个判断从不同角度、不同层面来规定。如储维忠等[5]提出"气"的本质为物质、功能、信息的合一。李心机[6]认为"气"在中医学中有两层含义：一是人体中的气，二是作为理论工具，表述天

---

1. 刘长林，张闰洙. 中国哲学"气"范畴的现代认识[J]. 太原师范学院学报（社会科学版），2005，4（1）：6-11.
2. 刘长林，胡奂湘.《管子》心学与气概念[J]. 管子学刊，1993，（4）：2-10.
3. 贺娟.《黄帝内经》本体论自然观——真气论[J]. 北京中医药大学学报，2019，42（3）：181-184.
4. 石翎笙，贺娟.《黄帝内经》"真气"本根论思想形成脉络探析[J]. 北京中医药大学学报，2020，43（4）：269-274.
5. 储维忠，宋大仁. 中医"气"的本质[J]. 中医药学报，1981（4）：18-21.
6. 李心机. 中医学气论诠释[J]. 中国医药学，1995，10（5）：18-21.

人合一的宇宙整体性。蔡方鹿等《气》（1990）将气概念的内涵理解为6个方面，即气是自然万物的本原或本体、是客观存在的质料或元素、是具有动态功能的客观实体、是充塞宇宙的物质媒介或媒体、是人生性命、是道德境界，它是一个涵盖自然、社会、人生的范畴。刘长林等[1]对古代文献中的"气"涵义梳理指出，气的涵义有三：气态物质之气，生化之本之气，符号-关系模型之气。作为宇宙万物万象唯一本元的气，既是物质，又是功能；既是规律，又是信息；既是本体，又是现象。王小平[2]对60年来关于"气"概念内涵研究的总结认为中医气概念的基本内涵应包括：气是客观实在，气是生命流转，气是运动之象，气是人的精神活动状态及道德修养素质等人文状态。

邢玉瑞《〈黄帝内经〉研究十六讲》（2018）认为气概念实质上没有确定的逻辑内涵，也缺乏确定的逻辑外延；它可以诠释自然、生命、精神、道德、情感、疾病等一切认知对象的起源与本质。若想在西方概念库中寻求一个在内涵与外延上和气概念十分吻合的对应词，绝对是不可能的。但基于不可言说而又不得不说的要求，可以认为哲学之气是指生成宇宙万物的实在本元，也是生成人类形体与化生精神的实在元素；中医学之气在当代科学语境下，可以认为是指生成人体、维持人体生命活动的物质、能量、信息的总称。

（三）中医气的特性研究

陈曦[3]指出《内经》中"气"的基本特性表现为：①无时不有；②无处不在；③运动不息；④无形有征等方面。王茂盛[4]指出中医学中的"气"的含义有显著的不确定性，更多表现为哲学意义，其形态和特性的界定也比较宽泛和随意，正是这种医学理论的哲学化成为中医不能走上现代医学轨道的原因之一。将其特性总结为：①物质性，用以解释人体构成。②弥散性，用以解释生命整体。③无限性，用以解释个体差异性。④能动性，用以解释生命活动。何凯文[5]将中医气的特性归纳为三个方面：①非实体性。气是流动和转化的过程性存在，非实体性的元素或原子，非固定的实体范畴。②无形有象。气无形但有象，属于"形而中"。③非对象性。气与认识主体为同一整体，非对象性存在。在中国文化里，道、气、天地万物和人皆处在不断的流转中，混元一体而不可分。中医的整体方法论基于主客双泯的整体直观，与西方科学和医学的观察和实验不同，更强调身心并行的体察。

邢玉瑞《〈黄帝内经〉研究十六讲》（2018）总结《内经》哲学之气的特性为：①弥散性；②透达性；③能动性；④多样性；⑤化生性；⑥经验性。并指出气的这些特性造就了中国传统文化和中医学的整体思维以及重视事物性质、功能和关系研究的倾向。

（四）气化、气机研究

气化是中医理论的核心概念，涉及其定义、特点、功能和动力等问题。陈曦《〈黄帝内经〉气化理论研究》（2012）做了专题研究，指出《内经》中"气化"概念涵盖自然、人与自然关系及人体气血生化三个层面，描述"气"的运动和变化。气化特点包括生化不息、普遍性、表象性、方向性、变动性和有序性。研究还表明，气化概念的内涵是无形之"气"的自然演化，外延包括宇宙元气的自然生化作用、生命构成演化及脏腑气血津液的化生过程。气化在形、气、神层面显示生命活力，尤其体现在脏腑联系和气血津液的气化过程中。

郑燕飞等[6]提出中医"气"理论的关键在于"气化-调控"系统，涵盖"气化"的概念、原理、

---

1. 刘长林，张闰洙. 中国哲学"气"范畴的现代认识[J]. 太原师范学院学报（社会科学版），2005，4（1）：6-11.
2. 王小平. 论中医气概念的内涵[J]. 陕西中医学院学报，2015，38（2）：1-5.
3. 陈曦.《黄帝内经》气化理论研究[D]. 北京：中国中医科学院，2009：34-37.
4. 王茂盛. 论祖国医学中"气"的特性及其哲学意义[J]. 山西中医学院学报，2001，（1）：20.
5. 何凯文. 略论气本体论对中医方法论的影响[J]. 医学与哲学（人文社会医学版），2009，30（10）：56-58.
6. 郑燕飞，陈雪梅，杨寅，等."气化-调控"论[J]. 安徽中医学院学报，2013，32（1）：1-4.

表现、形式和"调控"的概念、原则、形式及"气化-调控"理论的应用。气化功能体现为自然变化、物质转换、功能活动、信息传递四种。"调控"原则包括整体、动态、层次原则，"调控"形式有阴阳、正邪、脏腑、气血、营卫、津气调控。"气化-调控"理论可用于疾病诊断、治疗、养生保健等方面。王正山等[1]探讨气化动力，认为《易经》和《内经》强调阴阳相互作用和气的感应，提出"阳化气，阴成形"是"形""气"转化的关键，具有科学潜容性和临床价值。

刘长林[2]提出气的运动有三种基本形式：整体性循环或曲线波动、直线穿透虚空和有形之体、粒状物质的聚合与分散。气的运动无处不在，形式多样，导致"气化流行，生生不息"。李佳等[3]提出《内经》气机论述概括为五论："一气"气化论、"生气"命根论、"气象"可视论、"多少"术数论、"两画"作人论，为气机分析提供理论依据。杨晓丽等[4]探讨人体之气与健康状态关系，提出气的健康状态要求运动和输布宣畅通达，化生保持充盈，养护要求养而不耗、满而不损、动而不滞、疏而不郁、固而不散，为中医健康状态的多维考核提供借鉴。

（五）气论的方法论意义研究

近现代学者对元气论方法价值的阐述往往多强调优点，而容易忽视其缺点。如刘长林[5]认为，气的主要特征在于显示功能动态。以气的观点看世界，人们往往着眼于万物在气化流行过程中呈现出来的动态之象，而不是以构成材料为核心的静态之体。中国哲学和艺术所描摹的世界主要是一个"象"的世界，而不是"体"的世界。邢玉瑞[6]讨论了气概念在中医理论中的方法论意义，认为以气概念为基础的整体思维、取象思维、变易思维方式决定了中医学研究人体的基本路向，促进了中医理论的建构，是中医理论体系整体观、功能观、运动观特点形成的哲学基础。何凯文[7]认为中医之气本体乃非实体性、有象无形、非对象性的存在，这决定了中医方法论是一种生成整体论，其中，思维形式表现为象思维，实验方法表现为内证和外证相结合，观察方法表现为主客统一观照下以及理论渗透下的观察。

邢玉瑞[8]指出气概念决定了中国古代哲学和包括中医学在内的古代科学的思维方式、研究方法及发展趋势。但通过对比来看，原子论方法不仅在近代科学的产生和发展中起到了相当大的作用，而且在现代西方科学界仍然居主导地位，并且在一些方面有新的发展。由此提示我们对元气论方法不仅要看到其优点，同时对其缺点也要有清醒的认识。如气概念有很大的直观想象性，气无形、无状、无物质构成元素，也无物质结构形式，它既没有量的特征，也没有质的规定性，而是一种混沌未分的存在状态。因此，气概念不可能从事物的量及结构层次方面来把握事物质的区别，也不能从质的规定性方面对事物进行分类归纳和认识，不能将事物分解成最简单的因素，从事物的内在结构来分析、解释事物存在和变化的宏观现象；当讲到循环变化时，并没有揭示其由低级向高级、由简单到复杂的上升发展过程，忽视了对具体事物运动的特殊规律、细节和原因的探究。由此造成人们对尚不清晰的世界图景，往往用感性经验或内涵含混、具有极大包容量的命题加以填补，作为解答自然、社会、人类思维等一切问题的方程式。曾振宇[9]指出在哲学与逻辑学意义上，如果一个概念能够解释说明一切认知客体，那么它实质上什么也解释不了，什么也说明不了。这种诉诸朴素的、

---

1. 王正山，张其成. 气化动力初探[J]. 中医学报，2015，30（4）：515-518.
2. 刘长林. "气"概念的形成及哲学价值[J]. 哲学研究，1991（10）：56-64.
3. 李佳，张辉，余小平，等.《内经》"气"字计量及气机五论的研究——气机画线测试的理论基础[J]. 辽宁中医药大学学报，2010，12（5）：21-22.
4. 杨晓丽，曹姗，冯闲，等. 中医气理论与健康状态关系[J]. 天津中医药大学学报，2014，33（2）：65-68.
5. 刘长林. "气"概念的形成及哲学价值[J]. 哲学研究，1991（10）：56-64.
6. 邢玉瑞. 气范畴在中医理论建构中的方法论意义[J]. 陕西中医学院学报，2003，26（3）：1-5.
7. 何凯文. 略论气本体论对中医方法论的影响[J]. 医学与哲学（人文社会医学版），2009，30（10）：56-58.
8. 邢玉瑞. 现代科学语境下"气"的诠释思考[J]. 北京中医药大学学报，2019，42（6）：445-450.
9. 曾振宇. "气"作为哲学概念如何可能[J]. 中国文化研究，2002，26（4）：53-62.

整体直观的猜测，人们对自然万物的存在和自然现象变化的认识和解释就处于两端：气本原与表象描述，即猜测性思辨和感性经验材料的结合，一端是十分具体的应用，另一端是十分抽象的哲学思辨。在中医学中，则表现为脱离了具体的生理结构和生理过程来解释各种生理、病理现象及其联系变化，使医疗经验被一种成熟、完备的思维框架和解释系统所包容，形成了一种早熟、发育不全的理论，阻碍了中医学向解剖分析、定性定量研究、实证判断方向发展的可能性。

（六）气的自然科学属性研究

为探究"气"的本质，人们尝试用现代科学的视角来阐释中医中的"气"的概念。简而言之，研究者从生物学视角出发，探讨气与细胞活动、细胞间通讯、生物能量、新陈代谢过程、线粒体功能、遗传基因、免疫系统、神经网络、蛋白质复合体、脂质和纤维连接蛋白、钙离子以及气体信号分子的联系；物理学角度则认为气与生物电现象、场效应、量子力学、微粒流动、中微子作用、暗物质等有关；而系统科学角度则将气与熵理论、序参量、信息传递、多物质集成、系统功能等概念相联系。

邢玉瑞[1]指出在科学化和中医现代化的影响下，气的研究趋向西化，试图用实验室方法或现代科学成果揭示气的本质。然而，气的本质无法通过分析方法获得，关键在于实验室前的理论研究和分析，而非实验室本身。在实验研究气之前，应正确理解气的概念，并将其转化为实验可操作的方法和指标。由于文化差异，用西方方法理解东方概念可能产生偏差。科学解释可能无法穷尽，最终可能无法得到气的实质。

王明辉等[2]通过对"气"的学术源流考证后指出，"气"的研究应做好以下几点：加强气学与有关哲学的理论研究。充分运用现代科学成果，多学科地对气进行从宏观到微观的综合研究，在已取得成效的基础上，更充分运用新学科、新技术对天人相应、气的生理、病理、病证诊断和方药治法等领域进行深入研究。从气学理论联系实践方面，可开展有关气功、气化、先后天之气等研究，也可从研究脏腑功能和病机入手，探讨脏腑气的实质，气虚、气实证的研究，证药结合或临证上对单个病证、方药的重点研究；还可研究气对生命的信息反馈和调控作用，如气机、气运、生化、气生血、气统血、气行血等的运动形式。也可以从气概念的汇通或与之紧密相关的理论着眼深入研究。

综上所述，对中医"气"的研究既要回归到中国古代哲学思维的认知视域下充分揭示其哲学内涵和属性，也应适当与现代科学技术手段相结合揭示不同层次"气"对应的物质基础及其运动状态与特征。这样中医"气"的研究才能被赋予丰富的内涵和时代的特色，为中医临床实践提供更为有实际指导意义的理论支持。

三、典型案例

气一元论的方法论研究[3]

气是中国古代哲学、医学乃至整个民族传统文化中最基本、最著名、最独特的范畴，是中医理论与中国古代哲学的本质结合点，也是中医理论体系的核心范畴和中医学里应用最多的范畴，并由此范畴决定了中医学的思维方式、研究方法及发展趋势。

一般而言，气是指化生天地万物的本原，是至精无形、充盈无间、连续的、可入的、能动的、无限的物质存在，同时也是宇宙万物之间相互联系、相互作用的中介性物质，充当着宇宙万物之间各种信息传递的载体。然中国古代哲学概念大多不存在相对确定的逻辑内涵与外延，逻辑多义性、模糊性特征比较突出。气概念实质上没有确定的逻辑内涵，也缺乏确定的逻辑外延；它可以诠解自

---

1. 邢玉瑞. 现代科学语境下"气"的诠释思考[J]. 北京中医药大学学报，2019，42（6）：445-450.
2. 王明辉，王凤雷. 中医气学为人类生命科学始源考略[J]. 中医药学刊，2005，23（2）：248-249.
3. 邢玉瑞. 中医思维方法：方法体系卷[M]. 北京：科学出版社，2023：40-42.

然、生命、精神、道德、情感、疾病等一切认知对象的起源与本质。若想在西方概念库中寻求一个在内涵与外延上都和气概念十分吻合的对应词，绝对是不可能的。但基于不可言说而又不得不说的要求，可以认为哲学之气是指生成宇宙万物的实在本元，也是生成人类形体与化生精神的实在元素。中医学之气在当代科学语境下，可以认为是指生成人体、维持人体生命活动的物质、能量、信息的总称。

气范畴与西方原子论自然观相比较，表现出整体性与个体性、连续性与间断性、无形性与有形性、功能性与结构性、化生性与组合性、辩证性与机械性、直观性与思辨性诸多方面的差异，由此造成了中西医学思维方法以及后续发展路径的根本差异（表2-1）。

表2-1 元气论与原子论的区别

比较项	元气论	原子论
自然观	有机论	机械论
世界本原	元气	原子
矛盾形式	阴与阳	原子与虚空
动力源泉	内在矛盾	外力
发生机制	分化	组合
注意中心	关系（功能）	实体（结构）
整体观	元整体	合整体
形质状态	无形连续	有形间断
时空特征	时间为主	空间为主
数量特征	一（重质）	多（重量）
认识方法	直观体悟	抽象思辨
研究方法	宏观观察	分析还原
发展演变	自然哲学	自然科学

当然，我们也要清醒地认识到，气作为对客观事物的一种解释性模式，存在着自身难以克服的缺陷。从其本体而言，气是一种混沌的、连续的、无结构性的整体存在，不可能从事物的量及结构层次方面来把握事物质的区别，也不能从质的规定性方面对事物进行分类归纳的认识，不能将事物分解成最简单的因素，从事物的内在结构来分析、解释事物存在和变化的宏观现象，其对万物生成变化的解释没有试错性，即不可能在实践过程中对它的解释加以证实或证伪。

四、主要参阅文献

1. 邢玉瑞，王小平，鲁明源. 中医哲学思维方法研究进展[M]. 北京：中国中医药出版社，2017.
2. 邢玉瑞. 中医思维方法：方法体系卷[M]. 北京：科学出版社，2023.
3. 邢玉瑞.《黄帝内经》研究十六讲[M]. 北京：人民卫生出版社，2018.
4. 陈曦.《黄帝内经》气化理论研究[M]. 北京：中医古籍出版社，2012.
5. 李存山. 中国气论探源与发微[M]. 北京：中国社会科学出版社，1990.
6. 李志林. 气论与传统思维方式[M]. 北京：学林出版社，1990.
7. 杨儒宾. 两种气学 两种儒学——中国古代气化身体观研究[J]. 中州学刊，2011，(5)：143-149.
8. 小野泽精一，福永光司，山井涌. 气的思想：中国自然观与人的观念的发展[M]. 李庆，译. 上海：上海人民出版社，1990.

（柳亚平）

第四节 阴阳理论研究

一、概　述

《内经》中的阴阳理论是中医理论体系的核心组成部分，贯穿于中医生理、病理、诊断、治疗、养生等各个方面。阴阳理论认为阴阳之气是宇宙万物和人体生命的根本，阴阳对立统一、相互依存、相互为用、互含互藏、消长、转化、交感和自和是宇宙万物和人体生命活动总规律。具体而言，阴阳的属性特征表现为火为阳、水为阴，阴静阳躁，阳生阴长等。《内经》还发展了三阴三阳理论，将阴阳进一步细分为太阴、少阴、厥阴和太阳、阳明、少阳，用以更细致地说明阴阳之间的关系。不仅体现了阴阳相互渗透、消长、转化的辩证法思想，还将人体内外分成六个深浅不同的层次，有助于说明人体各部分各经脉在生理功能上的关系和在人体中的地位。

二、研究述评

（一）阴阳理论的形成与特征

关于《内经》阴阳理论的形成与特征，现代学者做了广泛探讨。吾淳在《中国哲学起源的知识线索——从远古到老子：自然观念及哲学的发展与成型》（2014）中深入剖析了阴阳概念的形成过程，提出阴阳观念的萌芽源自于早期采集和农耕社会的大量观察活动，这些实践活动加深了对二分或对立观念的理解。随着农耕社会的发展，阴阳观念逐渐得以固化、概括和抽象化，最终形成了阴阳语词和符号。庞朴在《一分为三——中国传统思想考释》（1995）等著作中，对阴阳范畴的演变进行了独到分析，认为阴阳范畴是实体、形式、属性的统一，也是自然现象、行为义理、宇宙图式的统一。阴阳具有介于虚实之间、心物之间的特质，是中国传统思维中形而上与形而下思维的桥梁。张立文在《中国哲学逻辑结构论》（2002）中，从逻辑结构的角度对阴阳范畴进行了阐释，提出阴阳范畴既指客体存在的质料或要素，也指具有冲突、融合、变化功能的实体，还是一切客体事物所具有的属性，深化了对阴阳范畴内涵的认识。顾文炳在《阴阳新论》（1993）中，对阴阳范畴的实体、形式、属性相统一的特点进行了详细论述，认为阴阳作为古代最基本的对偶范畴，既指客观存在的物质，也指客观实体中的"对待""统一""变化"的方式，还指阴阳所具有的属性或所表现的形式，全面分析把握阴阳范畴的复杂性。邢玉瑞《〈黄帝内经〉研究十六讲》（2018）将阴阳范畴的特性概括为抽象性与广泛性、可分性与相对性、严格的规定性、功能动态性和自调性等方面，有助于揭示阴阳范畴与矛盾范畴的异同。综上所述，现代学者对阴阳理论的形成进行了深入而全面的研究，这些研究不仅揭示了阴阳观念产生的历史背景和社会基础，还从逻辑结构、实体属性等多个角度对阴阳范畴进行了深刻剖析。

（二）阴阳的含义研究

现代学者对阴阳的定义基本沿用了张介宾"一分为二"的思维方法，受到唯物辩证法对立统一思想的影响，大多使用"对立"一词界定阴阳。例如，方克立《中国哲学大辞典》（1994）、冯契《哲学大辞典》（2001）和《辞海》（1999）等工具书均强调了阴阳的相互对立和消长的特性。中医院校试用教材《内经释义》（1964）指出："阴阳是事物的两种属性，是从各种具体事物中体现出来的。它是古人从长期生活和生产实践中，认识到自然界事物的变化，都具有阴阳对立统一的两个方面。"以上论述虽然各自指出了阴阳概念的基本特征，但显然称不上是"定义"。自高等中医院校试用教材《中医学基础》（四版）（1978）始对阴阳定义有了较大进步，指出："阴阳是对自然界相互关联的某些事物和现象对立双方的概括……是古代的两点论。"五版《中医基础理论》教材（1984）又进行了修订，突出阴阳是"相对属性"。七版规划教材《中医基础理论》（2002）至九版规划《中医基础理论》（2012）中，对阴阳概念的定义仍只着眼于属性。邢玉瑞《中医基础理论》（2001）将阴阳定义为："阴阳，是中国古代哲学的一对范畴，是对自然界相互关联的某些事物、现象及其属性对立双方的概括。"试图反映阴阳概念涉及实体、关系、属性的多义性特征。在对阴阳概念的定义中，关于阴阳之间关系的表述有"对立"与"对待"之不同。虽然现行教材或文献多采用"对立"一词表述阴阳之间的关系，但也有学者认为阴阳相对待是指两种或两类事物或现象或其属性的相互关联和对立相反[1]。"对立"强调事物的斗争性，而"对待"着重事物的和谐性，阴阳之间的关系更多表现为和谐性而非单纯的斗争性。通过这些研究，阴阳的含义被更加全面和准确地揭示出来，不仅强调了阴阳的相互对立和消长特性，还突出了阴阳之间的和谐统一关系，有助于更好地理解阴阳概念在中医学和其他领域中的应用。

（三）三阴三阳问题研究

《内经》三阴三阳理论蕴含着深厚的哲学思想，据王玉川《运气探秘》（1993）考察，在中医古籍里有二十九种序次不同的三阴三阳，大抵可以归纳为经脉生理特性及其层次类、经脉长短浅深和血气盛衰类、病理反应类、脉诊部位类、日周期类、旬周期类、年周期类、六年至十二年周期类和其他类九个大类。邢玉瑞等[2]对《内经》三阴三阳模式建构的研究认为，三阴三阳的划分是依据阴阳气量的多少，阳明与厥阴虽然一言最盛之时，一言盛极而衰，但都为阴阳双方盛极将衰之时；三阴三阳模式的发生源自于中国古代一分为三的哲学思想和时空六分的宇宙观念。三阴三阳模式贯穿着阴阳相互渗透、彼此消长、相互转化等朴素辩证法思想，其精神实质在于把物质世界的运动看作是沿一定次序行进的循环圈，无论是阴还是阳，都是一个由初升到极盛，再转向衰弱的过程，并且在阴中就包含着阳的因素，在阳中又包含着阴的成分。这个循环圈既表示事物运动的方向和次序，同时又反映着事物和现象在阴阳属性上的分布情况。田合禄[3]通过发生还原论的方法，深入分析了《内经》中关于三阴三阳的多种说法，不仅涉及自然界的阴阳变化规律，还与人体的生理功能有着千丝万缕的联系。这种方法通过还原历史背景和理论演变，揭示了三阴三阳理论的多维度内涵。孙志其等[4]则从气本体论的角度出发，认为三阴三阳的排列顺序不仅反映了天地气运的变化，还解决了中医理论中关于太阳与阳明为何为三阳的争议。这种角度的研究，将三阴三阳理论与自然界的气运变化相结合，进一步强调了阴阳平衡与人体健康之间的内在联系。刘文平等[5]将三阴三阳分为"天地阴阳"和"人中阴阳"两大类。前者用于分析自然界的周期性变化，如四季更迭、昼夜交替等；后者则用于描述人体脏腑经络的运行规律，如十二经脉的相表里关系。张登本等[6]详细阐述了《内经》中三阴三阳思维模式如何构建起藏象理论、经络理论和五运六气理论，特别强调了经络模型在三阴三阳理论中的重要性，认为经络是连接脏腑、沟通内外的桥梁，也是三阴三阳理论在人体中的具体体现。综上所述，研究《内经》中三阴三阳的哲学方法论问题时，可以从发生还原论、气本体论、分类辨析以及经络模型构建等多个角度进行探讨。这些方法各有千秋，相互补充，共同构成了对三阴三阳理论的全面理解。未来，随着研究的深入和跨学科交流的加强，有望进一步揭示三阴三阳理论的哲学内涵。

---

1. 孙广仁. 阴阳相对待概念之研讨[J]. 辽宁中医杂志，2001，28（7）：391-393.
2. 邢玉瑞，乔文彪.《黄帝内经》三阴三阳模式建构的研究[J]. 北京中医药大学学报，2006，29（8）：517-519.
3. 田合禄. 从发生学角度探讨《黄帝内经》三阴三阳理论[J]. 浙江中医药大学学报，2020，44（1）：1-10.
4. 孙志其，韩涛. 基于气本体论的三阴三阳体系构建与应用[J]. 中华中医药杂志，2017，32（5）：2307-2310.
5. 刘文平，叶桦，周宜，等.《黄帝内经》三阴三阳概念辨析[J]. 中华中医药杂志，2021，36（10）：5768-5773.
6. 张登本，李翠娟，陈震霖. 论《黄帝内经》"三阴三阳"经络模型的构建[J]. 中医药通报，2021，20（6）：1-5.

（四）阴阳与矛盾的关系

在探讨阴阳与矛盾的哲学方法论研究中，多位学者提出了深刻的见解。秦伯未和任应秋等学者较早地将阴阳与矛盾相提并论，认为阴阳学说与矛盾法则在描述事物的对立统一关系上具有相似性。秦伯未指出，中医所说的阴阳，是人体的机体的矛盾和统一，也是人体内外环境的矛盾与统一。任应秋则认为，《内经》中的阴阳是从农业社会的原始意识发展为说明一切事物矛盾的对立和统一现象的概念。然而，随着研究的深入，学者们逐渐认识到阴阳与矛盾在多个方面存在显著差异。刘长林等[1]从形成的时代及实践基础出发，指出阴阳学说与现代的矛盾法则有着质的差别，二者属于不同的时代，具有不同的认识基础。阴阳学说主要基于古代人们对自然现象的直接观察和经验总结，而现代辩证法则是在资本主义大工业蓬勃兴起的条件下出现的，具有科学的形态。

在阴阳与矛盾研究世界的不同层面方面，刘长林《内经的哲学和中医学的方法》（1982）认为阴阳学说主要关注的是自然整体层面的关系和过程，采用的是意象方法；而对立统一规律则研究的是经过分割和抽象后的其他层面的关系与过程，采用的是抽象方法。这一观点得到了其他学者的支持，进一步揭示了阴阳与矛盾在方法论上的差异。在阴阳与矛盾的属性规定上，魏稼[2]指出，阴阳双方一般具有固定的属性，阴阳的对立统一是矛盾现象的一种具体表现，但并非所有矛盾都能用阴阳来概括。这一观点强调了阴阳属性的特殊性，以及阴阳与矛盾在属性规定上的不同。在和谐与斗争关系的差异方面，刘长林等学者认为阴阳从本质上强调和谐、统一，而对立统一规律则强调斗争、排斥。这一差异反映了阴阳与矛盾在对立双方关系认知以及追求目标上的不同。阴阳论追求的是对应双方的和谐关系，即阴阳平衡；而对立统一论则追求的是不平衡、转化和变革。此外，邢玉瑞《〈黄帝内经〉理论与方法论》（2005）从具体概念与哲学范畴的角度对阴阳与矛盾进行了比较，认为阴阳是介于矛盾范畴与具体科学之间的概念，既体现了矛盾运动的一般法则，又与医学等具体科学紧密结合在一起，揭示了阴阳在中医理论中的特殊地位和作用。综上所述，阴阳与矛盾的哲学方法论研究在多个方面取得了显著成果。学者们从形成的时代及实践基础、研究世界的不同层面、属性规定、和谐与斗争关系的差异以及具体概念与哲学范畴等不同角度对阴阳与矛盾进行了深入剖析和比较。

（五）阴阳理论的逻辑方法论

阴阳学说的哲学与逻辑方法论，受到当代学者的持续关注。周瀚光《传统思想与科学技术》（1989）认为《内经》阴阳学说提供了一个辩证逻辑和形式逻辑相统一而以辩证逻辑为主、演绎和归纳相统一而以演绎为主的逻辑思维模式，主要有比类对应式、互含递进式、转化循环式、消长平衡式、揆度合参式、正反逆从式。在思维过程中，辩证逻辑方法占着主导的地位，它着重体现在理论上、整体上和一些复杂情况的处理上；形式逻辑方法则相对居于辅助地位，它着重体现在实践上、局部上和一般情况的处理上。黎敬波等[3]指出阴阳作为中医基本理论的核心概念，是中医认识自然和人体生理、病理的基本思维方法和逻辑语言。《内经》中的阴阳表述了阴阳作为人体功能单位的意义，是物质、信息相互作用的功能表现；阴阳具有彼此联系、相互依存与消长的关系。孙可兴[4]指出《内经》的阴阳理论逻辑思想存在不足：它基于经验直观性的取象思维，简化了因果联系的复杂性，推理结论含或然性且受当时科研水平限制多含猜测；阴阳概念虽反映对立统一，但逻辑上模糊且主观；且阴阳学说未构建出严密的医学逻辑体系。综上所述，阴阳理论在中医及哲学领域具有

---

1. 刘长林，胡焕芗. 略谈《黄帝内经》的阴阳学说与对立统一规律[J]. 社会科学战线，1978，（3）：33-41.
2. 魏稼. 阴阳、矛盾不能等量齐观[J]. 江西医药，1962，（Z1）：55-56.
3. 黎敬波，区永欣，吴弥漫.《内经》阴阳理论钩玄（Ⅱ）——阴阳在中医实践中的应用[J]. 广州中医药大学学报，2007，（5）：416-418.
4. 孙可兴.《黄帝内经》逻辑思想与方法研究[D]. 天津：南开大学，2014.

深远的方法论意义，作为中医认识自然与人体的重要思维工具和逻辑基础，展现了辩证与形式逻辑相结合的思维模式。

综上，从《内经》哲学方法论研究的角度看，以往研究借助历史文献考证、理论辨析等手段，深刻挖掘了阴阳理论的哲学意蕴，但在逻辑体系的构建上尚有提升空间。今后的研究可继续从哲学思辨的角度出发，借鉴传统哲学的研究方法，并结合中医学的临床实践，全面审视阴阳理论，以期推动中医学理论的创新发展。

三、典型案例

阴阳与矛盾关系的研究

阴阳学说与唯物辩证法中的矛盾概念，在表示事物或现象对立统一的关系上具有相似之处，但二者在实质上存在诸多差异。现根据邢玉瑞《阴阳等于唯物辩证法之矛盾吗》一文，从形成的时代及实践基础、象与实体对象、属性规定、和谐与斗争关系、具体概念与哲学范畴以及运动形式和结果等诸多方面进行探讨。

1. 阴阳与矛盾的基本含义

阴阳是中国古代辩证法中最古老的矛盾概念，其基本内容包括阴阳的对立制约、互根互用、交感互藏、消长转化以及自和平衡等，研究的是事物的对立统一关系。在中医理论中，阴阳被广泛应用于解释人体的生理、病理现象，成为中医理论的重要组成部分。而唯物辩证法中的矛盾，则是指对立面的既对立又统一，既相互排斥又相互吸引的关系。矛盾是客观的、普遍的，它存在于一切事物之中，贯穿于一切过程的始终，是事物发展的源泉和动力。

2. 阴阳与矛盾的形成背景及实践基础

阴阳学说与矛盾法则的形成背景及实践基础存在显著差异。阴阳学说主要源于中国古代的哲学思想和自然科学实践，当时的生产力和科学技术水平相对低下，限制了人们的眼界和抽象思维能力。因此，阴阳学说在很大程度上带有猜测的成分，它所研究的关系和过程归根到底是"气"的关系和过程，属于自然整体层面的关系和过程。而唯物辩证法则是在资本主义大工业蓬勃兴起的条件下出现的，它总结了19世纪中期的主要科学成果，因而具有了科学的形态。现代辩证法以严格的科学实验为依据，具有高度的抽象性和普遍性，能够广泛应用于自然科学以及社会科学的整个科学领域。

3. 阴阳与矛盾的属性规定

阴阳与矛盾在属性规定上也存在明显差异。阴阳双方一般具有固定的属性，如《素问·阴阳应象大论》所言："水火者，阴阳之征兆也。"即水和火的特性比较集中地反映了阴阳的属性，水为阴，火为阳，绝对不能反称。在中医学中，阴阳还被具体划分为太阴、少阴、厥阴以及太阳、阳明、少阳等层次，分别代表了不同的功能和作用。而矛盾双方则没有固定的属性规定，它们除了具有既对立又统一的关系之外，不做任何其他的特殊规定。矛盾是对所有发生对立统一关系的双方的纯粹抽象，其内涵仅限于"对立统一"，因而外延具有无比的包容性。

4. 阴阳与矛盾的对立统一关系认知及追求目标

虽然阴阳与矛盾都讲对立统一，但二者对对立双方的关系认知以及追求目标不同。阴阳本质上是时间性规律，它强调和谐、统一，注重阴阳双方的协同、调和以及整体稳态的保持。阴阳之道在于揭示阴阳双方如何相互协同、合作，如何相互交流、促进，并涉及正负反馈和相交生物的机制。而对立统一本质上是空间性规律，它强调斗争、排斥，注重对立双方的否定性、敌对性以及旧事物的破坏和新事物的产生。对立统一规律认为，矛盾双方始终处于斗争状态中，斗争是不可避免的，对立双方通过斗争达到转化，从而促进事物的变化和发展。

5. 阴阳与矛盾在运动形式和结果上的差异

阴阳与矛盾在运动形式和结果上也存在差异。一般认为，矛盾对立运动的结果是量变到质变的过程。然而，阴阳的消长与转化并非简单的量变质变过程。阴阳的运动变化可以分为两类不同情况：一是阴阳表征客观事物同一指标的两个方面，如亮度的明与暗、温度的寒与热等，这时的阴阳双方具有阴消阳长、阳消阴长的变化特点；二是阴阳表征两个具体事物，如气与血、物质与功能等，这时的阴阳双方具有"阳生阴长、阳杀阴藏"的运动规律。阴阳运动倾向于维持相对稳定的结构关系，其结果是动态的均势，即阴阳双方的力量对比是在不断变化的正常限度之内的常态。而矛盾运动的形式则是量变到质变，是否定之否定。任何事物都是作为矛盾统一体而存在，一物向他物的转化意味着旧矛盾统一体的分解和新矛盾统一体的建立。

6. 阴阳与矛盾在中医学中的应用

阴阳学说在中医学中具有特殊的适用性。中医药学中的寒热、虚实、气血、脏腑、表里、上下、左右、动静、沉浮、迟数、出入、升降、消长等生理、病理现象，既体现了阴阳对立（对待）的属性特征，又在某种意义上反映了对立统一规律。阴阳关系虽然比唯物辩证法的矛盾关系特殊，但它是中医药学中的一般规律，可以作为中医药学的方法论，并传达和体现对立统一规律对中医药学的指导作用。阴阳学说与中医药学的结合体现在多个方面。例如，中医学将阴阳与脏腑、六气、经络等统一起来，形成了脏腑之气、经络之气等概念，并进一步把阴分为太阴、少阴、厥阴等层次，把阳分为太阳、阳明、少阳等层次。同时，中医学还探讨了阴阳双方的特殊含义及其相互关系，建立了三阴三阳开、阖、枢理论以及六经辨证论治体系等。

7. 阴阳与矛盾的互补性

尽管阴阳与矛盾存在诸多差异，但二者并非完全对立或排斥的关系。实际上，阴阳与矛盾在一定程度上具有互补性。阴阳学说强调和谐、统一以及阴阳双方的协同、调和作用，这有助于理解和处理自然界和人类社会中的复杂现象和问题。而矛盾法则则强调斗争、排斥以及对立双方的否定性、敌对性作用，这有助于揭示事物发展的内在动力和变革性。在现代社会中，需要综合运用阴阳与矛盾的理论和方法来分析和解决问题。例如，在处理人际关系时，既要注重和谐、统一的原则，又要敢于面对和解决矛盾和问题；在推动社会发展时，既要注重稳定、协调的因素，又要敢于创新、变革和突破旧有的体制和观念。

综上所述，阴阳与矛盾在含义、形成背景，实践基础、属性规定、对立统一关系认知，追求目标、运动形式和结果以及中医学中的应用等方面都存在显著差异。然而，二者并非完全对立或排斥的关系，而是具有一定的互补性。因此，在研究阴阳与矛盾的关系时，需要保持开放的心态和多元的视角，综合运用二者的理论和方法来分析和解决问题。

四、主要参阅文献

1. 邢玉瑞. 中医哲学思维方法研究进展[M]. 北京：中国中医药出版社，2017.
2. 邢玉瑞.《黄帝内经》研究十六讲[M]. 北京：人民卫生出版社，2018.
3. 邢玉瑞. 中医思维方法：方法体系卷[M]. 北京：科学出版社，2023.
4. 邱鸿钟. 中医学的逻辑哲学：中医原创思维与中西医逻辑比较[M]. 广州：广东高等教育出版社，2023.
5. 杨学鹏. 阴阳——气与变量[M]. 北京：科学出版社，1993.
6. 孟凯韬. 阴阳五行数学及其在中医学上的应用[M]. 北京：科学出版社，2007.
7. 孟凯韬. 阴阳五行数学与中医辨证论治现代化[M]. 北京：科学出版社，2009.
8. 刘长林. 内经的哲学和中医学的方法[M]. 北京：科学出版社，1982.
9. 刘长林. 中国象科学观——易、道与兵、医[M]. 北京：社会科学文献出版社，2007.

10. 周瀚光. 传统思想与科学技术[M]. 上海：学林出版社，1989.
11. 张立文. 中国哲学逻辑结构论[M]. 北京：中国社会科学出版社，2002.
12. 王正山，张其成. 中医阴阳新论[M]. 北京：中国中医药出版社，2017.
13. 马淑然. 中医系统论原理[M]. 北京：中国中医药出版社，2021.

（陈谦峰）

第五节　五行学说研究

一、概　　述

五行学说是中国古代哲学的重要组成部分，其以木、火、土、金、水五种物质的抽象特性来归纳概括各种事物，以五行之间的相生和相克规律来认识、解释自然界各种事物或现象之间的相互联系及协调平衡。《内经》将五行学说应用于医学，将哲学理论与医学知识有机地结合起来，形成了中医学的五行学说，成为中医学基本理论的重要思想支柱，是中医学理论解释工具和诊疗疾病的重要指导思想，对中医学术的发展产生了深远的影响。中医五行学说，将自然界的各种事物与人体的脏腑组织、生理病理现象广泛联系，通过取象比类、推演络绎的方法，以木、火、土、金、水五种物质的特性来分析人体脏腑的五行属性，以五行的生克制化关系来分析脏腑的相互关系，以五行的乘侮和母子相及来阐释脏腑病变的相互影响，从而阐释人体脏腑组织在生理病理方面的复杂联系，以及人体与外环境之间的相互关系，并应用于临床疾病的诊断、治疗和养生等方面。

二、研　究　述　评

1. 五行的起源及五行学说的形成

从五行学说形成的要素角度而言，大致有五方、五材、五星、五季等不同观点。学者们或执其一端，或以为兼而有之。刘长林《中国象科学观——易、道与兵、医》（2007）提出五行学说是由三个方面的理论发展而成：一是四时说，二是五方说，三是五材说。南伟[1]认为，五行学说作为一种庞大复杂的思想体系，很难说源于某种具体的观念或现象。叶磊[2]认为五行说的发展流变虽然极其复杂，然而有两条线索清晰可见：一条是由"五方四时""尚五"及五数为极观念开辟而来的日益扎实的五行配位图式，另一条则是在金木水火土"五材说"的基础上抽象演化而成的万物的功能概括和生克制化关系。吾淳《中国哲学起源的知识线索——从远古到老子：自然观念及哲学的发展与成型》（2014）指出五行概念的产生实际是以五方观念作为基础，同时结合了占星术的成果（五星）和对事物功用价值的认识（五材）；换言之，五行观念既有原始思维所延续的图式或法则意义，也包含了这一时期通过占星活动对天体运行规律所取得的重大认识，又掺杂了新的时期人们对于事物功用价值及其属性的理解。其中五方是过渡与引子；五星即"五行"提供了语词外壳；五材则提供了内涵并以此为基础逐渐生发出属性与本原的意义。终于，大约在周代末年至春秋中叶，五行概念产生了。邢玉瑞《〈黄帝内经〉研究十六讲》（2018）就五行起源的五方说、五季说、五星说、五材说有详细评述，认为五行说的四种起源理论，都是从现代人主客两分的逻辑思维来讨论问题。其实在古代五行说形成之初，人们的思维方式恐怕主要是一种主客不分、时空混同的原始思维，用具体的五种物质材料命名五星，借助五星运转可以划分时间；借助太阳的运转以划分方位，而对时间

---

1. 南伟. 论阴阳五行之起源[D]. 青岛：青岛大学，2006.
2. 叶磊.《内经》五行源流考辨[D]. 郑州：河南中医学院，2007.

的认识又以空间来分割。如果我们用主客两分的逻辑思维来探求产生于原始思维的五行说的起源，犹如为浑沌凿七窍，大概只能得到"七日而浑沌死"的结果。

从五行学说形成与发展过程而言，葛志毅[1]认为五行思想的起源应与早期人们简单抽象的数理构想模式相关，初民早期的屈指计数方式导致的五进制，使五成为一个基本的计数单位建制。因此它又被用于标示宇宙万物创生过程的一个基本完成周期，五由此被抽象为数字崇拜对象。世界的物质性使人们最终选择金木水火土五种物质元素，作为宇宙万物创生过程的承担者，于是五行思想由此形成。五行作为一种思想体系，估计在夏初前后被提出，至春秋战国时代完备起来。五行被作为世界图式的系统化表述是《月令》。除行政年历的社会功用外，它还具有尚未摆脱宗教神话影响的早期自然哲学体系的色彩。刘长林《中国象科学观——易、道与兵、医》（2007）认为五行学说的形成和发展大体上可分为三个阶段：一是西周和西周以前为准备阶段，主要完成了四时与五方相配、五种功能质性的概括与确立以及确立中国式的整体原则——"和实生物"。二是春秋战国为建成阶段，即将四时与五方相配属的模式，与已经概括为五种功能质性的水火木金土五行，整合成一个统一的理论系统；将万事万物依其与四时的相应关系归为五类，分别纳入到五行之中；确定五行之间相生相胜的关系，找出五行结构体系在正常情况下维持动态平衡的机制。三是秦汉及其以后为进一步发展和广泛应用阶段，主要表现在五行乘侮理论的提出和五行与阴阳的融合。贺娟等[2]通过对历代文献的分析、梳理，认为：古人对"五"的崇拜是五行形成的基础；概念源自对生活中5种基本物质的概括，形成于商末周初；五行相胜源于古人对五材之间相互关系的观察，形成于西周；春秋时期五行相胜在政治、军事等方面已有运用，而且发现五行无常胜；五行相生源于四时的轮替，是五行学说与时令结合的产物，形成于战国时期。五行学说在战国时期逐渐发展成熟，五行生克结合形成了完整的五行学说。汉代五行学说达到鼎盛，五行乘侮的观念是对五行学说的补充和完善。

2. 脏腑组织的五行配属研究

受传统哲学思想的影响，中医注重对人体关系的描述，脏腑五行属性的界定是中医研究脏腑关系的基础和前提，对五脏五行归属模式的发生学研究有助于对五脏关系和功能的深入理解。

五脏与五行的配属关系经历了复杂的演变过程，众多学者对此问题进行了深入研究。学者们指出今古文经学最大的区别即在于五脏与五行的配属关系不同，以古文《尚书》《礼记·月令》《吕氏春秋》为代表的古文经学以脾–木、肺–火、心–土、肝–金、肾–水相配；今文经学以肝–木、心–火、脾–土、肺–金、肾–水相配，今文《尚书》《白虎通》《春秋元命苞》等持此说，这也影响了《内经》的五脏配属。

如张其成[3]研究了五行与五脏等事物配属关系的形成，认为马王堆医学帛书已有了五行痕迹，汉文帝时名医淳于意已开始运用五行分析病证，有了五行–五脏配属的苗头，《内经》系统地记载了医学五行–五脏学说，其配法与今文经学相同，体现了五时–五脏的观念。张效霞[4]通过对比《尚书》古今文两种文献，认为古文《尚书》说是以五脏解剖位置与五行所属方位相比拟而来，今文《尚书》说则是以五脏与五行各自阴阳属性相互匹配的结果。《内经》部分篇章遗留有古文经学五行配属的痕迹。如田树仁[5]提出《素问·灵兰秘典论》虽然表面上毫无五行气息，但却隐晦地表达了心配土的观点，且西汉为土德，流行"心属土说"的五行配五脏，东汉以后"气合属土"嬗变为"气合属火"。

关于五脏与五行配属的争议，研究者表现出了更为宽容的态度。不同的五脏五行配属关系可以

---

1. 葛志毅. 试论先秦五行世界图式之系统化[J]. 大连大学学报, 2003, 24（1）：20-27.
2. 颜隆, 贺娟. 论五行学说起源、发展和演变[J]. 北京中医药大学学报, 2016, 39（9）：709-713.
3. 张其成. 五行–五脏的配属过程[J]. 南京中医药大学学报（社会科学版）, 2000（1）：16-18.
4. 张效霞, 王振国. 五脏配五行原理溯源[J]. 江西中医学院学报, 2008, 20（3）：4-6.
5. 田树仁, 高兰莉. 《灵兰秘典论》与心配土说[J]. 陕西中医学院学报, 1996, 19（4）：6-7.

为医疗实践提供不同的理论模式，医家在实践中均加以试用，是医学实践决定了五脏五行配属关系模式的最终定型，五行作为一种分类法，其思维方式主要是类比思维，事物依靠某种中介确定五行配属，不同情形下因中介不同分属不同的行[1]。五脏分配五行之说，是经过反复运用，加以改进后，逐渐形成的比较完整的理论，研究并容纳脏腑五行的不同配属方法，或许会破解某些深奥难解的中医理论问题，扩展五行学说对脏腑功能和脏腑关系的解释功能，从而在一定程度上弥补五行学说的不足和局限性。

3. 五行结构模式研究

五行理论中，若按照五行的生克关系，五行任一行与其他四行之间均存在生我、我生、克我和我克的关系，五行的"地位"是均等的；另一方面又明确提出"土载四行"，显然是以"土"为贵，这一点往往被视为五行学说自相矛盾之处。孙广仁《中医基础理论》（2012）分析《内经》相关内容，认为五行学说有两种不同的结构模式，分别称为"生克五行"与"中土五行"。近年来，很多研究者对两种不同的五行结构模式进行了有益的探索。

张荞等[2]提倡中土五行模式，认为生克五行存在致命的错误。因为《周易》的五行学说严格遵守了阴阳总纲原则，水木火土金有着严格的阴阳属性，即水、木、土属阴，火、金属阳。其中五为始生数，生数之祖，土位居中，其余成数必须加5才能成立，在五行五数中，土是中心与枢纽，形成"五行十字"立体构型。生克五行则将乘侮关系更是变成了单线循环的五种元素简单的一对一直接的相互作用，严重地背离了《周易》五行强调立体性与核心中枢元素设置的精华内容。贺娟[3]则主张两种五行模式并行，认为"五行"的概念源自对构成世界的五种基本物质的认识。五行说的基本内容包括三个方面：一是以木、火、土、金、水为核心的五大分类体系；二是五行的相生相克，源自对五时的气象特征的抽象；三是五行以"土"为贵的思想，源自五材五行观。完整的五行思想，是五材、五时两种观点的融合，单用其中的任何一种观点，都无法对五行学说做出完美解释。

4. 五行学说对中医理论和临床实践的指导作用

众多学者对五行学说对中医理论和临床实践的指导作用做了相关的研究。邓铁涛[4]教授1988年首先提出了用五脏相关取代五行学说的观点，认为五行的中心实质是五脏，五行学说的精髓是强调以五脏为中心的脏腑组织之间、人与环境之间等相互促进、相互抑制的关系，主要是五脏相关关系。后来，该团队在国家重点基础研究发展计划课题支持下，从文献、临床、实验等角度系统开展了五脏相关的研究，并出版了《中医五脏相关学说研究——从五行到五脏相关》的专著。课题组整理了五脏相关学说的源流，对《内经》"五脏相通"以及历代医家提出的"五行互含""五脏旁通""五脏穿凿"等与五脏相关的理论进行了学术源流探讨与梳理。更多临床工作者探讨了五行学说在方剂配伍、针灸学、中医皮肤病学、中医养生、心理咨询等学科中的应用。更有学者重点探讨了运用五行学说治疗顽症的体会，指出对于五行学说的学习运用，宜灵活不宜机械套用，尤其是临床工作时间较短者更须注意，以免误治而生他变。

目前的研究虽然广泛，但多较零散，建议中医研究者们有效地结合当前大数据和人工智能技术对五行学说进行系统地、深入地研究，挖掘其中隐藏的规律，进一步揭示五行学说在中药配伍、方剂组成、临床各科疾病的诊治、康复以及养生等方面的潜在价值，为五行学说的现代应用提供更科学、更精准的数据支持。同时，在临床实践中加强与现代医学的临床协作，通过中医基于五行学说的诊断和治疗方法与现代医学的检查、治疗手段相结合，共同为患者提供更全面、更有效的医疗服务。

---

1. 李玉清. 从五脏五行配属关系的多样性看医学发展的轨迹[J]. 南京中医药大学学报（社会科学版），2004，（4）：199-201.
2. 张荞，刘香蕊，张丽萍，等. 对"五行"学说的新发现[J]. 现代中西医结合杂志，2004，13（15）：1965-1966.
3. 贺娟. 论五行学说的起源和形成[J]. 北京中医药大学学报，2011，34（7）：437-439，447.
4. 邓铁涛. 略论五脏相关取代五行学说[J]. 广州中医学院学报，1988，5（2）：65-68.

5. 五行学说的多学科研究

随着当代科学技术的迅猛发展，运用现代学科与五行学说进行的交叉研究已成为热点，此类研究既为中医学的发展带来挑战，同时也为中医理论的发展带来机遇。现代中医界对五行学说的研究，涉及哲学方法论、数理模型、发展源流、关系拓展、理论的完善补充、拓展应用，以及科学诠释诸多方面，其中以五行数理模型、五行关系及从认知科学的角度对五行发生学的研究最为突出。如刘长林《中医系统思维》（1990）认为五行是符号模型，作为一种系统理论模型，主要揭示宇宙万物普遍的时空结构法则，感应整体归类和维持系统整体平衡的机制。同时，将五行学说的内容概括为三个方面，认为一切事物内部都有一定的结构，其在发生学上有着共同的根源，且五行结构系统具有保持动态平衡的能力，据此认为，五行学说究其本质是古代中国特有的一种朴素的普通系统论。邢玉瑞[1]通过研究五行模式对中医情志理论构建的影响，认为五行模式是中医情志理论中最重要的模式，情志理论借此将情绪的产生、变化和控制等与相应的脏器功能结合起来，同时提出情志致病伤脏的规律及以情胜情的心理治疗方法，这无疑对掌握和运用情志理论诊治疾病有极大的促进作用。另一方面又会使所构建的理论僵化，脱离临床实际，从而限制理论的发展。五脏五志的模式只是中医情志问题说理工具之一，其本身缺乏理论的彻底性。祝世讷[2]通过对五行学说的方法论价值研究认为，五行模型是人体自我调节的一种表现，反映了机体调节和防卫反应的"自组织原则""自主性原则"和"目的性原则"。更多的学者则从稳态、耗散结构理论、五行网络结构、超弦理论等不同的角度对中医五行学说进行了相关研究。贾春华[3]应用认知科学的方法，开展了五行学说的系列研究，在具身心智–认知科学的背景下研究五行学说的理论构建型隐喻，探索五行学说为中医药理论提供认知框架与构建概念基底的作用，揭示五行学说具有的"归纳开放性"及其"可拓展性"，即其暗示的进一步研究策略与运用创造性推理来生成新奇的富含有价值信息的可能，认为五行学说是一个理论构建型隐喻。

目前的研究大多仅证明了五行学说的合理性或科学性，但对五行学说在中医学中的运用、发展尚无较好的参考价值。有学者认为目前学科交叉的研究尚存在三种困境：一是研究交叉点的主与客两种不同研究方式正反方向发展不均衡，二是至今尚没有形成交叉学科的共同语言，三是非中医界的许多学者很少有用与中医学具有相同属性学科和相同的"认识范式"来进行研究中医学。建议以不同的学科背景建立交叉性的研究团队，资源共享，彼此关注，不失为现代交叉学科研究的可行方法。笔者认为应结合现代科学技术，如现代影像技术、生物化学检验技术、分子生物学技术、基因技术、蛋白质组学技术等方面深入研究五行学说的科学内涵，为五行学说提供现代科学层面的证据支持，并为疾病的精准诊断和治疗提供依据。

6. 五行学说的评价与存废争鸣

在不同的历史时期，人们对五行学说的评价也有所不同，甚至出现过五行存废的争鸣，目前对五行学说的认识主要分为两种情况。

（1）肯定完善论：绝大多数学者认为五行学说是中医理论的重要组成部分，对中医的理论和临床实践具有重要的指导意义，但有不足之处，需要完善。

（2）摒弃取代论：如认为五行学说概念混淆，牵强附会，不能深入到生命现象的内部去认识人的生理功能和病理过程的本质，应予以摒弃。认为五行主观臆断，形而上学，脏腑的功能及其相互间的联系绝不是五行理论所能阐明的。认为五行学说虽然在中医理论形成的早期有过贡献，但随着时代的发展，却成为制约中医理论发展的关键因素。因此，要想促进中医理论的发展，加快中医现代化的进程，最终完成"现代中医学"的构建，必须对五行学说加以认真的审核，保留其有用的部

---

1. 邢玉瑞. 五行模式对中医情志理论建构的影响[J]. 中医杂志, 2024, 55 (20): 1795-1796.
2. 祝世讷. 五行学说的方法论价值[J]. 山东中医学院学报, 1988, 12 (1): 2-6, 72.
3. 贾春华. 具身心智视域下的中医概念隐喻的认识心理语言逻辑方案[J]. 世界中医药, 2013, 8 (1): 91-95.

分，去除其无用的内容。认为五行思维已经影响了人们对中医核心内容的理解，提出用五脏相关学说取代五行学说，立足于中医理论的特点，吸取现代自然科学方法论的认识，保持了五脏配属结构，包容了五行的关系模式，最大限度上保持中医理论的完整性。

综上所述，现代学者对五行理论从哲学、历史学、文献学、发生学、逻辑学、系统科学、认知科学等诸多方面进行了广泛研究，涉及五行理论的发生演变、方法论意义、临床应用及科学评价等，其中研究最多、影响较大的有两个方面：一是邓铁涛团队有关五脏相关学说的提出与研究。该学说保持了五脏配属结构，包容了五行的关系模式，最大限度地保持了中医理论的完整性，同时打开了五行的封闭循环，形成了全面开放的结构，具有一定的理论创新性。二是贾春华团队从认知科学的角度对五行学说的研究。该团队以中医经典或名著原文为语料，应用概念隐喻理论、概念原型理论、概念整合理论、隐喻逻辑探求中医藏象、病机、治法等概念隐喻的形成，分析其工作机制；探讨中医藏象、病机治法等概念隐喻逻辑特征；昭示五行学说影响下中医概念隐喻的心理语言逻辑基础：隐喻从哪里来，它又将引导我们到哪里去；明辨这些概念试图解决"认识如何认识"的问题。虽对正确理解理论，提出科学问题有极大帮助，但总体上仍属于发生学的研究，难以形成理论的创新。

鉴于五行结构呈现出的层次性，即五行互藏，同一事物或现象在不同条件下其五行属性不尽相同，势必存在着多种不同归属方式的可能性；五行的生克既有单向生克模式，也有反生、反克，双向生克模式。三元生克的五行学说揭示的宇宙结构是多维层次的立体结构，对中医理论创新、临床治疗实践也颇有启发。尽管五行学说存在机械比附等不足，其存废也有争议，但通过对五行互藏理论的挖掘、生克互藏理论的扩展、五行模式的融合，可发现其仍然蕴藏着丰富内涵，有待进一步深入研究。

三、典型案例

五行学说的发生学研究[1]

五行学说反映了中国古代哲学的整体观念、阴阳平衡思想等，中医将五行学说纳入自身理论体系，体现了中医与古代哲学的紧密联系。深入研究五行学说的起源有助于深入理解中国古代哲学思想在医学领域的具体应用，丰富中国古代哲学思想内涵，同时更涉及了五行哲学的产生及其对中医学基本理论和临床应用的指导意义。然而古今中外学者虽然进行了大量的研究，但目前尚无定论，其仍然是中外学术界还在关注的重要课题之一。

1. 五方说

大多数学者认为，五行学说形成的重要基础是古人对五方的认识。如认为五行、八卦、阴阳分别起源于三种不同的占卜方法——龟卜、卦卜、枚卜，代表了古老中国东方、西方、南方不同部族的文化，明确指出殷人的五行或早期的五行思想是以五方为纲。或认为四方观念及概念主要是采集文化的产物，而五方观念与概念则主要是农耕文化的产物，尤其是在成熟农耕文化基础上所形成的政治或行政中心格局确立的产物。五方观念在殷商时期已经完全形成，而方位知识与观念是五行观念的源头。或通过对《内经》五行理论的分类研究发现有两种五行体系，即方位五行理论和生克五行理论。

2. 五材说

据《尚书正义·周书·洪范》引《书传》云："水火者，百姓之所饮食也；金木者，百姓之所兴作也；土者，万物之所资生也，是为人用。"故五行概念的产物也与五材密切相关。指出，五行者，人生必需之五件事物也。认为五行的概念源自对构成世界的一种基本物质的概括，形成于夏商之际；而五行的相生相胜源自古人对中原地区五时气象特征的抽象，形成于春秋末期。五材、五时

---

1. 邢玉瑞.《黄帝内经》研究十六讲[M]. 北京：人民卫生出版社，2018：169-184.

观互相补充共同形成秦汉之后的五行学说。有学者强调，由于五行取自民生日用、习见必备的日常之物，人们又普遍对之有切实的感受，所以五行学说雏形很早就以萌芽形态在人们中流传，而且经历了相当长的时间。或认为金木水火土作为五材，皆为人类所用（行用），皆有能动性（行动），皆具个性而成五类（行列），故又可用"五行"名之。

3. 五星说

有学者在对古代星辰历考证的基础上首先提出了五行的原始意义是指五星的运行。《管子·五行》云："经纬星历，以视其离。通若道然后有行……然后作立五行以正天时。"《史记·历书》云："黄帝考定星历，建立五行。"明确指出根据星历建立五行。并认为五行概念是基于成熟的占星知识发展起来的一个概念，但就时间而言，更可能是出现于西周末年到春秋时期这个区间。

4. 五季说

五季说的提出导源于对《夏小正》及彝族十月太阳历的认识。早在新中国成立前已有十月历的报道，20世纪80年代就有学者撰文论证《夏小正》所记是十月太阳历，并认为十月太阳历大约是从伏羲时代至夏代这段时期形成的。有学者通过对彝族十月太阳历做了详细调查，认为五季实际上就代表了太阳在天球上所经过的东、西、南、北、中五个方位，进而提出五行思想源出于彝族十月太阳历。同时有学者在此基础上进一步系统论述了五行与十月太阳历的关系，提出五行原来的意义是天地阴阳之气的运行，即五个季节的变化。亦有学者认为五行学说是在总结自然气候变化规律和自然界万物生化和气候变化的相互关联的规律基础上抽象形成的，其中木火土金水是四季五时气候特点和生化特点的抽象，五行相生是对五时气候、物候运转规律的抽象，五行相克是对自然气候制胜规律的抽象，五行乘侮是对自然气候异常相胜规律的抽象。

四、主要参阅文献

1. 邢玉瑞. 中医哲学思维方法研究进展[M]. 北京：中国中医药出版社，2017.
2. 刘长林. 中国象科学观——易、道与兵、医[M]. 北京：社会科学文献出版社，2007.
3. 南伟. 论阴阳五行之起源[D]. 青岛：青岛大学，2006.
4. 叶磊.《内经》五行源流考辨[D]. 郑州：河南中医学院，2007.
5. 贺娟. 论五行学说的起源和形成[J]. 北京中医药大学学报，2011，34（7）：437-440，447.
6. 颜隆，贺娟. 论五行学说的起源、发展和演变[J]. 北京中医药大学学报，2016，39（9）：709-713.
7. 吾淳. 中国哲学的起源——前诸子时期观念、概念、思想发生发展与成型的历史[M]. 上海：上海人民出版社，2010.
8. 吾淳. 中国哲学起源的知识线索——从远古到老子：片段观念及哲学的发展与成型[M]. 上海：上海人民出版社，2014.
9. 殷南根. 五行新论[M]. 沈阳：辽宁教育出版社，1993.
10. 艾兰，汪涛，荡毓周. 中国古代思维模式与阴阳五行说探源[M]. 南京：江苏古籍出版社，1998.

（王 斌 胡 勇）

第六节 思维方法研究

一、概 述

《内经》的思维方法，泛指以中华传统哲学观为指导思想，认识世界与人体生命活动，构建中医药理论与开展临床实践活动的手段、方式和途径。包括经验思维、象思维（象数思维）、逻辑思维（形式逻辑、辩证逻辑）、系统思维、直觉与灵感等思维方式，以及比较与分类、分析与综合、求异与求同、正向与逆向、隐喻思维、顺势思维等思维方法。

《内经》除对"别异""比类""奇恒"等个别方法有所论述外，对思维方法并没有较为系统、集中的阐述。但思维方式、方法作为文化现象背后的、对人类文化行为起支配作用的稳定因素，同样也决定着《内经》理论的建构与临床实践，并形成了以日常生活世界为问题境域，以"天人合一"为认识论基础，以关系为逻辑起点，以"象"为思维的主要要素，以模式推理为主要推理方法，以整体性为根本特征，重视直觉体悟、富有辩证思维特点，追求天人、形神、气血、阴阳和谐的方法体系。

二、研究述评

随着现代对中医哲学方法论的关注、反思与研究，《内经》思维方法的研究也得到广泛关注，涉及《内经》思维方法的溯源、基本方法及其特点、规律诸多方面。

（一）《内经》思维方法的综合研究

刘长林《内经的哲学和中医学的方法》（1982），较早从思维方法的角度关注对《内经》的研究，提出从方法论的角度认识藏象、病因以及辨证，并具体论述了比较、类比、三段论法以及分析和综合、模拟等思维方法在《内经》中的应用，其后又著《中国象科学观——易、道与兵、医》（2007），对中医意象、模型、系统思维等有所论及。任秀玲《中医理论范畴——〈黄帝内经〉建构中医理论的基本范畴》（2001），首次对中医理论的范畴及体系进行系统研究，涉及道、气（精气）、阴阳、五行、四时、日月、天人、古今、形神、常变等哲学范畴，形名、因应、故、类、理、说等逻辑范畴，察观、辨物、取象、运数、意识、证验等科学方法范畴，阐述了哲学范畴的形成、确切涵义及在中医理论体系中的作用。其中的逻辑与科学方法范畴，大多与思维方法密切相关。

邢玉瑞《〈黄帝内经〉理论与方法论》（2005），比较系统地阐述了《内经》中的象思维、逻辑思维、原始思维、系统思维以及顺势思维问题，2018年又以《〈黄帝内经〉研究十六讲》之名修订出版。其中象思维研究部分，系统梳理了象、思维之象、象思维的基本含义，提出象思维的模式有取象类推模式、归纳演绎模式、据象辨证模式与以象体道模式，象思维的途径无非取物象与意象两个方面，象思维的方法有观物取象、据象类比、据象类推与据象比附，并详细论述了象思维在《内经》中的应用。逻辑思维研究部分，讨论了逻辑思维与中国逻辑思维的特征，阐述了概念、判断与推理、模式推理、比较与分类、分析与综合方法在《内经》中的应用。原始思维研究部分，概述了原始思维的含义、发展过程及其历史特征、基本要素与特殊机制，从天人合一、阴阳五行、象数思维、梦、祝由等五个方面论述了《内经》中的原始思维现象。系统思维研究部分，介绍了系统思维的相关概念，系统思维的元整体、非加和、有机性、功能性、有序性、自主性等原理，以及系统论方法、信息方法、控制论方法、自组织理论方法与《内经》理论的关系。当然，人类思维的发展大致经过了古代朴素的系统思维或整体思维到近代的分析还原思维，再到现代系统思维的否定之否定的过程，或者说是沿着"整体论-还原论-系统论"的螺旋轨迹发展的。《内经》系统思维是在中国古代元气阴阳五行理论的基础上，吸收了《周易》、道家、儒家的系统论思想而形成的，是中国古代系统思维方式在医学领域的具体应用和发挥。因此，《内经》思维方式虽说超过了整体论的一般发展水平，具有显著的系统论性质，但是，其思维发展的背景属于古代，思维方式的发展水平还没有从根本上冲破古代的整体论，至今仍然带有整体论的许多特征；虽然人的健康与疾病的许多系统特性和系统规律被实际地掌握和处理着，但并没有揭示清楚，其系统思维与整体论思维交织在一起，更没有也不可能建立关于系统思维的专门概念、理论，因此，这种系统思维还是朴素的，还没有充分发育起来。顺势思维研究部分,从"因""时""势"概念及其思想方面阐述了顺势思维的哲学基础,具体分析了顺势思维在治则治法与养生中的应用,讨论了顺势治疗与逆势治疗、中医顺势治疗与西方顺势疗法的关系。另外,在王庆其等《黄帝内经百年研究大成》(2018)一书中,讨论了《内经》思维方法问题,总结为经验思维、整体思维、关联性思维、象数思维、模式推理与辩证思维六个方面。其后又撰著《中医模型化推理研究》(2021),在对当代模型化推理基本知识简介的基础上,通过对模型化推理与隐喻、类比、象思维、推类等方法关系的研究,首次提出了中医模型化推理的概念,系统阐述了模型化推理与中医藏象、经脉、病因病机理论建构的关系以及在中医临床诊治中的应用,中医模式推理的原理以及常用的气、太极、阴阳、三才、四时、五行、九数等模式的形成、法则、应用等,分析了中医模型化推理的价值与存在问题。另外,孙可兴《〈黄帝内经〉之辩:中医思维方法探原》(2017)讨论了《内经》气、阴阳、五行理论的逻辑思想,探讨了《内经》中的推类方法、归纳与演绎方法、比较、分析与综合方法,并选择张仲景、张介宾、李时珍三位医家,论述了《内经》逻辑思想的继承与发展问题。

(二)《内经》象思维研究

在象思维方面,徐月英等《〈黄帝内经〉象、数、理思维模式》(2012),从阴阳家、《周易》、道家、儒家、九宫图等方面阐述了《内经》思维模式形成的社会文化背景,较为具体地讨论了《内经》的象思维、数思维、理思维模式。其中的理思维,作者认为主要包括中国古代的逻辑思维和辩证思维,对其做了十分简要的介绍。而关于数思维,作者一方面认为数思维不是纯粹意义上的运算思维,从本质上说是对事物认识的另一种思维方式,主要使用的是标象的定性之数;另一方面,又将数思维的方式分为运数法、序数法、计量法、指代法四种,明显混淆了象数之数与数学之数的区别。张其成《中医象数思维》(2016),从易学与中医象数思维、象数思维方法、象数模型的构建三个方面论述了中医象数思维。王晓颖等《意象思维·援物取象比类》(2020),通过对意象及意象思维的文化探析、中医学与意象思维的关联、独具特色的中医意象思维、意象思维对中医学发展的展望四个部分的描述,全面探讨了意象思维在中医文化传承中的作用。以上两种著作所涉猎的素材大多来自于《内经》,也可以视为有关《内经》象思维的研究。

(三)《内经》隐喻思维研究

进入21世纪,认知科学的知识与方法被引入《内经》的研究,其中以隐喻思维的研究为热点。贾春华团队在国家自然科学基金支持下,较早对中医隐喻思维进行了深入研究,发表了系列论文,出版了《中医学——一个隐喻的世界》(2017)的专著,从五行的认知概念系统、藏象气血津液、病因病机、治则治法与中药方剂5个方面,较为全面地阐述了隐喻思维在中医学中的应用。石勇在国家社科基金项目的支持下,运用认知语言学的研究成果探讨中医隐喻思维,出版《中医隐喻研究》(2021),提出中医隐喻思维是以阴阳五行理论构建的体验观为哲学基础,以"天人相应"为逻辑原点,以取象比类为核心方法论,对人体、疾病、健康进行描述,进而寻求疾病辨证论治,指导养生之道的复杂认知活动。分析了取象比类与概念隐喻理论的异同,提出了取象比类结构特征的"鲜花原理",并由"鲜花原理"推导出归类型映射结构,对接阴阳五行思维,将自然和人体作阴阳五行归属,通过映射的方式认知人体结构和生理病理,这是中医隐喻思维在结构上的最大特征。分析了传统阴阳五行实体隐喻缺陷,阐述了过程隐喻的概念及在五行学说的应用,从隐喻网络的视角提出过程隐喻与实体隐喻互补结合,能够对中医思维进行完整而有效的阐释。阐述了中医隐喻思维与经验思维、取象思维、逻辑思维、辩证思维、系统思维、直觉、灵感等的关系、中医隐喻的方法论特征与功能。以上两位作者虽以中医隐喻为名,但研究对象均以《内经》为主。陈战《〈黄帝内经素问〉隐喻研究》(2021)探讨了《素问》隐喻产生的认知、心理与语言原因,隐喻形成的观物、取象、比类、体道机制,隐喻的语义与文化特征以及隐喻的语言表达、修辞、认知功能;重点阐述了

《素问》隐喻的表现类型及认知解读，具体分为空间隐喻、本体隐喻、结构隐喻、社会关系隐喻4类。但其对隐喻的分类不尽合理，有些内容的研究有待深入。如社会关系隐喻不宜单列，其中的官职隐喻当隶属于结构隐喻，母子隐喻为本体隐喻之一种。黄慧雯等[1]还系统总结了10余年来中医隐喻研究的状况及存在的问题。另外，庄梅云[2]通过认知科学的范畴理论的研究，对五行范畴体系的分类框架进行解析和推演，融合多种学科的方法，进而拓展中医学"气-阴阳-五行"双螺旋结构化思维模型，并以一种更具直观的图式结构呈现，作为中医五行学说开辟新的思维结构模型。

另外，任秀玲对《内经》类比推理系统有较为深入的研究[3]；吴克峰《易学逻辑研究》（2005）讨论了易学推类与传统医学的关系，提出五运六气属于易学推类的逻辑系统；王慧娟[4]研究了《内经》的分类思维及其形成，分析了其分类思维背后的基本假设和隐喻模型，并比较了中西分类思维的差异以及影响其形成的可能因素。

综上所述，以象思维、隐喻思维方法的研究最为深入，此方面的研究后续发展空间极为有限；而基于中国传统逻辑思维的《内经》逻辑思维方法研究远远不够，身体认知、模型化推理等思维方法与《内经》的关系研究，尚待进一步拓展；在对各种思维方法研究基础上，研究象思维与逻辑思维等不同方法之间的关系，构建《内经》乃至中医思维方法体系的研究，也是需要深入研究的课题。

以往《内经》中医思维方法的研究，存在着概念的准确性、逻辑的自洽性、视角的多样性较弱，以及象思维的泛化、研究结果的玄虚化倾向，既脱离中医临床实际，也无助于对中医认知方式的真正把握等问题。在今后的研究中，应注意补上逻辑学基础知识的缺环，夯实研究的基础；积极追寻哲学、逻辑学、心理学、认知科学、脑或神经科学、语言学、信息学等学科研究的前沿与热点，开阔视野与思路，借鉴其他学科的知识与方法，不断提升中医思维方法研究的水平。

三、典型案例

中医象思维研究[5]

1. 象思维的概念

象思维是与概念思维相对而言的，二者乃是从思维工具的角度加以区分的。作为思维工具之象，总体可划分为物象与人工意象，后者包括符号意象（如太极图、卦符等）与观念意象（如阴阳、五行）。意象是主体以表象为原料，经过分析、综合、抽象、概括等，按照主体的目的重新建构起来的形象，因而是一种赋值形象，它既是已往形象思维的成果结晶，又是整合、加工新形象的思维结构，通过它们不仅能够对物象特征进行选择、识别、解释，还可以从表入里，从已知进入未知。思维的工具之象类似于科学方法论中的模型，其中物象相当于天然模型，意象相当于人工模型，包括人工实物模型与思想模型。

象思维是以客观事物自然整体显现于外的现象为依据，以物象或意象（带有感性形象的概念、符号）为工具，运用直觉、比喻、象征、联想、推类等方法，以表达对象世界的抽象意义，把握对象世界的普遍联系乃至本原之象的思维方式，是客观之象与心中之象的转化与互动过程，是将获取的客观信息转化为"意象"而产生的关联性思维。

另外，《周易》提出象数思维，具体划分为取象法与运数法。需要注意的是象数之数已不具有量的含义，是形象和象征符号的关系化，以及在时空位置上的排列化、应用化和实用化。象数之数与一般的数不同，它没有单位，没有大小可比性，也没有精确计算之性，更是只有整数没有小数，

---

1. 黄慧雯，贾春华. 中医隐喻研究12年[J]. 世界中医药，2021，16（6）：942-946.
2. 庄梅云. 基于认知语言、心理和逻辑的五行概念范畴研究[D]. 北京：北京中医药大学，2015.
3. 周山. 中国传统思维方法研究[M]. 上海：学林出版社，2010：215-222.
4. 王慧娟.《黄帝内经》分类思维及其形成研究[D]. 北京：北京中医药大学，2015.
5. 邢玉瑞. 中医思维方法：方法体系卷[M]. 北京：科学出版社，2023.

因而其义随意而宽阔，它更多地反映了客观世界质的而非量的特征，主要并不是用来计算，而是一种象征，是一种特殊的象，故象数思维的本质仍然是象思维。因此，在对中医相关问题分析时，应明确区分象数之数与一般之数，绝对不能将一般的数作象数来看待，更不能将象数之数作为数量来理解和应用。

2. 象思维的过程

象思维的过程总体上可概括为观物取象→取象比类→据类推演→体象悟道的过程。

（1）观物取象

通过对事物的观察，认识事物的形象，特别是功能动态之象，并建构相关的意象和功能模型，即从物的形象到观念的形象。如《尚书·洪范》云："水曰润下，火曰炎上，木曰曲直，金曰从革，土爰稼穑。润下作咸，炎上作苦，曲直作酸，从革作辛，稼穑作甘。"这里的五行，已经主要不再是关于五种物质材料的概念，其主要含义已由五种物质材料升华为五种功能属性，成为代表五种功能属性的符号，是五种象征性意象或形象化符号，属于"象"的范畴。

（2）取象比类

在观物取象的基础上，发现不同现象或事物之间的相似性，进而采用比喻、象征的方法以说明问题。其特点一是思维是在个别或具体的事物与现象之间做横向的运动，即从个别走向个别，从具体走向具体。也就是说，是从事物与现象走向事物与现象，横向思维涉及的两端事物间完全是一种表象上的类似，而不是一种本质上的类属关系，两端之间并无任何知识上的类属关系可言。二是思维的联想性，即通过联想来建立起类比事物与现象之间的联系，因而类比在富有想象力和创造力的同时，也具有比较强烈的主观色彩。《素问·玉机真脏论》云："春脉如弦……夏脉如钩……秋脉如浮……冬脉如营。"即以比较具体的象来说明比较抽象的象。

（3）据类推演

在对"类"认识深化的基础上，推演出新的知识，即从已知之象到未知之象。如古人通过对诸多事物的观察，很早就认识到宇宙万物有着周而复始的环周运动，并将其概括为"圜道观"，《黄帝内经》即以"圜道观"为依据，推演出"经脉流行不止，环周不休"（《素问·举痛论》）的结论。

（4）体象悟道

通过体验把握自然变化中整个宇宙的秩序，即大化流行所蕴含之大象。王树人[1]称为无待之观，是超越对可感知之象有待之观的"大象无形"或"原象"之"观"，即进入思和精神完全自由的境域，能开启无限的创造生机。当然，对"原象"的把握，只能在一步步"悬置"可感知之象时才能体悟到。

3. 象思维的模式

象思维的基本模式，大致可概括为取象类推、归纳演绎、据象辨证、以象体道四种。

（1）取象类推模式

取象类推可以说是象思维最基本的模式，它是在观物取象的基础上，发现不同现象或事物之间的相似性，进而采用比喻、象征的方法以说明问题的一种方法。虽然与形式逻辑的类比推理都以事物的相似性为前提，是由个别到个别的推理，且都具有从已知推导未知，求得新知的功能；但取象类推不同于类比推理着眼于现象后本质的相似，所关注的是现象、功能的相似，是通过联想来建立起类比事物与现象之间的联系，因而类比在富有想象力和创造力的同时，也具有比较强烈的主观色彩。这一思维模式具有发现新知与解释已知的双重功能，具体如图2-1所示。

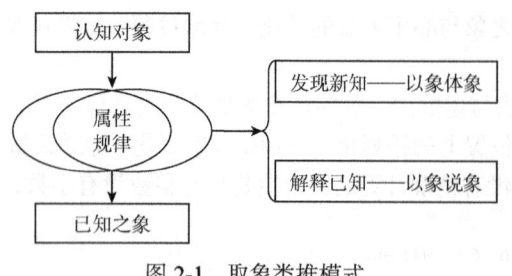

图2-1 取象类推模式

---

1. 王树人. 中国哲学与文化之根——"象"与"象思维"引论[J]. 河北学刊, 2007, 27（5）: 21-25.

（2）归纳演绎模式

象思维不同于形式逻辑类比推理的重要一点，是象思维中也包含着归纳、演绎推理的成分。即先通过归纳提取共象，然后又以共象为基础对个象进行演绎推理，其典型形式即阴阳、五行之象的推演。阴阳学说是古人在生产、生活实践中，通过对自然界大量两极对待现象与人类男女生殖现象的观察，认识到了以水火为征兆的阴阳属性划分以及阴阳对待制约、互根互用、消长转化的规律，总结出了"阴阳者，天地之道也"（《素问·阴阳应象大论》）的结论；然后则以阴阳规律指导认识新的事物，演绎推理其阴阳属性及关系。如《素问·阴阳别论》对临床脉象的认识，正是基于对阴阳属性的把握，然后推论临床所见脉象的阴阳归属，指出："所谓阴阳者，去者为阴，至者为阳；静者为阴，动者为阳；迟者为阴，数者为阳。"归纳演绎模式可示意如图2-2。

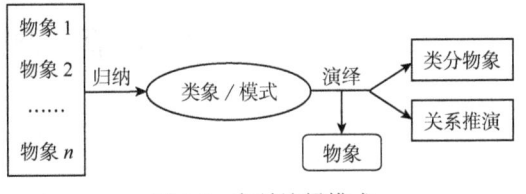

图2-2 归纳演绎模式

（3）据象辨证模式

中医对病证的诊断，正是由人的面象、声象、舌象、脉象等外在之象，充分运用物象或意象，推论疾病的病因、病机，进一步做出相关病证之象的判断。中医临床诊断病证的过程，正是在象思维方法的引导下，根据望、闻、问、切所获得的资料（象），通过相关的物象或意象以达到认识病证的过程。中医的证，从根本上说，是病变在人身自然整体功能层面的反应，本身即属于象的范畴。辨证即辨象，也就是认识病"象"的规律，确定人身自然整体功能病变的境域。由阴阳→表里、寒热、虚实→脏腑、六经、卫气营血等辨证的三个层次，其境域由大到小，由宽到严，由广（普遍）到狭（个案），这一认识过程始终着眼于象的层面，是对某种共有的象的认识与规定。中医对病的认识，也是基于现象层面的共象概括，如张仲景对六经病的概括即是如此，他论太阳病说："太阳之为病，脉浮，头项强痛而恶寒。"三种病象的组合构成了太阳病概念的基本内涵。故中医临床诊断模式可用图2-3示意如下。

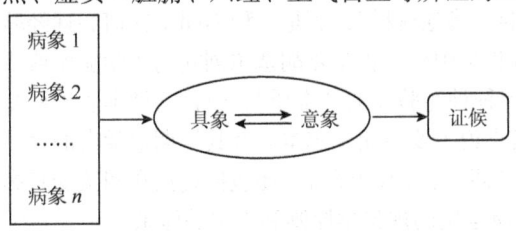

图2-3 据象辨证模式

（4）以象体道模式

以象体道模式与直觉思维有关，它是在对某一物象或意象观察的基础上，直接体悟出相关的规律或大道。冯友兰《三松堂全集》（第六卷）（1989）曾认为：哲学有两种方法：正的方法和负的方法。前者是可思的、清晰的、假设的概念；后者是不可思的、神秘主义的、直觉的概念。前者是西方的，后者是东方的。中国古代的思想家大都善于从整体上以直觉、顿悟的形式获得智慧。如老子借助于水之象以悟道，指出："上善若水。水善利万物而不争，处众人之所恶，故几于道。"（《老子》八章）由此观之，以象体道模式可以图2-4示意如下。

图2-4 以象体道模式

四、主要参阅文献

1. 邢玉瑞，王小平，鲁明源. 中医哲学思维方法研究进展[M]. 北京：中国中医药出版社，2017.
2. 邢玉瑞.《黄帝内经》研究十六讲[M]. 北京：人民卫生出版社，2018.
3. 徐月英，谷峰，王喜涛.《黄帝内经》象、数、理思维模式[M]. 北京：北京师范大学出版社，2012.
4. 贾春华. 中医学：一个隐喻的世界[M]. 北京：人民卫生出版社，2017.
5. 石勇. 中医隐喻研究[M]. 北京：中国社会科学出版社，2021.

6. 陈战.《黄帝内经素问》隐喻研究[M]. 北京：人民卫生出版社，2021.
7. 邢玉瑞. 中医模型化推理研究[M]. 北京：中国中医药出版社，2021
8. 邢玉瑞. 中医思维方法：方法体系卷[M]. 北京：科学出版社，2023.

（邢玉瑞）

第七节　现代哲学方法研究

一、概　　述

《内经》作为我国最早成书的一部医学典籍，集春秋战国及秦汉时期的医疗经验和医学理论于一体，同时也广泛的论及了许多哲学问题，蕴含着丰富的哲学思想和理论。现代很多学者借助于唯物辩证法、诠释学、现象学等现代哲学方法研究《内经》中的哲学方法论问题，取得了很多研究成果。

诠释学亦称"阐释学""解释义学"，广义诠释学指对于文本之意义的理解和解释的理论或哲学，涉及哲学、语言学、文学、文献学、历史学、宗教、艺术、神话学、人类学、文化学、社会学、法学等问题，反映出当代人文科学研究领域的各门学科之间相互交流、渗透和融合的趋势。现象学不是一套内容固定的学说，而是一种通过"直接的认识"描述现象的研究方法。现象学所说的现象既不是客观事物的表象，亦非客观存在的经验事实或马赫主义的"感觉材料"，而是一种不同于任何心理经验的"纯粹意识内的存有"。狭义的现象学指20世纪西方哲学中德国哲学家胡塞尔创立的哲学流派或重要学派。胡塞尔赋予"现象"的特殊含义，是指意识界种种经验类的"本质"，而且这种本质现象是前逻辑的和前因果性的，它是现象学还原法的结果。其学说主要由胡塞尔本人及其早期追随者的哲学理论所构成。广义的现象学首先指这种哲学思潮，其内容除胡塞尔哲学外，还包括直接和间接受其影响而产生的种种哲学理论以及20世纪西方人文学科中所运用的现象学原则和方法的体系。

二、研　究　述　评

（一）唯物辩证法与《内经》研究

对中医哲学方法论的思考和研究始于近现代，较早的是杨则民《内经之哲学的检讨》(1933)，他认为"吾人欲讨论《内经》之真价，宜以哲学的眼光衡量之，不当以自然科学之见解批判之"，首次从马克思主义哲学的角度阐述中国古代中医哲学，并提出《内经》的哲学基础是唯物辩证法。直到20世纪80年代以后，《内经》哲学方法论的研究才得以普遍展开。如刘长林《内经的哲学和中医学的方法》(1982)系统研究了《内经》有关哲学与方法论的问题，在20世纪90年代影响甚大，对《内经》乃至中医学的哲学方法论研究具有一定的推动与引领作用。其后王志全等出版的《〈内经〉辩证法思想研究》(1983)也做了相关的工作。肖天辉[1]综合了当代中青年学者的有关论述和观点，以唯物观、辩证观、系统观、天人相应观对中医学的哲学思想（出自《内经》）进行归纳和总结。这四个"观"可以概括中医阴阳、五行、藏象、精气神、运气学说中的基本哲学思想和论点，通过马克思主义哲学与中医学哲学思想的融合，推动中医理论和临床思维的发展，对加快中医现代化的步伐有一定的指导意义。陈倩亮[2]通过对《内经》关于"气"论述的总结，得出在《内经》看

---

1. 肖天辉. 中医学的哲学思想[J]. 中国医药学报，1994，9（6）：5-7.
2. 陈倩亮. 试述《内经》论"气"的哲学基础[J]. 中医研究，2000，13（2）：2-3.

来气是物质的本原，运动是气的根本属性，并注重形气的相互转化，以及气是信息的载体等结论，反映出《内经》在综合了物质观、恒动观、辩证观的中医哲学思想基础上对"气"形成了全方位认识与理解，其中产生了自发的辩证唯物主义原理，代表了信息论、控制论的萌芽。李佩文等[1]论述了马克思主义生态思想与《内经》中的整体观一致，为马克思主义哲学与中医药传统文化的有机结合起到了促进作用，该研究以现代科学理论依据论证中国古代自然哲学，同时也有利于马克思主义中国化。

（二）诠释学与《内经》研究

邢玉瑞[2]全面回顾并剖析了2000年以来诠释学在中医学研究领域的应用情况。邢玉瑞指出，诠释学在中医学的应用主要涉及以下几个方面：对中医经典文献的诠释学研究、对中医理论的诠释学探讨、对中医诠释学方法的深入讨论、对构建中医诠释学体系的尝试，以及诠释学在其他中医相关领域的应用，并提出应构建"中医诠释学"体系。同时讨论了当前诠释学方法研究中医中存在的问题，如研究力量相对薄弱且分散、研究人员的知识储备不足导致研究质量不高，以及存在过度诠释的现象。针对这些问题，邢玉瑞提出了一些建议：首先，要积极吸收国内外诠释学研究的最新进展，培养专业人才；其次，要探索如何增强中医学的学术自信，构建在当代语境中具有影响力的诠释学理论体系。该研究为中医学与诠释学的结合提供了新的视角和思路，促进了中医学理论的现代化发展。通过对诠释学在中医学中的应用进行系统整理，不仅揭示了当前研究的不足之处，还为未来的研究方向提供了清晰的指引。

此后，众多学者延续着邢玉瑞提出的新研究思路，采用现代哲学方法论对《内经》中的理论展开了多角度的研究。不同于以往的是将中医学与现代哲学宏观性的结合，更注重于二者结合过程中需要注意和思考的问题，以及将理论实践化的重要性。张宇鹏[3]认为，在将西方诠释学中医化的过程中，虽然所有的中医理论研究都可以被纳入到诠释学视野中来考察，但是由于研究的多样性与复杂性，对研究路径的选择并不等同于对研究成果价值评判的标准。认为应当从诠释学四要素"理解、解释、应用与实践能力"去评价中医理论研究的意义与价值，同时四要素对应着三个"中医现代化"的核心问题，要将方法与问题有效结合，未来仍然需要作更进一步艰苦的探索工作。

陈智慧等[4]从诠释学的角度解读中医藏象理论，通过对本体的说明、理解、归真、创新，实现对中医本体知识库的语义诠释、关联构建、内涵阐释和文化传承。诠释学方法的合理应用是保证中医原创思维得到原创性传承和发展的重要途径，陈智慧的研究为中医脾藏象理论的现代化研究提供了多种方法和思路，强调了系统性、科学性和现代技术应用的重要性。

闫敏敏等[5]在诠释学视角下对《内经》中的"秋燥论"进行了构建分析，提出对医学经典的诠释不仅需要经验的积累，更强调实践在医学诠释当中的意义。如该研究讨论了喻昌"秋燥论"之所以能"决千古之疑"，就在于他没有拘泥于《内经》和诸家注说，而是结合了自己的临床实践所积累的经验及所处的时代背景。充分说明中医经典的诠释不同于经学诠释最大的一点就在于医疗实践，对中医经典的诠释其实是一种传承基础上的再创造活动。

唐文等[6]深度剖析了"五行颠倒"，其中借助诠释学理论，对其底层逻辑进行了梳理，同时提出一种能够消解原典中未能解决的难题或实质性矛盾的新视角或观点。通过颠倒五行之间的关系，提供了一个更贴近中医藏象特点的数学模型，以解释五行与人体生理、病理特征的共有机理，为中医

---

1. 李佩文，王健，蔺晓源. 马克思主义哲学视角下的《黄帝内经》整体观探析[J]. 文教资料，2015，（17）：57-58.
2. 邢玉瑞. 诠释学与中医学研究述评[J]. 北京中医药大学学报，2016，39（9）：714-719.
3. 张宇鹏. 从诠释学方法看中医理论研究的路径[J]. 中国中医基础医学杂志，2017，23（6）：777-779，794.
4. 陈智慧，张哲，裴宇鹏，等. 中医脾藏象理论的研究方法探讨[J]. 中华中医药杂志，2020，35（6）：2700-2702.
5. 闫敏敏，杨必安，黄作阵. 基于诠释学视角的"秋燥论"研究[J]. 中医杂志，2020，61（15）：1307-1310.
6. 唐文，王洋，朱为坤. "五行颠倒"的内涵、应用与现代诠释[J]. 中华中医药杂志，2024，39（9）：4707-4710.

数字化、智能化提供新的进路。实现"把复杂的关系明朗化、数字化、规范化,逐步建立依赖数学解释、依靠数学指导的现代化新中医和新医学框架"。该研究还指出同时要避免过度机械地套用该理念,以免忽略个体差异和具体情况。

(三)现象学与《内经》研究

近年来,用西方哲学的现象学知识与方法研究《内经》为一新趋势,较有代表性的学者为广州中医药大学的邱鸿钟,他以现象学分析了中医经络、命门、三焦、心神、空间概念、时间逻辑等。邱鸿钟《中医学的逻辑哲学:中医原创思维与中西医逻辑比较》(2023)一书,运用现象学和逻辑分析的方法,对中医学的原创思维及其逻辑哲学进行了系统的探讨。中医原创思维具有独特的哲学基础和思维方式,其中包括:取象运数、形神一体、气为一元。中医思维对生命与健康的认识是整体的,与西方的还原分析方法有显著差异,二者差异反映了中医与西医分别基于"心境"与"物境"的不同哲学基础。邱鸿钟指出,中医逻辑体系具有完整的概念、命题和推理结构。其科学性需要结合中国哲学和文化背景进行理解,不能简单的用西方逻辑标准来衡量,以避免西方现象学的背景对中医精神诠释的限制。应在坚守中医原创思维的基础上,结合现代科学技术和多学科方法,构建具有中国特色的医学体系。另外,刘胜利[1]通过引入梅洛-庞蒂的身体现象学,尝试对《内经》中几个基本观念所蕴含的身体观进行初步的现象学阐释。认为"天人相应"观念规定了《内经》的身体是一种向着自我、世界与他人原初开放的身体。《内经》通过"气"对于"形、神"在存在论意义上的原初综合而超越了近代身心二元论的思想框架,走向了一种"形气神合一"的身体观。"藏象"观念规定了《内经》中的身体概念是一种部分与部分、部分与整体之间发生着复杂的动态交互构造的前对象整体。因此,《内经》的身体只能是一种身体现象学意义上的"现象身体"或"气化身体",绝不可能是近代科学或西医学的二元论认识框架所规定的解剖学或生理学身体。方向红[2]分析《内经》中"神"概念的现象学意义,认为从胡塞尔现象学视角来看,"心神"类似于"自身意识","肝魂"几乎等于"内时间意识","肺魄"正是"动感意识","脾意"接近于"意向性",而"肾志"已经完全属于"意志"了。但《内经》在认识"意向性"与"意志"的关系时,对"内时间意识"中言语行为的发生的可能性,意识与情绪的原初关联,外在世界的客观性和实在性的证成等方面,均做出了不同于胡塞尔现象学的理解和结论。方向红等[3]通过现象学分析中医五行的分类方法,对比自然态度的分类和康德的分类方法,说明五行分类的独特与科学所在。臧守虎等[4]融合海德格尔生存现象学理论与本土现象学资源对《内经》"情-志"予以分析阐发,认为"情""志"分别对等于海德格尔"遮蔽""去蔽"状态的情绪,是生命内隐与外显状态的统一。

另外,现象学与身体认知、诠释学之间密切相关,相对而言,有关身体认知与《内经》的研究相对较少。张再林[5]通过对当代身体哲学与中国古代中医的身体思想比较研究,发现二者之间在根本理念上有诸多相契之处。如梅洛-庞蒂的"走向世界之身"与中医的"大身子"、"流动的身体"与中医的"气"、"可见的-不可见的"身体与中医"藏象"、身体的"双叶"与中医的"阴阳"、"生命化的时间"说与中医"五行"说、"身体间性"与中医"经络"、"用身体知道"与中医"身诊"相契等,这为中医身体观与当代身体观的会通及走向现代提供了重要的理论契机。裘璐枫[6]研究也认为《内经》和梅洛-庞蒂关于身体的理解有根本的共识,更重要的是,《内经》为反对自然主义关于身体的理解提供了有利证据,并充分展现出梅洛-庞蒂的哲学成果的实践价值。

---

1. 刘胜利.《黄帝内经》身体观的现象学阐释[J]. 清华西方哲学研究, 2016, 2(2):393-424.
2. 方向红.《黄帝内经》中"神"概念的现象学意义[J]. 宗教与哲学, 2015, (4):41-54.
3. 方向红, 张晋一. 五行如何行——从现象学看中医学的分类[J]. 中医典籍与文化, 2021, (1):57-69.
4. 臧守虎, 徐胤聪.《黄帝内经》"情-志"的现象学分析[J]. 南京中医药大学学报(社会科学版)[J], 2022, 23(1):23-27.
5. 张再林. 从当代身体哲学看中医[J]. 周易研究[J], 2016, (6):59-72.
6. 裘璐枫.《知觉现象学》与《黄帝内经》中的"身体"概念[D]. 杭州:浙江大学, 2016.

纵观《内经》现代哲学方法论的研究，可以说尚处于初步研究阶段，借用现代哲学方法论研究《内经》虽然是局部的、表浅的，但在这个不断接纳西方哲学观的过程中，产生了对《内经》哲学思想及其理论的新的认知角度，为二者更好的融合打下了基础。《内经》哲学思想及其理论现代哲学研究的基本方法还有哪些，都有待深入探讨，新方法、新思路的引进还有待进一步加强。

三、典型案例

阴平阳秘的诠释学研究

"阴平阳秘"出自《内经》，是对健康状态的一种哲学性描述，是中医对人体健康状态认识的理想模型，是对人体最佳生命活动状态的高度概括。在生命的维度上，它指的是人体在物质、信息和功能这三个方面达到的动态和谐状态，这种状态建立在充足的阴精和阳气之间的完美匹配之上，体现了阴阳相互作用与相互制约机制之间的稳定平衡。"阴平阳秘"从哲学的视角来看，平衡是指对立双方在一定时期内达到的相对稳定和协调状态，它与不平衡相对立，是事物发展中稳定和有序的重要特征。阴阳和矛盾都涉及事物内部的对立统一关系，因此"阴平阳秘"实际上是指阴阳之间达到了一种对立统一的平衡状态，强调了阴阳之间的和谐与平衡是事物发展中稳定有序的关键表现。平衡是从空间的角度来观察问题，它描述的是同一空间内不同事物之间的相互关系，平衡是在特定条件下的调节方式，而不是最终的目标。

德国哲学家伽达默尔认为，诠释学就是一种想象力，诠释学的思想创造意义使得诠释对象摆脱了时间、空间的藩篱，使得理解、解释具有高度的自主性、自由性。邢玉瑞认为从诠释学的角度来看，"阴平阳秘"这一概念的理解是多元和开放的。中医理论通常使用自然语言来表达，这种语言具有模糊性、多义性和象征性等特点，这使得不同的解释者根据自己的认知、观点和理论背景，可能会对"阴平阳秘"有不同的解读。

以生理学为视角来看，"阴平阳秘"的含义则类似于"内稳态"。此概念首先由美国生理学家坎农在 20 世纪初提出，内稳态在最广泛的意义上，涵盖了那些使机体大多数稳定状态得以维持的协调生理过程。需要强调的是，内稳态并不意味着系统是静止不变的，因为它是调节机制的目标，会随着时间的推移而发生变化，尽管存在变化，但这些变化仍然处于相对紧密的控制之下。内稳态的核心特征在于各种因素之间的相互作用，使得系统能够在特定时间内保持特定的状态。祝世讷[1]认为，"阴平阳秘"不等于"阴阳平衡"，"阴平阳秘"描述的是阴阳的动态。处于阳态时不要太过生发，贵在一个"秘"字，使阳得阴助。若阳气过亢，势必销铄阴精，阴精多损，阳无根基，则阳亦必随之而虚。处于阴态时收降不宜太骤，贵在一个"平"字，使阴得阳生。若阴气过盛，则会耗伤阳气，本来冬季微弱的阳气就会生发无望，阴阳失根，则精气乃绝。若把"阴平阳秘"诠释为"阴阳平衡"，把阴阳关系局限在空间的物质的量的概念，则僵化了中医的思维方式。如沈耿杨等[2]认为，"阴平阳秘"不仅是阴阳之间的平衡，更是一种有序的内稳态，表现为人体整体活动和功能上的一种稳定状态。

而耗散结构理论提出，在系统远离平衡状态并与外部环境进行物质和能量交换时，系统有可能维持一种稳定的有序状态，这种有序状态需要持续消耗能量，因此被称为耗散结构。人类生命作为一个开放的系统，其生命活动涉及气的升降出入，这些过程涉及物质和能量的输入、消耗和输出。人体通过气的聚集形成的结构，即气化结构，是一种典型的耗散结构，它具有动态平衡性，体现了人体在不断的能量交换中维持生命秩序的特征。"平"强调是阴的运化能力和机制这种质态的最佳，"秘"强调是阳的运化能力和机制这种质态的最佳，而不单是量的多少。"阴平阳秘"是阴与阳的最

---

1. 祝世讷. 阴平阳秘不等于阴阳平衡[J]. 山东中医学院学报，1989，13（5）：2-6.
2. 沈耿杨，吴丽丽. 关于"阴平阳秘"之我见[J]. 四川中医，2011，29（10）：41-43.

佳质态的量态和合。无论现代科学，还是中医经典理论均强调了系统在动态变化中维持有序的重要性。高志平等[1]从"平"和"秘"的角度理解，认为"阴平阳秘"是在阴精充足、阳的主动适配性的基础上的一种稳态平衡。李洪娟等[2]首次将非平衡态热力学理论与中医理论相结合。通过中医红外成像技术发现，正常人体的热结构符合非平衡热力系统的耗散结构特征这为中医理论的现代化提供了科学依据，也为中医诊断的标准化和客观化提供了新的思路。

现象学的方法论主张直接关注事物呈现的现象，并在此基础上挖掘其深层的本质。在中医学领域，"阴平阳秘"这一术语描绘了人体健康的一种理想状态，是对人体健康最优化运作状态的精炼总结。它涉及"阴"的适度表现和"阳"的内敛珍贵，以及这两者之间的和谐互动，共同维护着身体的平衡。从现象学的视角分析，"阴平阳秘"不只是停留在理论层面的抽象概念，而是通过直接观察和感受人体生命活动的具体表现，来揭示其内在的规律性和根本性质。当达到这种理想状态时，具体的表现为人体的精神状态会保持正常和健康，能够维持正常的思维、情感和意识活动。

"阴藏精"和"阳化气"是人的气化运动的相反相成的两个方面，都是物质、能量、信息的流通和转化，在热力学上它是远离平衡的，一旦接近或进入平衡，这些流通和转化就会停滞或结束，生命也就瓦解。"阴藏精"反映生命物质的合成和生命能量的储存过程，它为"阳化气"提供物质、能量来源，这是在气的"升、降、出、入"过程中实现的。"阳化气"反映生命物质的分解和能量的释放过程，它为"阴藏精"提供动力源泉。阴与阳之间存在着消长转化的内在矛盾运动，"阴藏精"为"阳化气"提供物质、能量来源，"阳化气"为"阴藏精"提供动力源泉，阴阳之间通过物质、能量、信息的相互转化，形成"互根、互生、互化、互用"的相互关系，这是以阴与阳之间的非平衡为前提的。任何一方的平衡，不仅会导致自身运化枯竭，还会导致另一方的衰亡，结果是阴阳都"死寂"。

"阴平阳秘"这一最佳状态的"失调"的本质是"失序"，这种"失调"须通过必要的调"序"才能恢复正常。杨梅等[3]从有序性原理出发，认为系统内各要素的相互关系并不只是正向的，也有负向的，系统的建立维持依赖于相互关系的特定秩序，增序与减序的运动使系统的整体性产生质的改变。这与中医阴阳恒动观及疾病过程中的唯物辩证法矛盾运动是认识一致的。王浩等[4]提出：在治疗方面，与近代医学所追求的局部疗效、重视药物作用及对抗式治疗比较，中医更注重整体功能的协调、发挥人体自愈力及顺势治疗。如西方医学在应对高血压、失眠等疾病时，倾向暂时缓解表面现象的对抗式打压；中医则从全身气化功能出发，顺势调节气机升降。诸如此类的中西医治疗理念的比较，体现出中医全面而系统的诊疗思维，认为诊疗时应当注重调摄脏腑功能、养性调神等方式，实现形神统一，维持人体内部的动态平衡，并调节人体的阴阳平衡来增强机体的抗病能力。

四、主要参阅文献

1. 杨则民. 内经之哲学的检讨[M]. 中华全国中医学会编辑部，1984.
2. 刘长林. 内经的哲学和中医学的方法[M]. 北京：科学出版社，1982.
3. 王志全，李万方，张曼诚，等. 内经辩证法思想研究[M]. 贵阳：贵州人民出版社，1983.
4. 李佩文，王健，蔺晓源. 马克思主义哲学视角下的《黄帝内经》整体观探析[J]. 文教资料，2015，(17)：57-58.
5. 邢玉瑞. 诠释学与中医学研究述评[J]. 北京中医药大学学报，2016，39（9）：714-719.

---

1. 高志平，荣瑞芬. "阴平阳秘"阐析[J]. 中华中医药杂志，2017，32（7）：2975-2977.
2. 李洪娟，孙涛，相乐康，等. 基于正常人人体中医红外成像特征的研究[J]. 世界中西医结合杂志，2021，16（1）：88-91.
3. 杨梅，鲁法庭，王雪梅. 浅谈中医诊断疾病过程中的整体恒动观念[C]. 中华中医药学会. 中华中医药学会中医诊断学分会第十次学术研讨会论文集. 云南中医学院，2009.
4. 王浩，高地纪，齐向华. 系统论视域下中医预防理念的整体性探讨[J]. 山东中医药大学学报，2020，44（4）：385-388，424.

6. 邱鸿钟. 中医学的逻辑哲学：中医原创思维与中西医逻辑比较[M]. 广州：广东高等教育出版社，2023.

7. 刘胜利.《黄帝内经》身体观的现象学阐释[J]. 清华西方哲学研究，2016，2（2）：393-424.

8. 方向红.《黄帝内经》中"神"概念的现象学意义[J]. 宗教与哲学，2015，（4）：41-54.

9. 祝世讷. 阴平阳秘不等于阴阳平衡[J]. 山东中医学院学报，1989，13（5）：2-6.

10. 高志平，荣瑞芬."阴平阳秘"阐析[J]. 中华中医药杂志，2017，32（7）：2975-2977.

11. 刘胜利. 中医身体观现代阐释的困境与出路[J]. 深圳大学学报（人文社会科学版），2014，31（5）：17-22，54.

（朱向东）

第三章 《黄帝内经》理论研究

杨泽民先生 1933 年发表《内经之哲学的检讨》一文提出，应以哲学的眼光衡量《内经》的"最高理论"，高度评价了《内经》理论的价值。王庆其[1]撰文指出，《内经》理论由三个体系构成，哲学思想体系，基础医学体系，临床医学体系。本章主要对《内经》基础医学体系部分的研究成果做简要介绍和评述。包括养生、藏象、经络、病因病机、诊法、治疗和人格体质理论，以及运气学说。

通过典型案例展示理论研究的重要成果，为《内经》理论研究提供方法论，也为现代医学研究提供了新的思路。通过观察、比类、模型构建、系统分析等研究《内经》理论，能够从整体和动态的角度解释人体的健康和疾病状态。深入挖掘《内经》的理论内涵，对推动中医学的现代化发展具有十分重要的意义。

第一节 藏象理论研究

一、概　述

藏象一词，首见于《素问·六节藏象论》，是指居藏于体内的脏腑表现于外的生理病理现象。藏象学说是研究脏腑经脉、形体官窍的形态结构、生理功能及其相互关系的理论。

《内经》在古代人体解剖知识和生理病理知识的基础上，完成了人体组织器官的命名和分类，其中包括五脏（加心包为六脏）、六腑、奇恒之腑、五官九窍、咽喉、茎（阴茎）、垂（睾丸）等器官，骨骼、筋脉、血脉、肌肉、皮肤、关节、毛发、爪甲等组织，确定了这些组织器官的功能和彼此的联系。但《内经》藏象学说并不着重于形体结构的细微解剖，它所揭示的人体正常生理活动规律，是立足于生命体所表现的各种征象来概括和阐释机体内部活动的实际情况，从人与自然的相互关系中把握生命活动的规律。

藏象学说以五脏为主体，联系六腑、经脉、形体、官窍等全身组织器官，构成了以五脏为中心的五大功能系统，并与自然界四时阴阳及方位相通应，从而形成了中医藏象学说的两大特点，即四时五脏阴阳整体观和具有时空观的结构功能模型。藏象学说在《内经》中占有特别重要的地位，是《内经》理论体系的核心，也是其他理论以及临床辨证论治的基础。

二、研究述评

《内经》藏象的理论研究，大致可归纳为理论、实验与临床研究三大类。

（一）理论研究

主要是指运用传统的文字、文献学方法以及逻辑学、思维科学、发生学乃至诠释学等方法，对

---

1. 王庆其. 浅析组成《黄帝内经》的三体系[J]. 新中医，1984，（2）：11-13.

《内经》藏象的有关概念的内涵与外延、理论的发生与演变、理论本质的现代理解、中医藏象学说的建构方法以及理论与临床关系等方面的研究。

1. 藏象理论的现代诠释

中医藏象学说的建构，以解剖学脏腑为基础，又赋予了超越解剖学脏腑的功能内涵，加之近代西医学传入中国以来对西医学的翻译借用了中医脏腑等名词，但随着西医学的发展壮大，人们反而不了解中医学脏腑等概念，故从20世纪初始，就开始了对中医脏腑认识的讨论，延续至今。

邢玉瑞《中医藏象学说的理论研究进展》（2021）认为从系统科学角度论述藏象学说，可以总结探讨中医藏象理论的科学性及方法论价值。如凌耀星[1]提出中医学与现代控制论在方法论上有惊人的相似，认为控制论的认知方法是藏象学说形成的途径，中医藏象学研究方法与控制论具有相关性。王颖晓等[2]提出系统论与黑箱方法是通过对人体外部生理、病理现象的整体观察，来认识人体的生理、病理规律，体现了藏象学说的整体性特点。以象测藏，是藏象学说形成的最重要的方法论基础。诸位学者仅从系统科学几个侧面进行讨论，以后研究可从系统科学的多方面讨论完善，并通过医疗实践的反证和现代科学技术的渗透以使藏象学说不断得到修正与发展，渐趋完善。

现代学者逐渐认识到中医藏象是一种功能模型，并深入探讨了藏象相关模式的形成问题等。孟庆云[3]认为就《内经》藏象学理论模型研究而言，有八卦藏象、六节藏象、五脏六腑全息藏象三种模型，后者以"天六地五"为构架，具有多维和全息的特征。在构建藏象学说时，随着传统文化发展的不同时代，也就有不同的理论模型。杨洪军等[4]提出"藏象"是中医认识人体复杂系统的思维模型，这一思维模型的构建以人体解剖为基础，从解剖实体向功能模拟的演化，"五行学说"的介入标志"藏象"思维模型的确立。"藏象"思维模型的特点为抽象性、整体性和恒动性。王琦[5]认为整体协调的认识思维是藏象学的基本特点。中医藏象学的方法论突出表现在以"象"测"藏"，司外揣内的信息处理方法，整体联系的方法与实证的研究方法。指出中医藏象学的构建，在其结构上既要有概念体系、方法论体系，又要有价值体系；既要涵盖藏象的物质、功能、信息多个层面，又要体现脏腑、精神、自然环境的相互关系；既要重视理论的提升发展，又要促进临床应用的贡献。

许多学者结合现代生物学知识对藏象的实质提出各种假说。王米渠等[6]从分子生物学的角度阐述藏象的内涵，提出从微观的角度进行藏象实质的研究。赵宏杰等[7]认为藏象实质具有时空多重结构，气血是人体时间结构的物质载体，可以用指纹图谱"以时测象"获取气血信息。用现代科技手段从系统生物学角度研究并揭示藏象实质是非常必要的。

2. 藏象理论基本概念研究

（1）"肝者，罢极之本"的研究

王洪图《黄帝内经研究大成》（1997）认为肝藏血，主筋，人动则血运于诸经，以营养筋膜、肌肉及骨骼，从而产生人体的运动功能。故"罢极之本"为人体肢体运动的根本。邢玉瑞《中医藏象学说的理论研究进展》（2021）认为以"罢极"的文字训诂为依据，结合《素问·六节藏象论》五脏为本论述的语境，"罢极"最初的含义应该是唯一的，以高世栻"如熊罴之任劳"的解释较为切合原意。从现代对肝功能的认识角度言，以调节说相对较为合理，即肝为调节人体生命活动的根本。

---

1. 凌耀星. 中医藏象学说与控制论[J]. 上海中医药大学学报，2011，25（4）：4-8.
2. 王颖晓，李其忠. 藏象学说形成研究述要[J]. 辽宁中医杂志，2007，34（12）：1703-1705.
3. 孟庆云.《周易》与《黄帝内经》中的藏象学说[J]. 中国中医基础医学杂志，1995，1（1）：12-14.
4. 杨洪军，黄璐琦，吕冬梅. 论中医"藏象"思维模型及其对系统复杂性研究的意义[J]. 中国中医基础医学杂志，2003，9（5）：15-17.
5. 王琦. 论中医藏象学理论体系的构建[J]. 中医杂志，2008，49（10）：869-872.
6. 王米渠，吴斌，严石林，等. 从分子生物学的角度探讨中医藏象学说的内涵[J]. 广州中医药大学学报，2002，19（4）：314-315.
7. 赵宏杰，张笑波，戴松铭. 应用指纹图谱"以时测象"研究藏象实质的思路[J]. 中国中医基础医学杂志，2007，13（1）：22.

（2）"脾为之卫"的研究

冯珂等[1]认为脾主为卫的内涵应作"脾胃主为卫"。脾胃运化功能正常，正气充盛，邪不外侵，卫气化源充足，卫外有权。王庆其等[2]根据黏膜保护、吸收、分泌、排泄等功能特点和被覆于器官内壁的组织学特点，结合《内经》"脾为之卫"及脾主运化的生理功能提出"脾主黏膜"的学术观点，即全身各部位黏膜由脾所主。

（3）"肺合大肠"的研究

田甜等[3]认为经脉络属是肺与大肠表里关系的基础，升降相因是核心，病理相传是表征，肺肠同治是应用；调理气机升降是治疗肺与大肠疾病的关键。孟庆岩等[4]从"津液相关"探讨肺与大肠相表里。肺宣发肃降、布散津液、濡润肠道。肺通调水道，体内津液平衡，大肠燥化有度，大肠传导糟粕的功能才能正常发挥。大肠主津功能正常，将重吸收的水液上输心肺，促进肺的宣发肃降。肠道润滑，大便成形，以使腑气通畅，保证肺气运行正常。

（4）"作强之官"的研究

王洪图《黄帝内经研究大成》（1997）认为，"作强之官"是指肾脏在十二官中的特殊地位与分工，若以"作用强劲"释之，则与全篇文例、文意不顺。而将"作"释为创作、制造、营建等义，即匠作之"作"则前后体例与文意皆顺。"强"，释为"以力相迫"，可引申为"督导"。即将肾脏"作强之官"理解为督导营建之官，则与其他脏腑之"官"名完全一致。李如辉[5]认为"作强之官"当理解为运用"社会官制模式"类比说理的结果，解作"职掌机体壮健之官"，包括人之生殖伎巧、思维伎巧、行为伎巧。

对藏象理论的基本概念研究，若不了解诠释学的理论方法，易造成过度诠释或概念的泛化性解读，出现以今释古，以西释中的情况。应注意概念的正本溯源，明确理论的基本内涵，然后在此基础上进一步规范开展临床研究与科学诠释研究，有效推动中医学术的发展。

3. 脏腑生理功能研究

（1）心的生理功能研究

心的生理功能研究，主要围绕心主血脉、心主神明等问题展开。孙刚等[6]认为心生血，血的生化靠脾运化精微，经心化赤而成。心行血，血的正常运行有赖于脉管的完整和脉气的旺健，其动力主要是宗气。心脏连脉，心脏中运行血液，心与血脉组成解剖与功能整体，而心为之主。王琦《中医藏象学》（2004）认为心主血脉是指心脏推动血液在经脉内运行的生理功能。心为五脏六腑之大主，人的神志活动虽分属于五脏，但必以血液为物质基础，而心主血脉，故心能主神志。

王庆其等《黄帝内经百年研究大成》（2018）认为，"心主神明"学说有着其重要的临床指导意义，而"脑主神明"论只是在西医学的影响下提出的，并没有对应的治疗方药，尚不能有效地指导临床实践，因此偏向于"心主神明"学说，认为心脑之争或许本就是一个虚幻的假命题，要从具有临床指导意义的角度验证《内经》理论的实践意义。

（2）肝的生理功能研究

肝的生理功能研究主要围绕肝主藏血和主疏泄问题展开。关于肝主藏血的研究，金益强《中医肝脏象现代研究与临床》（2000）认为肝脏具有贮藏血液和调节血量的功能。杨阳等[7]认为，肝生理功能在一年中的应时而变是五脏应时的内在机制和推动力。季节性变化节律与现代医学昼夜节律的

---

1. 冯珂，纪立金. 浅谈"脾主为卫"[J]. 山东中医杂志，2012，31（9）：627-629，695.
2. 肖定洪，王庆其. 王庆其"脾主黏膜"学术观点及其在胃肠疾病治疗中的应用[J]. 中医杂志，2017，58（15）：1278-1282.
3. 田甜，马淑然，莫芳芳，等. "肺与大肠相表里"内涵再认识[J]. 环球中医药，2015，8（3）：340-343.
4. 孟庆岩，张庆祥，高思华. 从"津液相关"探讨肺与大肠相表里[J]. 北京中医药大学学报，2013，36（11）：729-731.
5. 李如辉. "肾者，作强之官，伎巧出焉"的发生学原理[J]. 浙江中医学院学报，2001，25（2）：6-7.
6. 孙刚，烟建华.《内经》"心主血脉"学术解读[J]. 中华中医药学刊，2008，26（6）：1313-1314.
7. 杨阳，马淑然，王庆国，等. 从生物钟理论探讨"肝藏血、主疏泄"的季节性调控机制[J]. 中医杂志，2012，53（22）：1891-1895.

"生物钟"规律极为相似。"肝藏血"呈现应时而变的调控功能，有规律、周而复始的遵循"S"曲线的变化，有着各自的峰谷。"肝藏血"理论与中医整体观念思想的有机契合，说明中医理论的科学性与实践价值。

肝主疏泄的研究，主要涉及该理论的发生、对肝脏功能的概括以及肝主疏泄的现代科学诠释等问题。明宇[1]认为"土疏泄，苍气达"是"肝主疏泄"生理功能之源。魏盛等[2]提出肝主疏泄调畅情志、调节消化的研究，重点应转向中枢定位以及调控机制研究，肝主疏泄微观机制研究向多变量整体研究发展，应重视肝失疏泄诱发病证动态演变过程。对"肝主疏泄"理论内涵外延的研究，运用现代科技的手段，结合临床验证提出新的假说，为中医理论的发展提供新的方向。

（3）脾的生理功能研究

脾的生理功能研究，主要围绕脾主运化展开，也涉及脾主升清功能。杨关林等《脾脏象理论专题研究》（2017）认为脾主运化理论的源流与发展，自《内经》提出脾胃受纳和腐化水谷、输布津液，形成理论基本框架；东汉、隋唐时期，以脾胃消磨水谷为核心，发展理论外延；宋金元时期，提出胃受水谷，脾主运化，创立脾胃学说；明清时期提出脾统四脏，为五脏之本，建立后天地位。从最初在运化水谷的过程中脾胃同论，到之后将脾在运化中的功能分离出来，并在理法方药上不断完善，最终形成了完整的脾主运化理论。对"脾主运化"理论正本溯源，并运用现代医学理论通过实验与临床研究阐释脾的功能实质。

张挺等[3]认为，"脾主升清"源于阳气升发与脾气散精之论。东垣详述其理，明清医家繁衍于临床，为其发展提供了坚实基础。金元时张元素开"补脾气佐风药"之先河，李东垣创"补中气升清阳"之大法。明清时医家颇有发挥，喻嘉言详病机阐发升清，张景岳治重危力主升举，黄元御阐经旨纵论升降，叶天士重胃阴不忘升脾，张锡纯论大气巧拟升陷。"脾主升清"理论从内涵到外延，从理论到临床，从古到今都在验证《内经》理论的效用价值。

（4）肺的生理功能研究

肺的生理功能研究，主要围绕肺主气、肺朝百脉、通调水道、主治节的含义、作用等内容展开。对"肺主气"的研究主要集中在理论内涵、功能作用的阐发以及现代医学的诠释方面。邓鸥鸥等[4]指出肺主气理论的基本内涵：一是肺气主一身之气化；二是肺气主肌腠的开合；三是促进血液的生成及运行；四是肺气主水道的通行；五是肺气促进大便的调畅；六是肺气主呼吸言语。马淑然等[5]应用现代自组织理论，认为"肺主气"实质是肺气对人体之气的自稳调节。肺气通过调节全身气机，改变呼吸的节律和深度，维持机体气机和气化活动的稳态。"肺主气"的研究从理论内涵的科学诠释延伸至与现代自组织理论的有机契合，为中医理论的研究提供科研思路。

鲁昌源[6]认为"肺朝百脉"应释为"肺使百脉潮汐"之义。肺居上焦，其气主宣降而使荣卫气血得以均匀弥漫地运行敷布，亦即"肺使百脉潮汐"。雷平[7]认为，"肺朝百脉"实乃潮向全身经脉，即通过肺的宣发、肃降，将脾上输的谷食精微敷布到全身经脉。"肺朝百脉"是对肺与血、肺与脉、肺与心相互作用的高度概括。

陈明等[8]总结了肺通调水道的理论内涵及意义，认为"通调水道"乃是指肺能疏通调理全身水液输布、运行和排泄的道路，主要包括两大水道系统：一是由肺与皮毛、腠理的外水道系统；二是肺与中、下二焦的内水道系统。肺"通调水道"通过宣发和肃降来调节，肺宣发则调节外水道，肺

---

1. 明宇."肝主疏泄"的理论原出《内经》本旨[J]. 上海中医药杂志，1988（5）：39-40.
2. 魏盛，乔明琦. 肝主疏泄机制研究的进展、主要问题及其展望[J]. 陕西中医学院学报，2014，37（3）：4-8.
3. 张挺，李相昌，李其忠."脾主升清"之源流探析[J]. 中医药学刊，2002，20（1）：74-75.
4. 邓鸥鸥，王玉生. 肺主气理论内涵探要[J]. 陕西中医，1996，17（11）：502-503.
5. 马淑然，苏薇，刘晓燕，等."肺主气"本质与机体自稳调节机制[J]. 上海中医药大学学报，2006，20（3）：14-16.
6. 鲁昌源."肺朝百脉"刍议[J]. 湖北中医杂志，1982（4）：52-53.
7. 雷平. 也谈"肺朝百脉"[J]. 四川中医，1990，8（11）：3.
8. 陈明，郭选贤. 试谈肺"通调水道"[J]. 国医论坛，1990，5（6）：13-14.

肃降则通达内水道。肺"通调水道"的意义，在于役使水精四布周身皮毛，通灌五脏之经脉。

王旭东[1]认为肺在施行治节的环节中，"朝百脉"是实现"治节"之途径，"宣发、肃降"是实现"治节"之方式，而"司呼吸""通调水道""主皮毛"等则是"治节"作用的部分生理体现，肺治节功能应扩大到对全身功能的治理调节上来认识。任廷革《任应秋讲〈黄帝内经〉（素问）》（2014）认为，肺主治节与人体生命节律有关，肺主呼吸，一呼一吸是有节律的，肺气、心血的运动节律，通过呼吸表现出来。邢玉瑞《中医藏象学说的理论研究进展》（2021）认为，"治节"释为"治理调节"虽然从医理上可以讲通，但"节"在古汉语中没有调节之意，与《素问·灵兰秘典论》原文体例不符，不应视为对肺脏功能的概括。可理解为人体营气、卫气通过宗气有节奏、有节律地来带动。

（5）肾的生理功能研究

肾的生理功能研究，主要围绕于肾藏精功能方面展开。对"肾藏精"功能的研究集中在理论内涵、功能作用的阐发以及现代医学的诠释方面。郑洪新等[2]提出肾藏精理论是三个层次结构，即"道""象""器"形成的概念体系。"道"属于哲学层次，即以精气学说、阴阳学说、五行学说为核心所构建的基本规律和基本法则。"象"属于理性层次，即肾的"天人合一"之象、"形神合一"之象、"体用合一"之象，肾的生理特性和生理功能正是在"象"的理性层次基础上建立起来的理论。"器"属于物质层次，即包括以肾为中心的脏腑、形体、官窍以及生命物质的肾系统。"肾藏精"藏象理论是具有中国文化基因、层次结构明晰、概念内涵丰富的概念体系，对于临床实践具有重要指导意义。沈自尹《肾的研究（续集）》（1990）认为"肾所藏之精可相应于胚胎干细胞，以及其他分化为各种组织器官的成体干细胞，干细胞具有先天之精的属性"。王拥军《"肾藏精"藏象理论与实践》（2016）认为"肾藏精"包括：肾藏五脏六腑水谷之精气，是维持生命、滋养人体各部组织器官并促进机体生长发育的基本物质；肾藏本脏之精，和人的生殖、生长、发育、衰老和死亡息息相关。肾所藏之精是其他脏腑、气血化生的物质基础。"肾藏精"是对肾精的调控，将肾精的物质态转化为功能态；其中，命门之火（亦称"命火"）集中体现了肾阳的温煦和推动作用。李恩《中医肾藏象理论传承与现代研究》（2007）在"肾主骨""骨生髓""髓生血""髓通脑，脑为髓之海"等中医肾藏象理论的基础上，从整体、宏观、辨证的角度提出"肾–骨–髓–血–脑"一体论。诸位学者在对"肾藏精"科学诠释的基础上，运用现代医学理论与技术，体现中医学整体宏观辨证的理论与实践的优势。

（6）胆的生理功能研究

乔思雨等[3]认为胆储存、分泌、排泄胆汁，并决定胆汁存泻的时机和多少是"胆主决断"的实质。这种决断的表现形式包括调节五脏六腑的藏泻满实、调节饮食物的化生代谢、调节气机、调畅气血。李亚芹等[4]认为胆在经脉上属于足少阳经，从少阳所处的阴阳之间的特殊位置来理解"胆主决断"。崔馨月等[5]认为"胆主决断"的本质主要源于胆具有中正的特性，说明"胆主决断"的功能主要体现在"决断"情志和"决断"消化两个方面，其中胆汁与胆气是二者共同的生理基础。以上学者对"胆主决断"的研究从概念内涵到外延，从理论探讨到临床应用，以后也可以从胆与其他脏腑的关系角度讨论。

（二）实验研究

邢玉瑞《中医藏象学说的临床与实验研究进展》（2021）系统整理总结与藏象理论相关的实验研究进展。近年学者用多种方法和现代科学技术手段，复制脏腑功能失常的疾病证候的动物模型，

---

1. 王旭东."肺主治节"及临证治疗[J]. 中医研究，1991，4（1）：10-12.
2. 郑洪新，师双斌，李佳."肾藏精"藏象理论概念体系[J]. 世界中医药，2014，9（6）：699-703.
3. 乔思雨，高敏，杨熠文，等."胆主决断"的再认识[J]. 上海中医药杂志，2017，51（7）：37-39.
4. 李亚芹，瞿融. 从"胆主决断"论治抑郁症[J]. 中国中医基础医学杂志，2018，24（6）：745-747，753.
5. 崔馨月，王新志，孙永康."胆主决断"研究述评[J]. 辽宁中医杂志，2023，50（5）：75-77.

研究脏腑疾病证候的病理机制，探求五脏功能失常的相关指征，阐释中医脏腑所涉及的人体组织器官系统功能。多系统、多角度、多层次对五脏以及相关系统疾病进行深入研究。从器官、组织、细胞到分子、基因等现代科学技术手段对中医学的脏腑理论进行科学性的诠释，藏象理论中具体的五脏功能、五脏与体窍的关系、五脏与精神的联系、五脏主时等方面进行研究，以期阐释藏象实质的分子生物学机制，揭示藏象学说的科学内涵。

（三）临床研究

邢玉瑞《中医藏象学说的临床与实验研究进展》（2021）系统疏理总结与藏象理论相关的临床研究进展。通过患者在临床疾病状态下的表现出脏腑功能失调的征象，包括五脏的生理功能、特性以及与五脏相关系统的疾病证候，五脏之气通于四时之气的研究，以及对五脏的体、华、窍、志、液等各方面的临床研究。用现代科技手段进一步检验藏象学说的有效性与实用性，为中医治疗提供坚实的理论基础。

《内经》藏象理论是中医学理论的核心，临床实践经验是中医理论建构和不断发展的内在动力，《内经》的藏象理论只有有效验证于临床，才能更好促进中医藏象理论的创新。现代中医理论研究的重大课题，也无不与解决现代人类重大疾病及健康问题密切相关，特别是中医诊疗理论的研究，更是着眼于中医治疗的优势病种来进行。面对现代重大疾病的中医诊疗实践，是中医理论创新的动力；凝练科学问题，结合中医临床，借用现代科学技术开展实验研究，是中医理论加速发展的必由之路。

三、典型案例

"肾藏精"的研究

以王拥军教授为首席科学家的 973 课题"基于'肾藏精'的藏象理论基础研究"，运用现代生物学方法研究"肾藏精"藏象理论，认为干细胞与中医"肾精"存在相似性：①干细胞"先天本源"特性与肾为"先天之本"有很大的相似处；②"肾藏精"的重要特性在于"封藏"，这与干细胞平日处于沉默休眠状态，机体需要时及时唤醒的功能状态也极为吻合；③胚胎干细胞与"先天之精"相对应，各种成体干细胞（如生殖干细胞、骨髓间充质干细胞、神经干细胞、造血干细胞等）与"后天之精"相对应；④成体干细胞存在于各组织器官，与后天之精"受五脏六腑之精而藏之"不谋而合；⑤机体干细胞参与生长、发育、衰老全过程，与"肾藏精""主生长发育"有共同特性。

其进一步针对"肾精命火"理论，指出肾精的物质基础，主要表现在干细胞；命火的功能基础，主要体现在神经-免疫-内分泌网络（NEI 网络）。"肾藏精"是干细胞与 NEI 网络功能的综合体现；补肾益精法治疗肾精亏虚、命门火衰病证，主要是通过调控干细胞和 NEI 网络功能而实现的。以干细胞和 NEI 网络研究为切入点，证明"补肾益精法"通过调节神经-内分泌-免疫-循环-微环境（NEIC-Me）网络，调控生殖、神经、骨髓、造血等干细胞内信号转导通路，进而调节干细胞沉默与唤醒状态和增殖与分化功能。

"肾精命火"理论从整体观念出发认识疾病的发生与发展，强调生理状态下肾与各脏腑器官的相互协调，病理状态下相互传变，治疗中通过调理肾精命火，从而协调与平衡相关脏腑器官功能，取得了确切的疗效。"肾精亏虚型慢性病"是指与"肾精命火"相关性显著的疾病的统称。涉及多系统、多脏器，严重影响人类健康。这些疾病共同的病理特征，即"肾精亏虚、命门火衰"。如主生殖发生障碍，表现为排卵障碍或少精，导致不孕、不育；主骨障碍，表现为骨量减少，导致骨质疏松症、骨关节病、椎间盘突出症、脊髓型颈椎病等；生髓障碍，表现为髓海空虚，导致老年性痴呆、帕金森病、骨髓抑制综合征等；肾精亏虚，精血互化发生障碍，表现为血细胞的减少，出现珠蛋白生成障碍性贫血和再生障碍性贫血等。临床流行病学调查证明了多种生殖及退变衰老性重大疑难性疾病的发生与发展过程与肾精亏虚证型密切相关，提出了"肾精亏虚型慢性病"概念，指导各类慢性疾病的预防和治疗。"肾精亏虚型慢性病"与 NEIC-Me 网络功能失调、细胞信号转导通路紊乱、"沉默"与"唤醒"功能下降等生物学效能直接相关。补肾中药通过调动和调节神经、内分泌、循环及微环境，激活内源性干细胞发挥疗效，其作用机制不同于单纯采用干细胞移植的当前现代医学论治策略。

四、主要参阅文献

1. 邢玉瑞. 中医藏象学说的理论研究进展[M]. 北京：中国中医药出版社，2021.
2. 邢玉瑞. 中医藏象学说的临床与实验研究进展[M]. 北京：中国中医药出版社，2021.
3. 王庆其，周国琪. 黄帝内经百年研究大成[M]. 上海：上海科学技术出版社，2018.
4. 王洪图. 黄帝内经研究大成[M]. 北京：北京出版社，1997.
5. 王琦. 中医藏象学[M]. 北京：人民卫生出版社，2004.
6. 沈自尹. 肾的研究（续集）[M]. 上海：上海科学技术出版社，1990.
7. 李恩. 中医肾藏象理论传承与现代研究[M]. 北京：人民卫生出版社，2007.
8. 王拥军. "肾藏精"藏象理论与实践[M]. 北京：人民卫生出版社，2016.
9. 杨关林，王彩霞，秦微. 脾脏象理论专题研究[M]. 北京：人民卫生出版社，2017.
10. 金益强. 中医肝脏象现代研究与临床[M]. 北京：人民卫生出版社，2000.

（何秀丽）

第二节　经络理论研究

一、概　　述

经络是具有运行气血，联络脏腑肢节，沟通上下内外，感应传导，调节平衡等作用的网络状系统。此系统由经脉（包括十二正经、奇经八脉、十二经别）、络脉（包括别络、浮络、孙络、阴络、阳络）、经筋、皮部、气街等等组成。经络关系到"人之所以生，病之所以成，人之所以治，病之所以起，学之所始，工之所止"（《灵枢·经别》），能"决死生，处百病，调虚实"（《灵枢·经脉》），所以受到医家的高度重视，在《内经》中居重要地位。

《内经》中明确记载了十二经脉和督、任、冲三脉的起止、循行路线、生理功能和有关病候，对阴跷、阳跷、带脉和维脉的部位、功用也有相关的描述。十二经脉首尾依次连接，并分别与脏腑相连属。《内经》所论络脉包括十五别络、胃之大络、浮络和孙络。此外，还各辟专篇记述了十二经筋、十二经别、十二经水、十二皮部的名称、循行、病候等。

腧穴，在《内经》中有俞（腧、输）、节、气穴和气府等名称，据称总数为 365 个，但各篇所载不尽一致，且穴名总数远不足三百六十五之数。《内经》对一些特殊的腧穴，如井、荥、输、原、经、合穴以及背俞穴等，还专门进行了论述。《内经》对经络的阐述，是后世经络学、腧穴学、刺灸学及针灸治疗学等学科之理论渊薮。

二、研究述评

经络是中医理论的核心概念之一，经络系统是人体的重要组成部分，对疾病的发生、治疗、预后都有重要的意义。因此揭示经络的生物学内涵是现代中医研究的重要内容。

(一)经络实质研究

近70年对经络实质研究主要从以下两方面进行探讨。

第一是从组织结构入手,试图找出独特的经络结构或者在已知的组织结构中找出未知的功能。已有的形态学研究发现,经络循行路线上,神经束、血管、淋巴管、结缔组织和组织液的分布较为丰富,但其结构类型与周边组织并无明显区别,没有独特的通道、线束样的管腔结构。

张维波《经络是水通道》(2009)认为经络是组织间质中具有低流阻特性的多孔介质通道,存在向经脉和沿经脉的两种组织液运动及流体性约束,化学物质和物理信号可沿此通道传递。宋晓晶等[1]使用激光共聚焦内窥镜观察了大鼠任脉部位的微观结构,结果显示沿任脉循行组织中的组织间隙较大,其中填充着大量混合荧光素钠的组织液,并分布有少量胶原纤维、毛细血管、脂肪细胞等实体组织。

孟竞璧《十四经脉显像探秘》(1998)认为经络是人体内三维空间结构的实体通道。用放射性核素显像技术证实人体内特别是四肢存在古代医家所描述的十二经脉循行线。核素经穴注射后,出现具有经络特征的小分子沿经运行通道,这种通道存在于结缔组织层内,与血管关系密切并能进行血管内外物质交换。说明血管系统是经络的重要组成部分。

胡翔龙《中医经络现代研究》(1990)认为在完全没有外加因素刺激或干扰的情况下,人体体表显示的循经红外辐射轨迹,与古典十四经脉基本一致或完全一致,并始终处于动态变化之中。经脉循行线下深部组织的微循环血流灌注量和经脉线下深部组织中的传热通道,是形成循经红外辐射轨迹的两个主要因素。显示经脉是一条具有三维结构的血流充沛、能量代谢旺盛的通道,这也是经脉参与人体机能调节活动的重要基础。

陈秋生[2]提出"远细胞是潜在经络实质细胞"的新观点,认为远细胞特性与其他经络学说具有兼容性。胶原纤维束在皮肤筋膜和脏器间质中能够形成相互连通的"组织微通道",而且与远细胞及其突起、肥大细胞、巨噬细胞和胞外膜泡等关系密切。是中医"气-血运行通道"的超微物质形态。

第二是从临床经络现象和经络诊疗实践入手,把握经络本身具有的特征、运行规律、变化及其功能特点,通过理论与实践相结合的方法探索经络的实质。

李定忠《现代中医经络学》(2019)认为,经络是活的生命现象,是物质、能量和信息的"三流"联动、智能型自组织自完善体系。通过经络运行的动态特征提出经络实质是物质能量信息流,三流沟通联动是经络实质的核心。并通过大量的循经感传和内脏病循经感觉改变的自然现象和科学实验认为经络与量子特征相关,具有量子的波粒二象性、驻波特性、不确定原理、多种对称性、光子循经运动规律以及电磁场效应等。

邓亲恺[3]提出经络之气,实际指代特定神经肽功能,其中P物质(广泛分布于细神经纤维内的一种神经肽)传导即有明显的线性循行特征,当神经元细胞发出神经指令时,其分泌出的多类肽通过"P物质流"表现为具有固定循行规律。谢浩然[4]认为,人体经络涵盖了信息传递三要素,即神经传递、体液传递及热量传导。其中神经递质尤为关键,其为体液、能量传递得以表达的先决条件,因此,经络可概括为具有高渗透性、催动作用的神经递质线性传导网络。

赵燕平《中医经络理论研究进展》(2021)认为现代科学新理论、新技术拓展了经络实质的研

---

1. 宋晓晶,张维波,贾术永,等. 应用小动物活体激光共聚焦成像系统对大鼠腹壁循经组织组织液分布的初步观察[J]. 中国中医基础医学杂志,2020,26(4):474-478.
2. 陈秋生. 中医经络实质研究的新进展[J]. 针刺研究,2021,46(6):533-540.
3. 邓亲恺. 经络实质的辨析[J]. 中国医学物理学杂志,2004,21(2):63-73.
4. 谢浩然. 论经络的实质[J]. 针刺研究,2007,32(3):210-213.

究的广度和深度，并提出了各种学说，如循经感传说、信息流说、管道系统说、筋膜系统说等。虽然目前还没有完全阐明经络的实质，但已有的研究进展为进一步的探索提供了重要的基础和方向。经络本质的研究，是中医理论现代化的一个核心问题，也是当代生命科学人类所面临的一个重大课题。应该基于中医传统认识，结合现代科学技术及医学的优势，多学科合作协调，努力将研究成果服务于针灸临床。

（二）经络现象研究

经络现象研究主要针对经络的生物物理特性、循经感传的生理研究、循经感传的激发与医疗效果等方面进行研究。

1. 经络的生物物理特性

经络系统在人类和动物不仅普遍存在，而且可用声、光、热、电以及同位素循经扩散等生物物理学方法客观检测。祝总骧[1]研究发现经脉线的全程均可用隐性感传（LPSC）、低阻抗（LIP）和高振动声（PAP）三种生物物理学方法定位，而且测定的经脉线完全重合在一起，其宽度仅为1mm，其位置终生相对不变，并和古典经络图基本互相吻合。显微镜下观察发现经脉线的三种生物物理特性分别与表皮层、真皮层、深肌层等不同层次的四种组织形态结构相关。李定忠等[2]认为循经出现的红线、皮丘带等可见经络现象是由于真皮层毛细血管扩张和渗透性改变所致。李春艳等[3]研究认为在脊髓前角，同经络相关的运动神经元之间构成一个紧密连接的神经元柱，柱间的神经元的树突-树突和树突-胞体定向投射可能是循经感传反射活动的结构基础。

印大中《象思维与经络实质》（2011）认为经络的理化现象是生物体的信息传导。生物体内信息传导的方式和途径可以分成三水平的信号传导：一是神经系统的快速高效的信号传导，针灸会影响神经系统；二是各种体液和管道也会传导各种生物信号，例如血液、淋巴、血管；三是各组织细胞之间能直接或间接地传递生物信号和理化信号。这三水平的生物信号传递形式又有电信号和化学信号两大类不同的传递介质。所以"经络现象的实质就是三水平两类型的生物信息传导在不同生物体内的大一统集成效应"。可以认为经络是有解剖学实体的宏观集成。

综上研究，说明经脉现象不是一种单一的生物学现象，而是沿着隐性感传线下面的一种多层次的、复杂的、空间结构的信息传导。经脉的多种生物物理特性都有相应的形态学结构，亦即经络"行血气、营阴阳"的物质基础。

2. 循经感传生理现象

循经感传现象是指当刺激人体穴位时，所产生的特殊感觉沿经络循行路线传导的现象，主要表现为酸、麻、胀、重等感觉。

朱兵等[4]探讨了循经感传与循经肌电之间的关系，结果显示针刺引起循经感传现象的同时伴发有循经肌电发放，且无论正常情况下还是阻滞条件下，循经感传和循经肌电活动之间的关系均非常密切，表明循经感传有赖于感觉-运动反射活动的相互作用。张保真《经脉线的构造和机能》（1998）认为皮肤受到刺激后，神经的兴奋可在同一个轴突的另一个分支上逆向传回到体表，在与肥大细胞的突触样接头上释放各种化学介质，这些介质进一步刺激下一个神经末梢。神经信号传递过程中折向逆传的关键是肥大细胞解决了信号传递的中继问题，与多种结构建立功能联系，基于此提出了轴

---

1. 祝总骧. 经络的生理和生物物理特性的形态学基础的研究[J]. 针刺研究，1990，17（4）：332-334.
2. 李定忠，傅松涛，李秀章. 经络研究概况及其存在的实证——关于经络的理论与临床应用研究之一[J]. 中国针灸，2004，24（11）：773-778.
3. 李春艳，刘帆，方烨红，等. 手阳明大肠经和手厥阴心包经相关的脊髓前角运动神经元投射支配特性[J]. 基础医学与临床，2016，36（5）：627-632.
4. 朱兵，荣培晶，李宇清，等. 循经感传和循经肌电反应[J]. 中国科学（C辑：生命科学），2001，31（5）：465-470.

索反射接力联动机制理论。此后肥大细胞在穴位分布或针刺过程中的作用被逐步肯定[1]。郭义等[2]对经穴的离子特性进行了研究，发现 Ca^{2+} 浓度显著高于非经穴，络合 Ca^{2+} 或阻断穴区组织中钙调素的生物活性可阻断针刺效应。支持了张保真提出的轴索反射引起钙离子释放的过程。以上研究表明，经络现象的产生与机体在接受外界刺激后出现的神经系统一系列的功能表现密切相关，并涉及肥大细胞、微血管和间质等多种组织。

循经感传不仅是中医临床实践的一个重要现象，也是现代科学研究中试图解释和验证中医经络理论的关键点。这些研究为理解经络的生理功能提供了实验依据，揭示了经络现象的一些科学机制和原理，为进一步研究经络的本质和作用机制奠定了基础。

3. 经络激发及医疗保健

通过特定的方法，如针灸、按摩、药物等，刺激人体经络系统，可以激发经络之气，调节气血，平衡阴阳，达到养生防病的目的。复旦大学的研究团队[3]通过让志愿者饮用不同种类的茶，并拍摄其身体的红外影像，观察到红外辐射会使体表产生 5～8℃ 的温差，核磁共振也看到细胞间质中大量液体流动，这些现象与经络流动感有关。茶叶含有茶多酚、茶氨酸等物质可清除体内自由基，放松心情，保持经络通畅，可能与激发经络有关。研究还发现不同茶叶能够激发特定的经络，绿茶可以刺激太阳脉，而红茶则对应少阳脉，白茶与太阴脉相连，青茶对应阳明脉，黑茶归厥阴脉，而黄茶则影响少阴脉，证明了茶叶与经络激发的对应关系。任达甫[4]通过临床实践，运用针刺手法、温针灸、电针仪等，多能诱导出经络感传现象。临床治疗时做好患者的心理疏导，可为得到良好的针感和传导创造条件，使"气至病所"，提高疗效。临床激发经络感传，气至病所治疗具有镇静、镇痛和抗炎等作用，可以提高机体免疫功能，对人体具有整体调衡作用。

（三）经络病证研究

1. 经络病证理论研究

黄龙祥[5]对《足臂十一脉灸经》《阴阳十一脉灸经》《灵枢·经脉》所载病证进行分析总结，认为《足臂十一脉灸经》所载病候多为相应经脉体表循行部位的病变，病证的排列顺序是从四肢向躯干头面，与其经脉的循行方向完全一致。在《阴阳十一脉灸经》中则被称作"其所产病"。由于体表经脉循行线上任一部位都可出现病变，不同医家的侧重点不同，归纳的经脉病候自然会有所出入，同时，不同时期的经脉循行线也不尽相同，其"所生"病证也随之变化，故《足臂十一脉灸经》《阴阳十一脉灸经》《灵枢·经脉》三者之间的经脉病候差异集中反映在"所生"病中。

赵京生[6]认为，《灵枢·经脉》之经脉循行与病候，源于《足臂十一脉灸经》《阴阳十一脉灸经》；经脉气绝源于《阴阳脉死候》（马王堆出土帛书）；经脉病变的治则治法则由《足臂十一脉灸经》中简单的"诸病此物者，皆久（灸）×××温（脉）"，再经历《灵枢·禁服》的诊法治则而成。在此基础上，逐渐形成《灵枢·经脉》所阐述的经络理论，包括经脉的循行、病候、证、治疗等诸方面，构成了一个较为完整的体系。

邢玉瑞《〈黄帝内经〉科学文化诠释·灵枢经卷》（2024）认为十二经脉病候"是动病"与"是主（某）所生病"两类经脉病候的演变，最早见于《足臂十一脉灸经》《阴阳十一脉灸经》及张家山简书《脉书》。在《足臂十一脉灸经》中，以"其病"格式所载病候大多与脉的循行部位相同，

---

1. 罗明富. 免疫+血管+神经交互联系网络及与针刺效应的相关性[J]. 中国针灸，2015，35（2）：155-159.
2. 郭义，张艳军，苗文方，等. 钙离子是经络活动的关键因素之一[J]. 中国中医基础医学杂志，1998，4（7）：50-52.
3. Jin W, Tao Y, Wang C, et al. Infrared imageries of human body activated by teas indicate the existence of meridian system[J]. Quantitative Biology, 2020: 1-24.
4. 任达甫. 激发经络感传提高针刺疗效[J]. 中国针灸，1996，31（6）：43-44.
5. 黄龙祥. 经脉病候考源[J]. 中华医史杂志，1994，24（4）：219-223.
6. 赵京生.《灵枢·经脉》治则、病候探源[J]. 中医药学报，1990，3（4）：5-7.

病候排列的顺序与脉循行的方向大致一致。在《阴阳十一脉灸经》与《脉书》中，分为"是动则病"与"其所产病"两类，据考察"是动则病"是指某脉搏动异常所出现的病症，源自于古代腕踝部脉口诊脉的病候。"所生病"主要是根据经脉循行部位对病症所作的归纳，且随着经脉循行路线的增加、修正，经脉病候也有较大的变化。后世医家对经脉病候的认识，常将二者视为一体看待，用以指导临床疾病诊治。

2. 经络病证基础研究

张维波《解析〈黄帝内经〉》（2022）认为经络是"低流阻组织液通道"，将奥美定水凝胶注射于小型猪的循经低流阻通道中，阻断了循经组织液压波的传导，建立了经脉不通病证模型[1]，在经脉不通模型上观察小型猪甩尾阈和甩耳阈的变化，验证了经脉"不通则痛"的规律。该团队[2]利用大动物行为监控系统对小型猪进行行为学观察，结果显示堵塞胃经低流阻通道后表现出烦躁和眠差的行为学异常，并可出现胃肠胀气的现象，与胃经病候非常相似，证明了胃经与消化系统的特定联系。李宏彦等[3]建立了系统研究大型动物病理模型的宏观定量观察法，对模型动物的一系列脏器剖检、饮水、二便等进行研究的结果显示，堵塞胃经与肾经低流阻通道可导致模型动物出现与胃经—胃腑和肾经—泌尿生殖系统相关的病候，并可出现病理学变化和部分生化指标的异常。以上经脉病证研究结果为证明循经低流阻通道可能是经络病证的生理学基础。

肖永俭[4]通过对临床循经疼痛病例的观察，认为循经疼痛与经脉循行线组织存在的损伤病灶、机体病变或损伤触发大脑皮层的机能状态，植物神经功能紊乱出现的头晕、眼胀、胸闷、腹胀、潮热等症状密切相关，为经脉病理研究提供了新证据。

经络病候理论研究多以早期记载经络病证的帛书、简书内容文献研究为主。《内经》时代认识疾病与证候大多遵从经脉循行的规律，包括脏腑病证。这与《内经》成书时代的医疗实践是以针刺疗法为主有密切关系，医家在对疾病证候的认识还是在医疗实践基础上，自然而然地遵循经络的走向规律。后世医家在形成辨证论治的处方用药规律时，也会或多或少的受到经络辨证的影响。这也是现代临床经络病证诊疗多与脏腑辨证相结合的原因之一。

（四）经络腧穴效应研究

经穴效应特异性是指经穴相对于他穴或非穴所具有的形态结构、生物物理、反应疾病及治疗效应上的相对特异性，为针灸研究的热点之一。

1. 穴位可塑性与穴位敏化

穴位可塑性是疾病过程中体表出现的一种以神经源性炎性反应为主的病理生理学动态改变，它能同步激活机体自愈系统，发挥治疗作用。穴位敏化是近年来人们对穴位功能属性的认识新概念，主要用来说明穴位在疾病状态下其反应疾病的能力大大增强，对内脏的调节效应也增强的现象。

中国中医科学院医学实验中心、针灸研究所等[5]合作开展了穴位可塑性研究工作。提出穴位具有"反映病邪"（诊断）和"疾病"（治疗）的两大基本功能。穴位可塑性是疾病过程中体表出现的一种以神经源性炎性反应为主的病理生理学动态改变，它能同步激活机体自愈系统，发挥治疗作用。朱兵等[6]从敏化现象出发，在临床观察到冠心病因心绞痛发作患者在胸前区出现的牵涉痛多呈片状，

---

1. 徐一慧, 张维波, 田宇瑛, 等. 奥美定水凝胶注射对循经低流阻通道阻断作用的初步观察[J]. 生物医学工程学杂志, 2009, 26（4）: 776-779.
2. Zhang WB, Ahou WT, Wang GJ, etal. Observing behavioral effects in mini-pigs after blocking the low hydraulic resistance channels along the stomach meridian[J]. Altern Integr Med, 2017, 6（4）: 1-5.
3. 李宏彦, 贾术永, 余锐萍, 等. 小型猪胃经与肾经不通模型的病理学比较[J]. 生物化学与生物物理进展, 2020, 47（8）: 900-912.
4. 肖永俭. 循经疼痛病因探讨[J]. 山东中医学院学报, 1990, 14（1）: 2-5.
5. 朱兵. 穴位可塑性：穴位本态的重要特征[J]. 中国针灸, 2015, 35（11）: 1203-1208.
6. 朱兵, 荣培晶, 景向红, 等. 穴位的敏化与效应的变化研究[Z]. 国家科技成果, 2013.

有多个敏感点出现，与手少阴心经及相关背腧穴基本一致。观察到穴位的功能活动是一个动态过程，在内脏病变时，穴位处于激活状态，其和内脏相关的敏化穴位出现痛敏状态，伴有致痛物质 SP、5-羟色胺、组胺和缓激肽的升高，同时存在肥大细胞聚集和脱颗粒现象，这些现象被认为可能是穴位敏化的组织化学机理。

2. 经穴结构-主治的特异性

耿恩广[1]采用实体测量的方法，发现腧穴与非腧穴、不同腧穴间不仅在形态结构、生物物理、病理反应等方面存在差异，在刺激效应（主治）上更存在相对特异性规律，这正是针灸起效和提高针灸疗效的关键环节。并以十二经脉为纲，对人体 300 余穴进行了古今文献的整理，总结和分析了穴位主治特异性规律，从经穴脏腑相关、特定穴、针灸治未病等角度分析了腧穴主治特异性产生的规律，开展实验研究，从生理病理、神经生物、免疫内分泌等角度探讨了腧穴主治特异性产生的机制。

经穴主治的特异性是针灸发挥特异性的调整和治疗作用关键因素之一，梁繁荣《经穴特异性研究与应用》（2014）认为经穴效应存在特异性。主要体现在穴位与非穴位功能作用的差异；本经穴位与异经穴位在主治功能上的差异；同经不同穴位在主治功能上的差异以及穴位的双向调节作用。刘乃刚等[2]提出了经穴与效应部位之间"双向单通路联系"的观点，认为效应特异性可分为循经特异性、部位特异性、脏腑特异性、病症特异性及神经节段特异性五种类型。

中国中医科学院针灸研究所[3]开展经穴穴位相对特异性作用的实验研究，显示合谷穴对面部疗效显著，针刺合谷对面瘫治疗效果显著，光明穴对眼区针灸效应较强，艾灸肝经穴位对眼部疾病能产生较优疗效。说明经穴在临床治疗存在相对特异性作用。

3. 腧穴与脏腑联系

谷世喆[4]着眼于内行经络线，探求气街的现代生物学本质，应用荧光素双标记法研究俞募穴与相应脏腑的联系，直观对比性地观察俞募穴与相应脏腑的联系通路。相关工作说明了经络辨证理论的部分实质，为临床俞募配穴提供理论基础。杨长森团队[5]应用探穴测温仪直接测量穴位温度作为可以用来反映和探索内脏病变的客观指标之一，研究结果显示肝实热证患者的太冲、肝俞穴温，冠心病患者针刺前的井穴穴温均比健康人组高。

随着红外等热学观测技术的发展，红外线热像图、经络发光特异性探测法、穴位声发射信号及辐射场照相等技术进一步用于对腧穴进行大量的实验室研究工作之中，以求建立临床诊断客观指标。

武密山等[6]根据"体表穴位-经络-内脏-靶器官"理论，将补肾方剂分别通过外贴穴位和口服两种不同的给药途径治疗骨质疏松，检测"下丘脑-垂体-靶腺"系统的相关激素及受体。结果显示补肾方药通过两种不同途径给药后发挥"归经"作用，至少在骨和性腺两个靶点起作用，表现为促使骨组织中雌二醇、睾酮、降钙素升高，甲状旁腺素降低，结果抑制骨吸收，促进骨形成，逆转骨质疏松，增加骨密度，而穴位和非穴位是有明显区别的。提示不同经穴的功能和主治效应主要与经脉循行所过部位和所属络的脏腑有关。

经络穴位特异效应是开展临床有效针灸的重要理论，人体经络系统是由经穴系统和经气系统以及经脉系统所共同组成的一个完整的生命调控系统。相关研究显示对于经穴特异性的研究需要方法

---

1. 耿恩广. 腧穴特异性研究[D]. 北京：北京中医药大学，2004.
2. 刘乃刚，郭长青. 经穴效应特异性研究思路及其规律探讨[J]. 中华中医药杂志，2010，25（12）：2278-2282.
3. 中国中医科学院针灸研究所. 针灸升温效应和经穴温度特性客观显示及机制与应用研究[Z]. 国家科技成果. 2012.
4. 谷世喆. 俞募穴与脏腑特异性通路的荧光双标法研究[D]. 北京：北京中医药大学，2003.
5. 常小荣，严洁. 经络诊断的现代研究概况[J]. 湖南中医学院学报，1998，18（1）：64-66.
6. 武密山，李恩，赵素芝，等. 补肾方药归经与实验性骨质疏松骨组织转化生长因子 β mRNA 的表达[J]. 中国组织工程研究与临床康复，2008，12（37）：7223-7227.

学的不断创新，未来要用"整体观和系统理论"的新思维，进行研究和技术创新。而多学科理论与相关技术的不断发展为有关研究的开展提供了不断深入的可能。

经络及经络学说是传统哲学文化角度下的中医学理论概括，因此，经络学说的人文特质与科学价值之间没有逻辑上的等值性，既不能用自然科学方法研究经络学说的文化和人文概念，也不能用人文学方法研究经络学说的自然成分。过去经络研究主要关注经络物质基础的探求，这种研究方法不能完全把握经络的全部内涵。经络的研究在进入实验室前没有进行有效梳理，过多关注理论观点和理论认识方面的实证，这种研究本身对传统中医学理论体系是一种肢解。对传统理论的检验不是经络学说某个概念或者某个理论的科学性问题，其直接检验的核心是临床经验，要更好的指导临床，提高临床疗效。因此未来经络研究需要与临床实践相结合，提炼科学问题，更精准的多学科交叉，既包括现代科学也包括中国传统思维，它将是揭示经络内涵的希望之光。

三、典型案例

络脉及络病理论研究

目前经络的研究主要围绕经脉的结构基础、循经感传现象等内容开展，络脉的研究和讨论较少。吴以岭院士立足于经络运行的时间、长度、功能与现代医学的神经传导速度、血液流速相似，提出了络脉-脉络-气络三维立体网络系统，构建了"络病证治、脉络学说、气络学说"三大理论体系。这一理论体系不仅为中医络病学的学科发展奠定了坚实基础，还推动了中医药的现代化、产业化和国际化进程。其提出"承制调平"为核心理论的气络学说，为中医络病理论体系的构建和重大疾病的临床治疗提供了重要的理论指导。

吴以岭《气络论》（2018）认为气络是人体内运行经气的网络，具有信息传导、自稳调控、防御卫护等功能。气络畅通有利于人体各系统正常发挥机能，保持健康状态。气络学说的核心理论"承制调平"："承"对生命运动自稳态内在调节机制的高度概括，体现了生命系统在正常状态下的自我平衡能力；"制"指在病理状态下，机体自我代偿性调节能力，反映了机体在疾病状态下的自我保护机制；"调"者和也，是中医治疗学的最高境界，通过调整机体的营卫、气血、阴阳、气机等，达到内外环境的和谐平衡；"平"是中医治疗学的效应目标及效应规律，通过复方中药的干预，提高机体的自适应、自调节、自修复、自稳态能力，重建自稳平衡。强调了人体内环境的动态平衡，通过调节人体的气机、阴阳、五行之间的平衡，达到治疗疾病的目的。认为气络病变的发病、病机、辨证和治疗都应围绕"承制调平"展开，并突出"调"的干预策略，和以此达到内外环境和谐平衡的治疗思路。

"承制调平"理论为现代神经、内分泌、免疫等系统的疾病防治提供了重要的理论基础，形成了指导心脑血管病变防治的系统理论。在抑制稳定动脉粥样硬化斑块、防治急性心梗无再流、急性脑梗死、心律失常、慢性心力衰竭、糖尿病微血管并发症等方面取得了重要进展。根据上述理论，立足于"以通为用"，研制出流气畅络药、化瘀通络药、散结通络药、祛痰通络药、祛风通络药、解毒通络药、荣养络脉药等七大类药物，其中通心络胶囊、参松养心胶囊、芪苈强心胶囊等药物在国内外取得良好的临床疗效。

通过对络病理论的研究，首次创立"理论+临床+新药+实验+循证"五位一体中医药理论传承与创新转化的新模式；从理论、机制、临床三个方面开展通络治疗微血管病变系列研究，取得重大突破。该研究思路与模式为中医药现代化研究提供了可借鉴的思路。

四、主要参阅文献

1. 张维波. 经络是水通道[M]. 北京：军事医学科学出版社，2009.

2. 孟竞璧，田嘉禾. 十四经脉显像探秘：卫行脉外小分子循经运输通道系统的研究[M]. 北京：中国科学技术出版社，1998.
3. 胡翔龙. 中医经络现代研究[M]. 北京：人民卫生出版社，1990.
4. 李定忠，李秀章. 现代中医经络学[M]. 北京：中医古籍出版社，2019.
5. 赵燕平，陆健. 中医经络理论研究进展[M]. 北京：中国中医药出版社，2021.
6. 张保真. 经脉线的构造和机能[M]. 西安：陕西科学技术出版社，1992.
7. 中国科协学会学术部. 象思维与经络实质[M]. 北京：中国科学技术出版社，2011.
8. 邢玉瑞.《黄帝内经》的科学文化诠释[M]. 北京：科学出版社，2024.
9. 张维波，王燕平，李宏彦. 解析《黄帝内经》[M]. 北京：中医古籍出版社，2022.
10. 梁繁荣. 经穴特异性研究与应用[M]. 北京：人民卫生出版社，2014.
11. 吴以岭. 气络论[M]. 北京：中国中医药出版社，2018.

（王洪武）

第三节　病因病机理论研究

一、概　　述

病因病机学说，是阐释疾病的起因及其发生、发展和转归规律的学说。《内经》认识到自然气候的异常和人体自身的情志刺激、饮食不节、劳逸失当、房事不节等，都可成为致病因素，并对其进行了分类。《素问·调经论》分病因为阴阳两类，《灵枢·百病始生》则提出三部分类法，将源于天的"风雨寒暑"等邪，归于"上部"病因；源于人为的"喜怒"归于"中部"病因；源于"地"的"清湿"邪气所伤，归于"下部"病因。在此基础上，又进一步阐述了不同类型病因的致病特点和伤人的发病规律。此为后世病因三因学说的形成奠定了基础。

病机一词，出自《素问·至真要大论》。《内经》提出了邪正斗争的发病观，非常重视人身正气在发病中的作用，指出正气不虚，邪气不盛，不会发病；若正虚邪客，正不胜邪，则会导致疾病的发生。而邪正盛衰、气血逆乱、阴阳失调及脏腑经络功能紊乱等皆为重要的病机环节。《内经》还指出，人的体质状态与疾病的发生与演变也有着密切的关系，对体质与发病做了较为深入的阐述。

关于疾病的传变与转归，《内经》着重提出了表里相传、经络传变、脏腑相移和循五行生克之次第传变等多种模式，皆示人以规矩。

二、研　究　述　评

（一）病因理论研究

《内经》提出了阴阳二分类法和"三部之气"的三分法，为后世病因学说的发展奠定了理论基础。现代对病因的研究主要集中在六淫、七情、伏邪及毒邪几个方面。

1. 六淫理论研究

《内经》对外感六淫病因概念及致病特点的认识，更多受到了古代文化、思维方式及临床实践等方面的影响。有学者借助现代科学、哲学及认知等理论探讨了《内经》六淫病因的内涵。如刘长林《内经的哲学和中医学的方法》（1982）认为，医学家们将影响人体健康的自然因素归纳为风、寒、热、湿、燥、火六气，并通过临床实践逐渐建立起六气与若干种病症的理论联系，此是六淫作为物质实体所具有的含义。其后借助于取象比类、审证求因的方法研究，使六淫概念演变为标示能够使人体产生六类证候症状的病因符号，从本质上说，是依据人体证候特点对多种实体病因的六种综合归纳，是以机体整体反应为基准的关于外界病因的综合性功能模型。贾春华《中医学——一个隐喻的世界》（2017）提出六淫是六个"范畴"而非六个"实体"，是以自然界"六气"为原型形成的概念隐喻，是范畴化的结果，从"六气"到"六淫"是对语言的跨域应用。在六淫概念隐喻的构建过程中，"六气"原型发挥了认知病因这一目标域的始源域作用。有学者通过数据实证研究指出了六淫致病具有明显的地域特征。如王毅荣[1]利用全国 50 年（1955—2004 年）相关气象实测资料，研究了我国风、寒、暑、湿、燥、火等六淫（气候异常）空间分布及论治特点，指出六淫致病具有明显的地域特征，其结论与《内经》认识观点一致。如此对中医六淫致病的某些特点及机理做出了现代医学的解释。另外，现代学者对六淫特别是寒、湿、燥邪从气象因素、生物性致病因子和机体反应性等多个层次着手，进行了大量临床与实验研究，试图揭示其致病机理，具体研究情况参见邢玉瑞主编《中医病因病机理论研究进展》。

2. 七情理论研究

七情是中医病因研究的热点之一，涉及七情学说的发生学研究、相关概念的探讨与确立、七情发生机制、七情性质、七情致病理论、七情与临床病证发生以及怒志、惊恐、思的专题研究、情志测量量表、中医情志学说与情绪心理学的比较研究等诸多方面。

七情病因的发生学研究以张光霁等《中医病因七情发生学》（2012）为代表，认为情志致病理论萌芽于春秋，奠基于战国及两汉，发展于晋五代十国，定型于宋金元时期，深化于明清时期，不断完善于现代。虽然对七情学说发生、发展的历史事实脉络有了较为清晰的梳理与认识，但对不同历史时期事实发生的所以然，即相关思想、文化、实践基础等尚缺乏深入研究，已经开展的个别研究在逻辑与事理上尚显牵强，七情学说的发生学研究还有待深入。

七情学说相关概念研究，涉及对七情、情志、情志病因等概念进行定义。邢玉瑞《中医病因病机研究进展》（2021）在综合以往研究成果的基础上，提出七情指人的喜、怒、忧、思、悲、恐、惊等情感、情绪反应与认知活动。"思"虽然是指思维活动，属于心理活动的认知系统和过程，但中医传统上常将思与其他情感系统相提并论，合称为七情。情志是指基于个体心理、生理状态，经过心神（脑）的感应、认知、调控，对内外环境变化产生的涉及心理生理的复杂反应；它具有特有的情绪主观体验、情志表情和相应的生理和行为的变化；是一个复杂的，具有适应性、动力性和系统性的，能够帮助个体适应复杂多变环境的心理现象。情志病因应当指各种引起人体疾病的情志刺激。从概念分化的角度而言，情志病因可根据划分前提的不同，分为基本情志与复合情志、情志太过与情志不及、正性情志与负性情志等，其涵盖的范围已远远超出了传统七情所指，更符合当代社会及临床实际。因此，在中医病因学的研究中，应该用情志病因概念替代七情内伤的概念，以促进中医病因理论的发展。

现代学者对七情致病的特点、规律及病机进行了深入研究，较有代表性的如张丽萍《现代中医情志学》（2011）认为情志致病可使脏腑功能紊乱，概括为情志致病皆可伤心，多情交织先伤肝，脾胃枢纽情志多伤，情志久病累及于肾，以及情志所伤多脏同病。乔明琦[2]研究团队对情志发病开展了较为深入的研究，认为未有单一情志刺激而致病者，由情志刺激所致始发病证主要为肝气逆、肝气郁两证，由此论证了其提出的"多情交织共同致病首先伤肝"假说。郑红斌等[3]系统地整理并探讨了《内经》七情内伤理论，归纳提出七情内伤的致病特点为：多伤及相应内脏、可交互致病、可相应转化、多伤心神、直接影响气机。为此进一步充实了七情病因学说的内容。于艳红[4]提出情

---

1. 王毅荣. 外感六淫格局与典型论治探讨[J]. 南京中医药大学学报，2012，28（5）：404-408.
2. 乔明琦，于霞，张惠云，等. "多情交织共同致病首先伤肝"假说及其论证[J]. 山东中医药大学学报，2006，30（1）：8-10.
3. 郑红斌，张光霖，陈诚. 中医病因古今演变的研究之一《内经》七情内伤病因概论[J]. 浙江中医学院学报，1998，22（1）：5-7.
4. 于艳红. 情志刺激致病五段式模式假说提出及初步验证[D]. 山东中医药大学，2012.

志刺激致病五段式模式假说，即生活事件是引发情志刺激的始发因素，个体心理、生理特点是形成情志刺激的关键，体内激素和神经递质相关活性物质含量和功能改变是情志刺激导致脏腑气机紊乱而致病的主要微观机制，个性特征是情志刺激致病产生何种病证的重要影响因素。

另外，对七情与临床病证发生以及怒、惊恐等情志病因开展了较为深入的实验研究，已取得了不少成果。

3. 伏邪理论研究

伏邪致病理论源于《内经》。《素问·阴阳应象大论》论述了感受四时邪气伏而后发的致病特点，《素问·金匮真言论》的"故藏于精者，春不病温"，指出了伏邪温病的病因是冬不藏精。以此为后世伏邪温病理论研究提供了理论基础。

现代伏邪理论成为病因病机理论研究的热点之一。如郝斌[1]认为伏邪应该指一切伏藏于人体内之邪，除了中医学传统观点所固有的外感六淫、内伤七情等诸邪之外，还可以包括用现代科学检查方法发现的诸如潜伏于人体的寄生虫卵、原虫、细菌、病毒等病原微生物，以及停留于人体的诸多病理产物、代谢废物等。有学者根据伏邪的来源、潜藏机制及发病特点的不同，对伏邪进行了分类，分为外感伏邪和杂病伏邪两大类。如任继学[2]指出，伏邪还包括内伤杂病所致的伏邪。刘英杰等[3]提出情志伏邪隶属于杂病伏邪范畴，认为情志伏邪指七情所伤导致的伏于人体而不即发的邪气，因七情过激而被触动，再次发作或进一步加重可引发疾病。由此扩大了伏邪的论治范围。

随着对伏邪认识的不断深入，有关伏邪理论的临床应用成为研究的重点。王玉贤等[4]认为伏邪所指与现代感染病学中的潜伏期感染、隐形感染、病原携带状态有相似之处，与艾滋病、病毒性肝炎、流行性感冒等传染病的发病也有密切关系。李艳阳等[5]认为心血管疾病高血压病、冠心病、心肌梗死、心力衰竭、心律失常、病毒性心肌炎等符合伏邪致病的特点。以此基于伏邪理论，从中医学角度思考探讨心血管疾病的治疗，可为临床提供新的治疗思路。

有学者对伏邪存在价值，持否定态度。如王玉生[6]认为"冬伤于寒，春必温病"并非伏邪论，春必温病的原因，冬不藏精是其中一个方面，另有寒邪伤阳、寒伤肾水等说，否定伏寒化温说。

4. 毒邪理论研究

《内经》将药物的偏性视为毒，称为"毒药"。后世医家引申成为中医学的致病因素。

于智敏[7]认为"毒"的本义是指对人体有害的或作用猛烈的物质，主要是指药物，"毒"字的出现和药物密切相关，后人以此为基础广泛引申运用，词义逐渐扩大，引申为邪、五行暴烈之气、疫病、剧烈的致病因素、所有病因、药物的性能等。同时认为中医学之"毒"肇始于"毒药"，丰富于病因，固化于病机。对此现代学者从多方面加以梳理，初步阐明了毒邪概念的发生与演变以及致病特点等。如张蕾等[8]认为毒邪是一类致病猛烈，能引起机体功能严重失调，而产生剧烈反应和特殊症状的致病因素。作为病因，毒邪致病相当广泛，但其既不同于能够涵盖一切致病因素的广义之邪，也不局限于温病所特有的温邪。张允岭等[9]总结毒邪致病特性为：①兼夹性；②酷烈性；③暴戾性；④秽浊性；⑤从化性；⑥损络性；⑦多发性；⑧正损性。周仲瑛等《中医病机辨证学》（2015）认为，毒邪致病的临床特点主要表现为凶险、怪异、繁杂、难治，外感毒邪常具有一定的传染性，而内生毒邪一般则无。

---

1. 郝斌. 伏气学说的源流及其理论的文献研究[D]. 北京：北京中医药大学，2007.
2. 任继学. "伏邪"探微（上）-外感伏邪[J]. 中国中医药现代远程教育，2003，1（1）：12-14.
3. 刘英杰，齐向华. 从情志伏邪理论探讨失眠症的病因病机[J]. 湖南中医杂志，2014，30（10）：124-125.
4. 王玉贤，韩经丹，范吉平. 浅议伏邪与传染病发病[J]. 中国中医基础医学杂志，2014，20（2）：187-189.
5. 李艳阳，吕仕超，仲爱芹. 伏邪理论在心血管疾病中的运用[J]. 新中医，2014，46（8）：1-3.
6. 王玉生. "冬伤于寒春必温病"非伏气论[J]. 辽宁中医杂志，1995，22（3）：109-110.
7. 于智敏. 中医学之"毒"的现代诠释[D]. 北京：中国中医科学院，2006.
8. 张蕾，刘更生. 毒邪概念辨析[J]. 中国中医基础医学杂志，2003，9（7）：7-8.
9. 张允岭，郭蓉娟，常富业，等. 论中医毒邪的特性[J]. 北京中医药大学学报，2007，30（12）：800-801.

（二）病机理论研究

病机一词，首见于《素问·至真要大论》。继《内经》后历代医家对病机有不同的诠释，现代学者对病机的概念及分类也有不同的解读。孟庆云[1]认为病机是根据临床对疾病征象的分析，是包括病因、病位、病性、发病关键、致病途径，以及病变趋势在内的综合判断。更多的学者则提出病机与病理等同，如成肇智等[2]认为病机是一个综合性的病理概念，其反映了疾病从发生、发展到传变，以及结局整个病理过程的病变规律。有学者对中医病机的分类进行了新的阐述。邓铁涛等《中医基本理论》（2012）将病机分为三类：①各种疾病所共有的基本病机，包括八纲病机和六气病机两类。②体现人体功能失常状况，主要用于研究分析内伤疾病的脏腑病机、经络病机和气血津液病机。③体现外感病邪侵入人体后邪正盛衰消长状况，主要用于研究分析外感热病病情的六经病机、卫气营血病机和三焦病机。

病机与证候的关系是现代学者讨论的一个重要议题，大致存在以下两种观点。一种观点是病机决定证候。李庆生[3]提出证候的产生与变化是证的本质变化的反映，这种本质变化的内在联系，即是病机，认为证及其对应的证候是由病机决定的。另一种观点是病机与证等同或包容。徐木林等[4]通过研究《伤寒杂病论》原文，认为"证"是病机与证候的统一体，证候是证之外候，是病机的证据；病机是证的内在本质，是证候的根源，证候与病机组成"证"，病机是证的内容之一。

现代对单一病机的研究，主要集中在寒、热、虚、实几个方面，而且多从证候角度入手开展研究。

1. 寒热病机研究

现代寒热病机研究多以寒热证候研究为主。梁月华《从寒热研究探讨中医与西医的共性和特性》（2016）对寒证、热证各自的临床表现、功能变化、病理变化、基因与系统生物学变化等进行了总结，并概括出寒证、热证功能与病理指标变化的总观。李梢等[5-7]首次开展中医"寒、热"证候的舌苔微生物组研究，以中医"寒、热"基本辨证纲领为范例，建立了基于神经-内分泌-免疫系统的寒证、热证生物分子网络，发现寒证生物分子网络以激素的功能模块为主，热证的生物分子网络则以细胞因子的功能模块为主，神经递质功能模块共同分布于2个网络。同时，还发现寒、热证生物分子网络具有无标度（scale-free）性质，即网络的功能实现主要依赖于一些关键节点，这些关键节点有望成为寒证、热证的生物分子网络标志。

2. 虚实病机研究

李燕翀等[8]认为，虚实概念应从之于《内经》《难经》所言，气入为实，气出为虚。即气从外而内的运动结果谓之实，气从内而外的运动结果谓之虚。如此使八纲中的虚实和其他六纲更好的联系。张西俭[9]结合《素问·调经论》提出"有无虚实说"，认为"有者为实，无者为虚"，即气血在不同部位之间的配置，呈异常聚盛者称"有"名"实"，反之为"无"名"虚"，这是关于物质和能量在空间的动态关系的概念。这种虚实病理机转常虚与实邻、相伴共生。

---

1. 孟庆云. 从病机的语义特征剖析其内涵[J]. 上海中医药大学学报，1999，13（2）：7-8.
2. 成肇智，李咸荣. 病机学是中医学理论体系的核心[J]. 中国医药学报，1994，9（5）：5-8.
3. 李庆生. 试论中医辨证与病机分析[J]. 湖南中医药导报，1996，2（1）：3-5.
4. 徐木林，黄修涛，王秋琴，等. "证"是病机与证候的统体一体-从《伤寒杂病论》谈起[J]. 国医论坛，2002，17（5）：1-3.
5. Li S, Zhang ZQ, Wu LJ, Zhang XG, Li YD, Wang YY. nderstanding ZHENG in traditional Chinese medicine in the context of neuro-ndocrine-immune network[J]. IET Syst Biol, 2007, 1（1）：51-60.
6. Ma T, Tan C, Zhang H, Wang M, Ding W, Li S. Bridging the gap between traditional Chinese medicine and systems biology: the connection of cold syndrome and NEI network[J]. Mol Biosyst, 2010, 6（4）：613-619.
7. Jiang B, Liang X, Chen Y, Ma T, Liu L, Li J, et al. Integrating next-generation sequencing and tradi-tional tongue diagnosis to determine tongue coating microbiome[J]. Sci Rep, 2012（2）：1-12.
8. 李燕翀，孙凯，郭蕾，等. 在中医经典中观"虚实"[J]. 中华中医药学刊，2011，29（5）：992-993.
9. 张西俭.《内经》虚实理论中有无说辨[J]. 北京中医药大学学报，1995，18（4）：12-15.

近年来，中医复合病机的研究成为中医病机理论研究的重点。如王平等[1]提出了"中医病因组"假说，认为中医病因范畴内两种以上病因复合致病的病因集合，其内涵包括了六淫七情、气血津液代谢失常等相互兼夹病因而形成的二重、三重或多重病因组，并对其存在的理论渊源、临床根据和研究意义等作了探讨。以国医大师周仲瑛[2]为带头人的课题组，研究发现"瘀热"在外感及内伤杂病中普遍存在，系统构建了瘀热病机理论，阐述了瘀热的概念、形成、主要病理变化、病证特征、主要临床表现、分类、治疗原则，初步揭示了瘀热的分子生物学基础，开展了从瘀热论治内科难治病的规律研究，出版了《瘀热论——瘀热相搏证的系列研究》(2007)，《从瘀热论治内科难治病》(2010)等专著。

综上所述，中医病因病机理论的研究虽然取得了长足的发展，但是尚有诸多亟待解决的问题，如概念的模糊、分类的不确定、研究思路与方法的选择不够恰当、研究结果难以说明问题、过多被传统的医学理论所拘泥、创新精神的缺乏与不足，以及与新兴学科的交叉融合滞后等。对此就要求我们必须继续保持科学严谨的工作态度，坚持运用深入的研究方法，加强与多学科的交叉与融合，增强创新思维，拓展思路，找到一条可以表达中医自己的特色又能被国际所认可的康庄大道，促进中医病因病机理论的进一步蓬勃发展。

三、典型案例

"风胜则动"的现代研究

"风胜则动"指风邪致病具有动摇不定的症状特点，一般认为临床见眩晕震颤、抽搐、强直等动摇性症状，多反映了风性主动的特点。邱幸凡等[3, 4]对此理论有独到见解与临床体悟，他认为此风既指外风，更多的是指内风。临床所见既有眩晕、震颤、抽搐等肢体动证，也有内脏动证，如肺系动证：哮喘、痉咳、气喘等；心系动证：心动过速、胸痹绞痛等；脾系动证：嗳气、呃逆、肠鸣腹泻等；肝系动证：右胁掣痛、头部掣痛、眩晕等；肾系动证：阴缩、小腹或腰部拘急疼痛等。其判断"风胜则动"的标准，概括为"不动而动"和"动而太过"八个字，所谓"不动而动"，是指人体正常无动象的部位出现了异常动象，如筋肉跳动、面肌抽动等；"动而太过"，是指人体正常活动的部位，出现了异常太过的动象，如头部摇动、四肢抽搐和痉咳、哮鸣等。

"风胜则动"的治疗，一般而言，外风宜散，内风宜息。外风致动的病证，宜在散风的同时，结合祛风止痉法，药如防风、秦艽、葛根、蝉衣、天南星、白附子等。动甚时，亦可加入全蝎、蜈蚣等息风止痉药。内风致动的病证，治宜平肝息风。因内风成因多途，所以具体治法各有区别。如热极生风者，治以清热息风；肝阳化风者，治以平肝息风；阴虚风动者，治以滋阴息风；由风寒致风者，治以祛寒息风等。临床施治时，应在审机论治的基础上，酌情选用天麻、钩藤、僵蚕、全蝎、蜈蚣、地龙、代赭石、石决明、羚羊角之类。

另外，王显等[5, 6]提出急性冠脉综合征（ACS）"络风内动"假说，认为ACS发病急骤，临床表现变化多端，类似中医风证；病位在心络，病因多为风寒内侵、饮食不当、情志失调和年老体虚等，实者痰瘀互阻、郁腐成毒，热毒生风；虚者久病入络，脉络空虚，阴虚风动或血虚生风；虚实挟杂者，风邪挟寒湿火热伤人，直伤心络，或耗伤心之阴阳，心络失养，形成外风引动内风而发病。研究发现在络风内动证组冠状动脉狭窄支数、狭窄程度、美国心脏病学会/美国心脏协会病变类型、

---

1. 王平，陈刚，刘松林. 中医"病因组"假说的提出及其相关研究思路[J]. 中医杂志，2006，17（6）：702-703.
2. 虞舜，张稚鲲，杨丽娟，等. "瘀热"学说的历史依据与现实意义[J]. 中国中医基础医学杂志，2010，16（4）：274-276.
3. 张群湘，邱幸凡，张六通. "久病多风"理论探讨[J]. 湖北中医杂志，2007，29（6）：25-26.
4. 邱幸凡，王平. 中风证治经验[J]. 中医杂志，2004，45（6）：467-469.
5. 王显，胡大一. 急性冠脉综合征"络风内动"假说临床研究[J]. 中华中医药杂志，2008，23（3）：204-208.
6. 中华中医药学会介入心脏病学专家委员会. 胸痹心痛络风内动证诊断专家共识[J]. 中医杂志，2014，55（17）：1528-1530.

Levin病变类型，IVUS测定的重构指数、正重构和负重构以及血浆炎症标志物水平等均具有特征性改变。络衡滴丸在缓解心绞痛、降低炎症介质等方面显著优于常规治疗和通心络。

四、主要参阅文献

1. 邢玉瑞. 中医病因病机理论研究进展[M]. 北京：中国中医药出版社，2021.
2. 王庆其，周国琪. 黄帝内经百年研究大成[M]. 上海：上海科学技术出版社，2018.
3. 刘长林. 内经的哲学和中医学的方法[M]. 北京：科学出版社，1982：189-194.
4. 张丽萍. 现代中医情志学[M]. 北京：中国医药科技出版社，2011.
5. 周仲瑛，周学平. 中医病机辨证学[M]. 北京：中国中医药出版社，2015.
6. 周仲瑛. 瘀热论——瘀热相搏证的系列研究[M]. 北京：人民卫生出版社，2007.
7. 周仲瑛. 从瘀热论治内科难治病[M]. 北京：人民卫生出版社，2010.
8. 乔明琦，张惠云. 中医情志学[M]. 北京：人民卫生出版社，2009.
9. 邓铁涛，吴弥漫.《中医基本理论》[M]. 北京：科学出版社，2012.
10. 梁月华，李良. 从寒热研究探讨中医与西医的共性和特征[M]. 北京：北京大学医学出版社，2016.

（聂金娜）

第四节　诊法理论研究

一、概　　述

《内经》诊法理论基于阴阳、五行、藏象、经络等传统理论根基之上，凭借严谨的推理与反证，在天人相应原则指导下，提出诸如"知常达变""司外揣内""整体察病""诊法常以平旦""胃气为本""四诊合参"等一系列诊断要则，为辨证和治疗提供依据。《内经》诊法理论丰富多样，有关诊法论述74篇，涉及面色诊、三部九候法、寸口诊法、人迎寸口诊法、尺肤诊等近50种诊法，体现了中医整体观念、辨证论治的特色和优势，对后世中医诊断学发展产生深远影响。

深入研究《内经》诊法理论，对继承创新中医诊断学、提高临床诊疗水平意义重大。近年来，众多学者从不同角度对其进行研究，取得丰硕成果。概而论之，《内经》诊法理论研究有三大转向：从注疏考据转向理论重构，从经验总结转向系统建模，从文献研究转向临床验证。

二、研　究　述　评

（一）《内经》诊法理论建构研究

《内经》诊法理论的丰富表达有利于后世学者进一步完善《内经》诊法理论体系。程士德《内经理论体系纲要》（1992）提出：《内经》诊断思想包括四诊合参、在整体观念指导下对局部与整体的综合诊察、以辨识阴阳为纲领，并具体体现在人迎寸口诊法、尺肤诊法、色诊、问诊、闻诊等多种诊断方法的综合运用。杜松等[1]围绕《内经》的诊法展开，通过分析74篇相关论述归纳近50种诊法，试图建立一种恒动整体观、双向判别、三因特色、四条途径的中医诊法理论框架，构建"形-神-运气"的诊法模式。杨杰等[2]通过对《内经》中"十度"诊法总则研究，认为中医诊法可分"诊

---

1. 杜松，赵晖，梁媛，等. 2022年中医诊断学研究进展[J]. 中国中医基础医学杂志，2023，29（3）：378-384.
2. 杨杰，杜松.《黄帝内经》中诊法理论体系概要[J]. 中华中医药杂志，2008，23（7）：580-582.

之法"与"诊之道"两个层面，《内经》提出的"诊有十度"可重构中医诊法理论框架，前五度主要论"诊之法"，后五度侧重"诊之道"，且中医"诊"与"断"相辅相成，"十度"从多方面诊察机体状态体现了人体-社会-自然的和谐统一。

《内经》络脉诊法是中医诊断学中的重要内容。袁静云[1]在导师刘清国教授提出"脉体系""穴体系""术体系""治体系""语体系"等五大体系基础上，首先对研究中所用关键概念"络脉""络脉诊法""病络""络病""诊病络法""诊络病法"等进行分析界定，然后以"诊法"为视角，将络脉诊法放置于整个络脉研究背景中，通过对《内经》络脉诊法的基础、内容、应用等挖掘与分析，构建了《内经》络脉诊法体系，包括10种诊病络法、2种诊络病法构成了络脉诊法的重要组成部分；丰富的适宜病症、使用情景组成了络脉诊法的应用。

上述研究不但是对《内经》诊法理论体系进一步完善，而且提出了很多新的创见，无疑具有重要价值。但也要看到，某些理论的提出还停留在探索阶段，尚不能形成标准和共识进行推广。如袁静云[3]清醒的认识到，《内经》对病络的诊察偏于体表，对内部深层络脉的诊察以及规律的探索尚显不足。虽然《内经》所言络脉与西医的解剖并不能完全对应，但至少包含了微细血管的成分，未来可在临床或研究中借助内镜、血管造影技术、多普勒超声等多种现代手段，加强对体内络脉进行观察，拓展络脉诊察范围，若能将当前研究中整理得到的《内经》络脉诊察经验和规律与现代诊察手段结合，或许能总结出新的符合中医特点的诊断经验与规律，推动现代诊断学的进一步发展。

（二）《内经》诊法的方法学研究

《内经》诊法充分运用望闻问切诊断技术加以细化，内容十分丰富，如脉诊方法，就有三部九候诊法、人迎寸口对比诊法、独取寸口诊法、尺肤诊法、虚里诊法及手少阴脉诊法等6种，但一些诊法记述简略，有的未详细论述其理论依据，有的未细化操作流程，导致实际操作困难。因此，学者对《内经》诊法进行了古今文献梳理，或结合现代科学思想深入挖掘，获得了极其丰富的成果。因篇幅有限，本文仅列举部分成果。

张秉伦等[2]从现代映射理论角度分析《内经》望诊学说，总结了《内经》中几种主要映射形式。一为五官分应五脏，望五官以测五脏。二为局部对应脏腑，如耳、鼻、舌、目等都能反映脏腑的功能与疾患。如目受五脏六腑之精气，与肝脾心关系尤为密切，十二经有八条系于目，任督阴阳跷亦与之有联系，故《内经》中十分重视目部望诊，观察目中白眼的色泽变化，目中赤脉、瞳孔及目睛状态、目窠、目下与眉间的形态色泽等，开中医目诊之先河，并为五轮学说的形成奠定基础。三为局部对应周身，以面部对应周身的认识为最早。

梁爽[3]对《内经》色诊理论进行全面挖掘和分类整理，发现《内经》中记载的色诊法大致包括面色诊、官窍色诊、络脉色诊等。在面色诊理论中，《内经》提到的面色分候法有五色分候五脏法、色部分候全身法、色部分候五脏法三类。在官窍色诊法中，《内经》所述的面王色诊与人中色诊对生殖、泌尿性疾病具有较大的诊断意义，但在现代临床中却应用较少，相关的理论探讨亦不多见。在络脉色诊方面，发现鱼际部位具有全息元特性，故该部络脉色诊对五脏疾病均具有一定的诊断价值；依据《内经》所载的目睛络脉理论和"五轮八廓"学说，医家对目睛分区，并探讨络脉形色对各脏腑病证的诊断价值，是对《内经》色诊理论的发展和完善。

现代科学技术手段不断被运用于传统望诊方法之中。如有学者通过使用色差仪进行光电比色并进行系统分析处理，将结果精确地输入计算机，显著提高了面色判断的准确性，有效避免了传统望诊中因医师主观因素带来的偏差[4]。在舌诊领域，利用荧光显微镜、高光谱图像技术等前沿技术，

---

1. 袁静云.《内经》络脉诊法体系的挖掘与整理[D]. 北京：北京中医药大学，2023.
2. 张秉伦，黄攸立. 望诊：人体脏器疾患在体表有序映射[J]. 自然科学史研究，1991，10（1）：70-80.
3. 梁爽.《内经》色诊理论研究[D]. 济南：山东中医药大学，2014.
4. 张钰莹，周华，詹松华，等. 中医四诊新技术的应用及研究进展[J]. 中国医学计算机成像杂志，2021，27（1）：83-86.

深入研究舌象的微观特征与疾病之间的联系。研究发现不同病症在舌象的荧光表现和微量元素含量上存在显著差异，如胃病患者黄苔与白苔在幽门螺旋杆菌感染检测中表现出截然不同的阳性率。此外，通过建立标准化的舌象采集环境和分析流程，比如设定统一的照明条件、应用图像分割算法等，进一步提升了舌诊的客观性和可重复性[1]。

钟胜禹等[2]认为，《内经》的脉诊法主要为遍诊法和寸口脉法，而脉诊的形成深受经脉理论的影响。在经脉理论发展中形成气血经脉和脏腑经脉两种经脉模式，并分别成为遍诊法和寸口脉法的基础。当前，遍诊法被寸口脉法取代并不意味着遍诊法失去应用价值，比如《伤寒杂病论》就有将两种脉法结合应用于临床中的实例。因此，将遍诊法与寸口脉法相结合应用于现代临床中，有待于进一步研究。张丽等[3]通过对《内经》中"气口"之研究，认为寸口诊法从诊法原理、寸关尺定位、脏腑分候、脉之有根、取脉指力等方面进行全面梳理，表明《脉经》继承和发展了《难经》寸口诊法，使其得以完善。而罗鸿宇[4]详细阐述了《内经》从人迎寸口脉、经络病候、经络望诊切诊等方面辨别经络虚实的方法，认为经络虚实辨证对于治疗疾病的关键作用及重要意义。

黄玉燕等[5]独辟蹊径，围绕《内经》诊肉之坚脆展开，明确其含义包括肉坚（肌肉坚实强劲）与肉脆（肌肉柔弱松软）及其相互关系，认为通过望诊、切诊等方法从形态和功能方面进行诊察，探究其原理与脾、气血、卫外功能的联系，说明其在察脏腑、明痛感等方面的临床意义，强调诊察时应整合信息整体评判。张朝玉等[6]对《内经》中的腹诊理论进行文献整理研究，认为腹诊不应该被荒废，其对现代临床中的胃肠疾病及肿瘤疾病的诊断提供参考。

《内经》尺肤诊法失传已久，但尺肤诊法的研究却未停止，学者和医家试图通过文献研究和临床实践还原。王培禧《中医尺肤诊断学》（1999）总结《内经》及后世文献，运用中医脏腑经络学、气血津液结合现代医学、发生学、全息论的观点、方法，结合临床反复实践，构建了以脏腑经络学说为基础的独特的中医尺肤诊断学体系。王氏[7]以尺肤分配脏腑形身定病位，审尺肤、掌指、经脉、爪甲色泽形态变化配合诊寸口脉动定病性，"位""象"结合，色脉尺合参，获取生理病理信息，指导医生作出最佳治疗选择。王文瑞等[8]从全息胚生物学理论观点探讨尺肤诊疗法的生物全息机制，以新的视角阐明尺肤诊疗法的诊断价值，以证明尺肤诊疗法应用于中医诊疗的合理性，认为从生物全息角度，尺肤是人体的缩影，全身的信息均反映于此处，因此扩大了原有经络的诊疗范围。

邢玉瑞[9]认为，脉诊体系的形成及其临床运用，都贯穿着模式推理的要素，《素问·三部九候论》可谓脉诊经验与模式推理相结合的典范，其中即运用了三才模式、阴阳模式与五行模式等三种模式推理的方法。林铭振[10]从三部九候遍诊法及三部九候寸口诊法两部分入手，对三部九候脉诊法的溯源、发展、具体运用、临床意义及相关研究进行了梳理、分析，归纳总结了一套六脉统合图示法，为中医脉诊客观化、精确化的研究提供新的思路和方向。其后刘佳[11]研制了稳定、高效、实用的三探头脉诊仪，并建立一套严谨而合理的试验方法和技术路线，进行了寸、关、尺定位和浮、中、沉取脉指力"三部九候"信息采集的规范化研究。张健[12]在同年也进行了指感施压和微阵列传感的三

---

1. 魏翔宇，詹松华，周华，等. 中医舌诊新技术研究进展[J]. 中国中医基础医学杂志，2021，27（09）：1519-1521.
2. 钟胜禹，王泓午，袁卫玲. 基于经脉理论讨论《黄帝内经》两种脉诊法[J]. 天津中医药大学学报，2024，43（11）：961-965.
3. 张丽，王荣，胡申，等.《脉经》与《难经》寸口诊法比较[J]. 中华中医药杂志，2022，37（1）：325-328.
4. 罗鸿宇.《黄帝内经》经络虚实辨[J]. 中华中医药杂志，2010，25（10）：1670-1672.
5. 黄玉燕，陈曦，汤尔群. 论《内经》诊肉之坚脆[J]. 中国中医基础医学杂志，2023，29（2）：186-189.
6. 张朝玉，崔向男，林彬，等.《黄帝内经》腹诊理论初探[J]. 上海中医药大学学报，2014，28（3）：12-14.
7. 王培禧. 中医尺肤诊断学（法）概论[J]. 中华中医药杂志，2024，39（8）：4123-4127.
8. 王文瑞，李佳豪，张克镇. 基于生物全息论浅谈《黄帝内经》尺肤诊疗法机理及临床意义[J]. 中医药通报，2023，22（10）：35-38.
9. 邢玉瑞.《素问·三部九候论》模式推理方法探讨[J]. 中国中医基础医学杂志，2012，18（3）：240-241.
10. 林铭振. 三部九候脉诊法探析及客观化研究[D]. 广州：广州中医药大学，2011.
11. 刘佳. 三探头脉诊采集装置"三部九候"信息采集的规范化研究[D]. 北京：中国中医科学院，2014.
12. 张健. 指感施压和微阵列传感的三部九候脉诊信息获取与识别关键技术研究[D]. 北京：北京中医药大学，2014.

部九候脉诊信息获取与识别关键技术研究，推动了三部九候脉诊的现代研究。

（三）《内经》四诊客观化研究

在四诊客观化研究方面，笔者在中国知网以"四诊客观化"为主题进行搜索，截止 2025 年 2 月，共获取学位论文 86 篇，学术论文 186 篇，可见研究成果之丰硕，并且融入光学、声学、工程学等学科发明了四诊仪等设备应用于临床。

以脉诊为例，钟胜禹等[1]认为脉象具有四要素，即脉位、脉率、脉形、脉势四要素，在四要素基础上，医者指下感受到的脉象可无限变化，故后世医家对脉象的认知各有差异，如何明确脉象的具体感受，则是脉象客观化研究的意义。众多学者在脉象采集技术上不断探索，现代脉象仪不断革新。先进的脉象仪可精确检测到微小的脉象变化，如弦脉的紧张度、滑脉的流利感等，并将这些信息转化为数字信号进行存储和分析。

信号处理与分析环节也有重大突破。借助大数据处理和人工智能算法，对采集到的大量脉象数据进行深度挖掘，通过训练机器学习模型，能够识别不同疾病状态下的脉象模式，实现脉象的自动分类与初步诊断。例如，针对心血管疾病，经过大量临床数据训练的模型可以根据脉象特征判断疾病的类型、严重程度及发展趋势，为临床诊断提供客观参考。

在闻诊方面，章文春等[2]围绕《内经》中"五脏相音，六腑应律"展开，通过研究《扁鹊镜经》等补充其论述不足，结合现代声学成果梳理出该理论与技术，完善中医闻诊理论，并探讨其在现代医学检测中的意义与应用前景。江冬梅[3]认为声诊诊断技术可提高体检中体质辨识的效率，通过无创、高性能、稳定的中医声诊健康设备提取特征参数，通过大样本的研究与计算机技术的发展，声音逐渐从"口耳之学"变为数字化、可视化、客观化的具体图像和数值。邓苏桁等[4]总结了中医闻诊客观化发展现状，发现现代化研究将相应的计算机手段运用于现代化仪器，对气味、声音进行样本分析处理，使得闻诊在客观智能化上的应用研究上越来越深入。但中医闻诊的研究虽初具规模但分布不均，中医闻诊客观化程度不够，相关研究的规模性系统性急需提高。罗瑞静等[5]认为中医智能化问诊系统的开发具有必要性与可行性，相关系统已取得一定成果且应用前景良好，但仍受中医问诊理论及智能化技术制约，需要不断完善。

（四）《内经》诊法理论的临床应用研究

随着科学技术的飞速发展，《内经》诊法的研究从"经验医学"阶段转向技术标准化、理论实证化、方法创新化之路，以期发挥对临床的指导价值。

尹剑文等[6]总结了张沛霖老中医的三部九候针灸术，根据脉象的变化调整针刺手法，临床应用疗效显著，说明三部九候诊脉法对针灸具有一定的指导意义，值得进一步研究和推广。罗陆一等[7]进行了《内经》心病面部望诊理论与临床实践，总结出心病面部望诊的要点，对预测及诊断冠心病，诊断病毒性心肌炎后遗症、心肌梗死等具有重要的临床指导意义。吴宏进等[8]采用《中医四诊信息

---

1. 钟胜禹，王泓午，袁卫玲. 基于经脉理论讨论《黄帝内经》两种脉诊法[J]. 天津中医药大学学报，2024，43（11）：961-965.
2. 章文春，马学东，高也陶. 五臟相音 六腑应律——再探《黄帝内经》失传 2000 多年的理论和技术[J]. 医学与哲学，2023，44（21）：73-76.
3. 江冬梅. 不同体质中医声诊特征及与五音相关性研究[D]. 天津：天津中医药大学，2023.
4. 邓苏桁，高园，慈宏福，等. 基于文献计量学的中医闻诊客观化发展现状研究[J]. 电脑知识与技术，2023，19（4）：123-126，129.
5. 罗瑞静，何建成. 中医智能化问诊系统开发及应用前景[J]. 时珍国医国药，2014，25（7）：1797-1798.
6. 尹剑文，施静，张沛霖. 三部九候诊脉法在针刺中的应用探讨[J]. 中国民族民间医药，2015，24（24）：46
7. 罗陆一，徐翀. 《内经》心病面部望诊理论与临床实践[J]. 中华中医药学刊，2011，29（11）：2392-2394
8. 吴宏进，戴薇薇，李深广，等. 基于四诊客观化评价泻南补北方治疗绝经后动脉粥样硬化疾病疗效[J]. 中华中医药杂志，2024，39（9）：5076-5082.

采集表》、分光测色仪、TDA-1舌诊仪、DDMX-100型单道脉象仪，收集对照组脉象和疾病组的四诊数据，进行统计分析，证明泻南补北方可以改善绝经后动脉粥样硬化患者的面色、舌象、脉象及临床症状，中医四诊客观化指标可以为中医临床病情演变及临床疗效评价提供有效依据。陈杰等[1]应用深度卷积神经网络（ResNet50）分别对心肾不交证慢性失眠患者中药治疗前后的数据进行分析，证明基于舌象深度特征的慢性失眠疗效评价方法及可视化呈现，具有良好的客观性、可读性。

综上，《内经》诊法理论作为中医学理论的重要组成部分，其现代化转换和多学科融合是未来发展的关键。现代研究逐渐从传统分类编次转向使用现代科学语言重新构建和阐释《内经》理论体系。诊法理论的现代化不仅涉及语言模式的转换，也包括思维模式的更新，这对于中医学理论的传承和发展至关重要。《内经》的诊法理论，如望、闻、问、切，需要与现代诊疗技术相结合，提高诊断的科学性和准确性。同时，现代学者尝试将《内经》理论与现代科学文化的语言模式相融合，以更好地适应当代需求。然而，这一过程中仍存在挑战，如古老语言模式与现代科学语言框架之间的差异，可能导致理解上的困难，且《内经》理论硬核如五脏六腑、十二经脉与当代医学兼容性有限。未来的研究还可以进一步探索《内经》诊法理论在现代医学检测中的意义与应用前景，以及如何在现代科学框架内更好地发挥作用。随着现代信息技术的发展，中医诊断学中的望、闻、问、切四诊技术逐渐客观化、标准化、信息化与智能化。借助人工智能、大数据、智能医疗器械等关键要素，提升中医四诊融合及诊断水平，并为中医学的发展注入新的活力，是中医诊断学尤其是四诊技术发展的必然趋势[2]。

三、典型案例

寸口脉脏腑配位推演方法研究

寸关尺三部诊候脏腑是中医脉诊学的重要内容之一，中医界对其起源、形成的过程也有较为清晰的认识，但对这一诊脉模式形成的实践基础、理论依据、思维机制、现代实践价值等则缺乏深入的探讨，难以准确把握其科学价值，由此也影响到脉诊客观化仪器的研发，因此有必要对其形成的机制加以深入研究。

1. 天地人三部分类

"三"在中国古人的认识过程中，具有模式的功能。《说文解字·三部》谓："三，天地人之道也。"《周易》建立了天、地、人三才的模式，由此形成天、地、人三分的格局。从认识论的角度而言，古人"近取诸身，远取诸物""仰则观象于天，俯则观法于地"（《易传·系辞下》），法象于天地以认识事物，并建立社会组织和社会生活准则等，故天、地、人三才模式也就成为古代中医学认识脉象分类的基本依据。

《素问·三部九候论》在"天地之至数，合于人形血气"思想的指导下，提出全身三部九候诊脉法，将人体诊脉部位一分为三，进一步按照异级同构的原理，每一部再分天、地、人三部，以诊候不同脏腑部位的病证。《难经·十八难》则依据天、地、人三才模式异级同构而构建寸口诊脉体系，最早提出寸口诊脉的三部九候方法，指出："上部法天，主胸以上至头之有疾也；中部法人，主膈以下至脐之有疾也；下部法地，主脐以下至足之有疾也。"虽然《内经》《难经》都提到五脏六腑的病变均可反映于寸口部位，但还未与具体脏腑相配属。《脉经·两手六脉所主五脏六腑阴阳逆顺》首次提出了寸口脉的脏腑配位，即以心、肝、肾分别对应于左手的寸、关、尺三部，以肺、脾、肾分别对应于右手的寸、关、尺三部，其基本思路是以寸、关、尺三部分别对应于上、中、下三焦。这既是三部分类原则在寸口脉诊中的具体应用，也是独取寸口以决五脏六腑死生吉凶方法逻辑演进的必然结果。

---

1. 陈杰，王皓轩，钱卓雅，等. 舌象图像深度特征在慢性失眠疗效评价中的应用[J]. 上海中医药杂志，2024，58（11）：86-89.
2. 崔骥，许家佗. 人工智能信息技术在中医四诊现代化研究中的应用现状与展望[J]. 上海中医药杂志，2025，59（1）：7-12.

2. 上下对应原则

《素问·脉要精微论》曰："尺内两傍，则季胁也，尺外以候肾，尺里以候腹。中附上，左外以候肝，内以候鬲；右外以候胃，内以候脾。上附上，右外以候肺，内以候胸中；左外以候心，内以候膻中。前以候前，后以候后。上竟上者，胸喉中事也；下竟下者，少腹腰股膝胫足中事也。"由于《内经》无寸关尺三部脉的记载，故此段原文所论应为尺肤诊法，如丹波元简说："此即诊尺肤之部位……是尺即谓臂内一尺之部分，而决非寸关尺之尺也。"但此段原文所论内容成为其后寸关尺三部分候脏腑理论的滥觞，后世许多学者也从寸关尺三部分候脏腑的角度加以诠释，李中梓甚至根据此段原文所述，创制了"《内经》分配脏腑诊候图"。虽然对此段原文具体所指后世认识并不完全一致，但其所显示的"上以候上，下以候下"的诊法原则，却成为寸口脉脏腑配位的重要依据之一。诚如《古今医统大全·脉分三部五脏》所说："脉有三部，曰寸、曰关、曰尺……寸部候上，自胸膈心肺咽喉头目之有疾也。关部候中，自胸膈以下至小腹之有疾也，脾胃肝胆皆在中也。尺部候下，自少腹腰肾膝胫足也，大肠小肠膀胱皆在下也。皆《内经》所谓上以候上，下以候下，而理势之所不容间也。"张介宾在《景岳全书·脉神章》也指出："本经曰：上竟上者，胸喉中事；下竟下者，少腹腰股膝胫中事。所以脉之形见上者候上，下者候下，此自然之理也。"并以此批驳根据脏腑表里关系，将小肠、大肠配位于寸部的诊脉方法说："自王叔和云心与小肠合于左寸，肺与大肠合于右寸，以至后人遂有左心小肠，右肺大肠之说，其谬甚矣。夫小肠、大肠皆下部之腑，自当应于两尺。"由此并产生了左寸候心与心包，右寸候肺与胸中之说。

"上以候上，下以候下"的诊法原则不仅体现于脉诊之中，中医学有关望诊的方法也无不遵循此原则。如《灵枢·五色》论脏腑肢体在面部的望诊部位与《素问·刺热》所论五方配五脏的方法虽然不同，但就脏腑在面部的望诊部位而言，都遵循着"上以候上，下以候下"的原则。中医舌诊的脏腑部位划分，同样以此原则为基础。

3. 阴阳配位原则

《素问·阴阳应象大论》说："阴阳者，天地之道也，万物之纲纪。"寸口脉脏腑配位理论的形成，同样离不开阴阳理论的指导。首先，以左右分阴阳，如明·许兆祯《脉镜·三部九候》所说："左刚右柔，有夫妻之别也，然左手属阳，右手属阴。"其次，根据阴阳同气相求划为一类，以及上述三部分类与上下对应原则，心、肺在上焦配位于寸部，心为阳中之阳，故配位于左手寸部；肺为阳中之阴，故配位于右手寸部。肝、脾在中焦配位于关部，肝为阴中之阳，故配位于左手关部；脾为阴中之至阴，故配位于右手关部。肾、命门等在下焦配位于尺部，故两尺候肾，或依据左肾右命门之说，以左尺候肾，右尺候命门。

从肾与命门分主水、火的理论而言，左尺候肾，右尺候命门的脏腑配位，显然与左阳右阴的阴阳划分形成了逻辑矛盾。对此，古人也有所觉察，并试图做出说明。如清·冯兆张《冯氏锦囊秘录·辨诊》提出将命门与右肾加以区别，认为命门位居两肾之间，所谓"一阳陷于二阴者，指命门之部位而信也"；其次，试图借助五行相生之理，以说明右尺何以候命门，认为"若夫象脉，自有定位，如左尺水生左关木，左关木生左寸火，君火付权于相火，故右尺火生右关土，右关土生右寸金，五行循序相生，万古不易之理"。因此，"若以命门不可列于右尺，则寸关金土之下，生生者，将何火以充其数耶？"此借助五行学说解释右尺候命门之理，实属牵强，也并未解答上述逻辑矛盾。周学海在《脉义简摩》中为了避开这一逻辑矛盾，认为"肾与命门俱出尺部，是两尺俱候肾，俱候命门矣"，并借助于阴阳学说，试图用阴阳之中再分阴阳的方法，解决何以左肾右命门的问题，指出："盖命门为元阳与真精所聚，水火同居，浑一太极也。火之体阴，其在下也，动于右；水之体阳，其在下也，动于左。故《难经》曰右为命门。"

通过上述分析可见，寸口脉脏腑配位的创立，是在天、地、人三部分类的基础上，根据脏腑在人体所在位置及寸口诊脉部位的上下对应原则，结合部位阴阳属性的划分及同气相求的归类方法，推演而形成的诊察脏腑病证的诊断方法。

四、主要参阅文献

1. 杨杰，杜松.《黄帝内经》中诊法理论体系概要[J]. 中华中医药杂志，2008，23（7）：580-582.
2. 王庆其，周国琪. 黄帝内经百年研究大成[M]. 上海：上海科学技术出版社，2018.
3. 欧阳兵，王明三，张成博. 中医诊法学[M]. 北京：中国医药科技出版社，2002.
4. 费兆馥. 中国脉诊研究[M]. 上海：上海中医学院出版社，1991.
5. 费兆馥. 现代中医脉诊学[M]. 北京：人民卫生出版社，2003.
6. 许朝霞，王忆勤. 中医舌诊研究与临床应用[M]. 上海：上海科学技术出版社，2020.
7. 燕海霞，王忆勤. 中医脉诊研究与临床应用[M]. 上海：上海科学技术出版社，2016.
8. 严惠芳. 中医诊法研究[M]. 北京：人民军医出版社，2005.
9. 邢玉瑞，牛溪苑. 寸口脉脏腑配位推演方法研究[J]. 中医杂志，2013，54（12）：991-993.
10. 邢玉瑞，张喜德. 卦气说与《内经》经脉病候[J]. 山西中医学院学报，2005，（3）：4-5.

（张曾亮　邢玉瑞）

第五节　治疗理论研究

一、概　　述

《内经》中有丰富的关于疾病治疗的内容，这些内容并非仅仅是经验的汇集，而是在中国传统文化和古代哲学思想影响之下，形成的具有中医学自身特点的治疗理论，不仅有层次、有章法，且蕴含着智巧。这些有关治疗的理论，可以划分为治疗思想（观）、治则治法及各种治疗手段等层次。

治疗思想是关于疾病治疗的基本观念、基本认识。治疗思想取决于医学的哲学基础，亦即源于其自然观、生命观、价值观和认识论。哲学基础不同的医学，具有不同的治疗思想，又指引着此种医学有关疾病治疗理论与临床的发展方向，决定着其治疗学的性质和特点，对于确定疾病的治则、治法等有重要的指导意义。《内经》有"化不可代，时不可违"（《素问·五常政大论》）、"从容人事"（《素问·疏五过论》）、"神不使"与"标本不得，邪气不服"（《素问·汤液醪醴论》）之论，提出知常遵化、因时因地因人而变、正气为本与医患配合等观点，成为中医基本的治疗理念。治疗原则，即治疗疾病时需要依据的准则。是在整体观念和辨证论治思想指导下所确立的治疗疾病的总原则，《内经》所论治则主要有治病求本、正治反治、标本论治、调理阴阳、因势利导、扶正祛邪、三因制宜、早期治疗等。

《内经》记载了多种行之有效的治疗方法，计有砭石、针刺、灸焫、药物、熏洗、药熨、敷贴、按摩、导引、手术、饮食和精神疗法等，护理方法也有所论。针刺疗法在《内经》中占有特殊重要的位置，仅针刺法即有20余种，针刺几乎用于所有疾病的治疗。相对来说，药物的性能及制方理论，《内经》中有较详记载，如提出了"君、臣、佐、使"的组方法度，确立了缓方、急方、奇方、偶方、大方、小方等组方原则，并详细论述了六气淫胜及五脏苦欲补泻之配方法则，这些理论有力地促进了中医方剂学的发展。但《内经》所载的方剂数量偏少，全书仅得十三方（包括《遗篇》的小金丹）。这或是由于方药多收载于当时的方书之中，如《汉书·艺文志》所录的"经方十一家"之类。

二、研 究 述 评

治疗理论是《内经》理论体系的重要组成部分，对于临床极具指导价值，向来为后世医家以及现代学者所重视。现代学者的研究侧重于治疗思想、治则、治法的等级关系，并在论文、著作中设法进行分级分层，但是由于治疗思想、治则、治法的概念界定不够明确，所以出现了同一个内容分属于不同层次的情况，如"逆者正治，从者反治"，有归于治则的，也有归于治法的，甚至同一本书，出现了说法不一、自相矛盾的情况。因此，对应治疗理论中不同层次进行界定，确定相对明确的概念是非常有必要的。

（一）治则治法概念研究

关于治则的定义，程士德《内经理论体系纲要》(1992)认为：治则是在《内经》理论体系指导下，针对不同的病理机制所制定的，具有普遍指导意义的治病规律，它是理论与临床实践的桥梁，是针对各种不同病证所制定的各种具体治疗方法的总的原则。吴弥漫[1]认为应把治则定义为"治疗疾病的基本原则"，指在任何疾病的治疗过程中都必须要遵循的原则而非"治疗疾病的法则"。孟庆云[2]认为治则治法有三大特征：一是用诸临床的实践性与桥梁作用；二是治则语义中蕴含哲学特质；三是治则语言具有文学艺术性体现传统文化特征。李济仁等[3]认为中医治则有四个特征，一是能反映中医整体观的理论特点，二是能反映中医关于疾病的发生发展是病邪与人体正气相互斗争的特点，三是能反映中医辨证论治的治疗特点，四是对中医临床治疗有普遍指导意义。

关于治法的定义，程士德《内经讲义》(1984)认为治法是治疗疾病所采取的具体治疗方法，是在治则的原则下，针对不同具体证候，所施用的治疗方法。治则治法二者的关系，虽然概念不同，但关系密切。治法是受治则的指导，由治则决定，并从属于一定治疗法则的具体治疗措施，其不具备普遍性原则，而带有具体的针对性。治则是纲，治法是目。吴弥漫[1]也认为，治则是治法的确立根据，治法是治则的具体实施，应在治则的指导下确立。关于治则与治法之间的具体区分，田炳坤《中医治则治法研究进展》(2021)指出：应从构成角度、目标体用、思维方式等方面进行区分，具体治疗方法的实施结果是鉴别治则准确与否的唯一标准。由于中医学的许多名词术语缺乏规范化，治则和治法又是主观对客观的概括，所以往往带有人为定制的色彩，甚至混为一谈，有的统称为"法则"，有的将"治法"称为"治则"。正是由于治则治法概念的不清，治则的层次划分标准不统一，内容也有差异，有的学者认为治则的概念所指范围较宽，治则之下包含有治疗思想（观），治则的最高层次为治疗观或称作治疗思想，是抽象的内容。但关于中医治则的很多著作中，治则之下未明确提及包含治疗思想的层次[4]。

中医治则治法理论体系，是在不断重新认识和重新构建中得到充实和完善的，为了进一步发挥中医治则治法的特长和优势，需要在理论上对遗留的治则治法体系进行梳理、重新划分层次，明晰基本概念。因此，对于中医治则治法理论体系进行再认识和重新构建，显得十分必要[5]。

（二）治疗理论层次划分研究

《内经》治疗理论具体各层级划分的认识。程士德《内经理论体系纲要》(1992)认为：《内经》治疗体系结构可以划分为学术观点、理论原则、治法纲要、具体治法、治疗手段五个层次，学术观点包括人与自然统一观、治未病、平调阴阳、毋逆天时、病治异同、身心并治；理论原则列举治病求本、扶正祛邪、因势利导、补虚泻实、寒热温清；治疗方法和手段包括精神疗法，按摩导引，烧针、药熨、渍浴疗法、冷冻、束指、饥饿、吹耳疗法、放腹水及治哕等法。金光亮《黄帝医道——

---

1. 吴弥漫. 简论《内经》治则治法学说的规范[J]. 中国医药学报，1990，5（1）：55-58.
2. 孟庆云. 中医治法治则的科学内涵及发展[J]. 中医杂志，1992，33（10）：8-10.
3. 李济仁，胡剑北. 中医治则探讨[J]. 安徽中医学院学报，1998，7（1）：11-14.
4. 宁云峰. 中医肿瘤临床运用治则治法存在的困惑[J]. 实用中医药杂志，2007，14（22）：3072-3073.
5. 刘文兰，张炎，范晔. 中医治则治法的研究现状及研究重点[J]. 时珍国医国药，2007，18（4）：836-837.

中医基本原理解读》（2014）提出：《内经》治病之道应划分为，治疗思想、治疗思路、治疗原则、治疗策略、治疗方法、治疗手段六个层次。治疗思想包括了疾病可治、病患为本、化不可代；治疗思路包括对症治疗、辨病治疗和辨证治疗；治疗原则包括治病求本、病治相宜、早遏其路和三因制宜等；治疗策略包括标本先后、因势利导、阳病治阴等；治疗方法包括正治反治、五郁治法；治疗手段包括药物疗法、针灸疗法、心理疗法、其他疗法。童园园[1]认为治则根据抽象程度的高低，适应范围的大小，可以划分为不同层次。其中高层次的治则可以下统低层次的治则，治则之间呈现出一种纵向联系的主从关系，体现出多层次的整体结构性。治则的最高层次——治病求本、三因制宜，治则的第二层次——扶正祛邪，治则的第三层次——调整阴阳盛衰，治则的第四层次——调理脏腑关系、调理气血津液关系。而将正治反治与标本缓急两者作为治病求本原则的附属部分。田炳坤《中医治则治法研究进展》（2021），将近70年来不同学者对治则治法的各个层次的划分进行了分析和归纳，包括有三分法、四分法、五分法、六分法等。

以上对于治疗理论的划分层次虽然有多少的差异，治则的具体类属也有所不同，但划分层次时基本按照抽象程度的高低、涵盖范围的大小进行排列。需要指出是，出现划分差异的核心问题在于治则、治法等概念的认识不清，甚至出现了较大偏差，也最终导致治则内容的不统一。

针对历代治则治法体系多存在着内容与逻辑缺陷的问题，有必要在《内经》的指导下重构治则治法体系。新体系以"以平为期"这个治疗目的作为最上层，以下各层次的治则治法都要符合这一治疗目的。将第二层次治则总地概括为"知常达变，因异而异"，包括三因制宜、标本缓急、因势利导、正治反治等[2]。

（三）治疗思想研究

治疗思想是关于疾病治疗这一医学根本问题的基本观念、基本认识。

治疗思想（观）方面，邱幸凡[3]分析了《内经》治疗思想的早期治疗、治病求本、因势利导、整体治疗、饮食调治、心理治疗等及其对后世的影响。赵明山[4]对《内经》治疗思想的文化观，如法天则地、从容人事、治求中和等进行了解析。徐胤聪[5]指出：治疗思想包括了法天则地、从容人事、治病求本、惟顺而已、治其未病、和为圣度，并对影响治疗思想的因素，形成治疗思想的思维方法、模式进行了分析。此外还有学者对《内经》某一治疗思想及其运用进行了阐释和发挥，如吴润秋[6]阐释了《内经》"治于传"的动态治疗思想，金光亮[7]对《内经》"化不可代"的治疗思想及其意义进行了分析，王小平[8]分析了《内经》治疗思想中的人本意识，谢光璟等[9]探讨了《内经》"异法方宜、杂合以治"治疗思想的内涵及其意义。

以上对于治疗思想的划分和研究，侧重点强调医学的哲学基础，但治疗思想所包含的内容却不尽相同，未形成统一认识，究其根本原因，也在于对治疗思想所涵盖范围的认识有偏差。

（四）治则研究

对于《内经》具体治疗原则的研究，主要围绕治病求本、标本先后、三因制宜等的含义及临床应用进行研究。

---

1. 童园园. 论中医治则的多层次整体结构[J]. 河北中医，1996，18（6）：42-43.
2. 张大明，杨建宇. 中医治则治法体系再构建的探讨[J]. 北京中医药大学学报，2001，24（4）：14-15.
3. 邱幸凡.《内经》的治疗思想及其对后世的影响[J]. 湖北中医杂志，1986，4：47-49.
4. 赵明山.《黄帝内经》治疗思想文化观解析[J]. 中医药学刊，2004，22（12）：2169-2172.
5. 徐胤聪.《〈黄帝内经〉治疗思想方法学研究》[D]. 济南：山东中医药大学，2017.
6. 吴润秋. 论《黄帝内经》"治于传"的动态治疗思想[J]. 中国中医基础医学杂志，1998，4（12）：8-9.
7. 金光亮. 论《内经》"化不可代"的治疗思想及其意义[J]. 中医杂志，2006，47（11）：864-865.
8. 王小平.《内经》治疗思想中的人本意识[J]. 山东中医杂志，2011，30（6）：363-368.
9. 谢光璟，徐波，夏婧等.《黄帝内经》"异法方宜、杂合以治"临床治疗思想探析[J]. 中医杂志，2023，64（24）：2485-2489.

1. 治病求本研究

"治病求本"中"本"的具体内涵，古今各家认识争论较多。其文出自于《素问·阴阳应象大论》"治病必求于本"，秉承前文的"阴阳者"，究其本义，"本"当指阴阳，但阴阳所包括的范围很广，无所不包，因此对于"本"的具体所指成为历代医家包括现代学者关注和争论的焦点。如李国卿等[1]认为"本"泛指阴阳；古海志[2]总结认为"本"指病因病机；刘家义[3]认为"本"指症之六变，又总结李中梓的观点认为"本"指脾肾，此外又提出了阴阳之气、证、证与病（机）结合及体质等新的含义。"治病求本"这一治则层次最高，其余各层次的治则从属于它。王锡安[4]认为除了"三因制宜"外，治病求本可以包括从古至今所有的治则。刘西洋等[5]从气一元论角度对治病求本进行了分析，认为治病求本的实质是祛除邪气，恢复元气周流，通过辨证调机，畅达元气，可实现治病求本。

以上观点立足点不同，"本"作为大概念指阴阳，立足于病的全程而言则为病机，立足于当下的症情则为证，立足于人体则为脾肾。因现代医家普遍对"证"和"病机"的概念认识不统一，由此造成了"本"的涵义的不确定性。

纵观"治病求本"的"本"，作为治疗原则，应具体指疾病的根本，涵盖了因、位、性、势四个方面，即病因病机。"治病求本"是指治疗任何疾病，均需探求其病因病机，针对病因病机这一根本而治。这里所说的病机是所有疾病共同存在的基本病机，根据《内经》的认识，包括了阴阳失调、邪正盛衰、精气失常以及脏腑功能失常等内容，因此治病求本的治疗原则主要包括调和阴阳、扶正祛邪、调理气机和调理脏腑功能等内容。

2. 标本先后研究

标本先后治则出自于《素问·标本病传论》，因为病证有标和本，因此在治疗时也应依据于此，作为施治先后的依据。

对于标本之论，多套入哲学概念，把本作为基本矛盾或主要矛盾，标作为派生的矛盾或次要矛盾，任应秋《任应秋论医集·中医学基础理论六讲·治则学说》（2008）认为"病的标本问题，反映了病的本质与现象，原因与结果，原生与派生等几方面的矛盾关系""中医学在标本缓急的理论中，已经触及到主要矛盾和次要矛盾的问题"。王庆其等《黄帝内经百年研究大成》（2018）指出，目前对于"标""本"内涵的认识，主要集中在以下几个角度：疾病先后标本、病机主次标本、正气与邪气、疾病因果、病因与症状。王洪图《黄帝内经研究大成》（1997）指出，运用辩证法的观点重新认识和评价《内经》治疗学的标本先后原则，会得出更准确、更深刻和更全面的结论。

3. 三因制宜研究

《内经》三因制宜，即依据天地人的变化情况，制定适宜的治疗方法，使得医生在临证时面对的不仅是病，而是性别、年龄、职业不同，而且受着自然环境、社会环境影响和制约的病人，也充分体现了中医学整体观念和辨证论治的特点。现代学者就《内经》三因制宜的具体内涵和实质进行了阐述。王欣麒等[6]阐述了《内经》三因制宜的具体内涵。王彦丽[7]认为三因制宜的实质在于随体质制宜。

对于三因制宜治则的研究，应挖掘其中蕴含的时间生物医学、医学气象学等内容，促进传统医学模式的转变，由生物医学模式转向生物-心理-社会医学模式，发挥重要作用。

---

1. 李国卿，曹洪欣. 也谈"治病必求于本"[J]. 吉林中医药，1988，（5）：3-4.
2. 古海志. "治病求本"初探[J]. 陕西中医，1989，10（3）：116-117.
3. 刘家义. 试论"治病必求于本"[J]. 山东中医学院学报，1984，8（4）：19-22.
4. 王锡安. "治病求本"之我见—中医治则的研究[J]. 中国中医基础医学杂志，2004，10（7）：22-23，26.
5. 刘西洋，陈丽平，马晖，等. 从气一元论刍议治病求本[J]. 中华中医药杂志，2024，39（11）：5742-5746.
6. 王欣麒，程先宽. 浅谈《内经》中的三因制宜思想[J]. 云南中医学院学报，2010，33（3）：16-17.
7. 王彦丽. 《内经》体质观与三因制宜[J]. 云南中医中药杂志，2011，32（6）：94-95.

（五）治法研究

根据《内经》所载治法的有关内容，王庆其等《黄帝内经百年研究大成》（2018）指出，从整体上将之分为基本治法和具体治法两类。这种分类方法是为了能够更深入地对《内经》中的治法进行研究，从中找出能够反映治法的本质的东西和临床运用的规律，以期对中医的治法理论能够有所发展，对中医临床有所裨益。但不能将之割裂，应该从整体出发去探索它们之间的内在关系，有助于认识和理解这些治法的深刻含义。

《内经》中治法理论包括了基本治法，近现代医家大多数认为基本治法内容包括正治反治、气反、标本治法、反佐法等，分别对其含义和临证应用进行了研究；一般治法则涵盖了汗、吐、下、温、清、和、补、消，研究内容也围绕含义、作用、特点、应用等方面进行；运气治法则围绕五郁治法进行研究；五味治法研究则围绕含义、功效、苦欲补泻理论、五味的禁忌等方面进行。

三、典型案例

《内经》治疗理论体系框架研究[1]

《内经》治疗理论的研究，首先应明确治疗理论各个层次概念的核心内涵及其研究范围，了解各个层次之间的区别与联系。这样才能够较清晰的还原医者在治疗过程中，如何运用中医思维，形成自己总体的治疗思想，对具体某类病证有明确的治疗思路同时确定一定的治疗原则，面对复杂的病情有自己治疗的策略，最后选用合适的治疗手段。因此，将《内经》治疗理论体系分为治疗思想、治疗思路、治疗原则、治疗策略和治疗手段。即治病应遵思想，循思路，守原则，选方法，讲究策略，组合手段。

所谓治疗思想，治疗思想取决于医学的哲学基础，亦即源于其自然观、人生观和认识论。哲学基础不同的医学，具有不同的治疗思想，又指引着此种医学有关疾病治疗理论的发展方向，决定着其治疗学的性质和特点。《内经》对中医治疗思想的论述，主要包括疾病可治、病患为本、化不可代等方面。

所谓治疗思路，是指在治疗疾病时，就治疗的标靶做出选择的理论思维过程。治疗思路不是针对某种具体疾病，而是就全体疾病的治疗而言，且治疗思路随着人们对疾病现象认识的深入而不断发展。中医学的治疗思路大致分为三个阶段：对症治疗、辨病治疗和辨证治疗，三个阶段很难在时间上划分明确的界限，《内经》已经全面运用三种治疗思路。

所谓治疗原则，简称"治则"，是在治疗思想和治疗思路指导下制订的，治疗疾病时必须遵循的法则，又进一步指导着具体疾病的治疗方法的选择，如治病求本、病治相宜、早遏其路和三因制宜等。

所谓治疗方法，简称治法，是在治则的指导下，针对疾病采取的具体治疗方法，属于治病的战术，反映治则的要求，是治则的具体应用。如调和阴阳治则之下的寒热温清治法，扶正祛邪治则之下的虚实补泻治法，调理气机治则之下的补益和疏利精气血津液治法。以上三大治则相互包含，所以临床治则和治法也非——对应关系。《内经》在某一论述中，往往既有治则又有治法，治法如正治反治、五郁治法等，还常论及疗法等内容。

所谓治疗策略，是一种临床治疗的思维过程，它是在治疗疾病，尤其是治疗复杂疾病时，为顺利地实施已确定的治则治法，根据疾病的具体情势或病邪特点，选择合适的治疗措施等思维过程，其思维结果表现为具体的治疗计划或方案，如标本先后缓急、因势利导、阳病治阴、阴病治阳等。

所谓治疗手段，是指治疗疾病所采用的具体手段、工具或方法，即"疗法"，是在辨证的基础

---

1. 金光亮. 黄帝医道——中医基本原理解读[M]. 北京：人民军医出版社，2014.

上，在治疗原则指导下，将针对病情制订的治疗方法和策略加以实施的手段和方法。治疗思想、思路、原则、方法和策略等，都是存在于医生大脑中的理论思维内容，只有治疗手段是直接施加于病体，以实现治疗目的的具体治疗技术。

四、主要参阅文献

1. 程士德. 内经理论体系纲要[M]. 北京：人民卫生出版社，1992.
2. 金光亮. 黄帝医道——中医基本原理解读[M]. 北京：人民军医出版社，2014.
3. 田炳坤. 中医治则治法研究进展[M]. 北京：中国中医药出版社，2021.
4. 王庆其，周国琪. 黄帝内经百年研究大成[M]. 上海：上海科学技术出版社，2018.
5. 王洪图. 黄帝内经研究大成[M]. 北京：北京出版社，1997.
6. 侯树平. 中医治法学[M]. 北京：中国中医药出版社，2015.
7. 陈潮祖. 中医治法与方剂（第5版）[M]. 北京：人民卫生出版社，2009.

（禄　颖）

第六节　体质理论研究

一、概　述

体质现象是人类生命活动的一种重要表现形式，与健康和疾病相关。体质作为一个重要的医学命题始于《内经》。《内经》构建了中医体质理论的基本框架，形成了比较系统的中医体质理论。《内经》明确指出了人在生命过程中可以显示出刚柔、强弱、高低、阴阳、肥瘦等十分显著的个体差异；其对于个体及不同群体的体质特征，差异规律，体质的形成与变异规律，各种不同体质的分类，体质对疾病发生、发展变化的影响，体质与疾病的诊治，体质与预防、养生等内容均有较深刻的论述；内容涉及发生体质学、生态体质学、年龄体质学、性别体质学、类型体质学、病理体质学、治疗体质学等。《内经》的成书，标志着中医体质理论的初步形成，为中医体质学的形成和发展奠定了坚实的理论基础。后世医家在《内经》构建的体质理论体系的基础上，进行了不断充实和发挥，丰富和完善了中医体质理论和实践应用，使其成为中医理论体系的重要组成部分。

二、研究述评

随着医学发展由以"病"为中心向以"人"为中心转变，诊疗方式也从群体医学向个体医学转变，由重视"人之所病"向重视"患病之人"转变，由"治病"向"防病"转变，人类生命过程的特殊规律以及人群中人体间的差异性成为生命科学关注的重要话题，也成为中医学研究的一个十分活跃的领域，对《内经》体质理论的研究也受到广泛关注。对《内经》体质理论的研究，涉及基础研究、流行病学调查研究、临床研究、实验研究等，研究内容涉及中医体质学说的发生学研究、相关概念的探讨与确立、体质形成的基本原理、体质构成要素、影响体质的因素、体质的特征与演化规律，以及体质的分类、体质对疾病发生发展变化的影响、体质与疾病的诊治、体质与治未病等诸多方面。

（一）体质概念的研究

对体质概念的理解，主要有两种倾向：其一，匡调元《中医病理研究》（1989）倾向于身体素质。认为体质是人群和人群中的个体在遗传的基础上，在环境的影响下，在其生长、发育和衰老过程中形成的代谢、机能与结构上相对稳定的特殊状态。何裕民[1]也认为,体质是指个体在先天遗传和后天生长发育基础上所表现出的相对稳定的生理特性;是常态下机体的自我调控能力和对外界环境的适应能力。其二,倾向于身心统一。母国成[2]认为体质是在机体发育进程中身体状况的强弱,及其与疾病斗争过程中所表现出的稳定的个体特征,人的体质结构具有三大要素:①体态(人的外表形态);②质能(人体组织器官的功能特点和作用强度);③气质(个体人在其生命活动过程中,所表现出来的精神面貌、性格、情绪的总和)。王琦《中医体质学》(1995)给体质的定义是:体质是个体生命过程中,在先天遗传和后天获得的基础上表现出的形态、结构、生理机能和心理状态方面综合的、相对稳定的特质。

(二)体质形成机制研究

关于体质形成的基本原理,一般认为先天禀赋是体质形成的内在依据,后天环境是体质形成的外部条件。王琦《中医体质学2008》(2009)提出体质形成的基本原理有四:①体质过程论(体质是一种按时相展开的生命过程)。②心身构成论(体质是特定躯体素质与一定心理素质的综合体)。③环境制约论(环境对体质的形成与发展始终起着重要的制约作用)。④遗传决定论(遗传是决定体质形成与发展的主要内在因素)。

体质的构成要素,喻自成[3]认为体质的结构主要包括:①体格特征;②脏腑阴阳气血的生理反应特征及其病理倾向特征;③情绪特征;④反应的敏捷性;⑤能力特征;⑥性格特征;⑦对时令的适应性。此外尚涉及品德特征。何裕民[4]认为体质结构主要由以下特质组成:①自和力(调适力):指机体自我调控、自行调整,从而适应环境变化,或从暂时的机能失常状态中自行摆脱出来,趋向常态(稳态)的倾向和能力;②卫外力;③稳定性:指个体总体上心身机能的稳定程度;④反应性:包括反应的快慢、强弱、趋向和结局等;⑤过敏性:是反应性的一种极端表现;⑥交感-迷走协调性;⑦代谢率;⑧兴奋-抑制性;⑨流-滞度:指通畅条达和郁滞壅遏的程度;⑩燥-湿度:主要指体内液态成分的多少以及分布状态;⑪成熟-衰老度等。这些要素既相对独立,又相互交错,互为因果。个体的体质特征及其态势的表现,常是这些特质综合作用的结果。

影响体质的因素涉及先天禀赋、后天颐养、环境、年龄、性别、药物、疾病等多个方面。王琦《中医体质学2008》(2009)将其概括为先天因素(包括种族、家族、婚育、种子,养胎、护胎、胎教因素等)、后天因素(包括饮食营养、生活起居、精神情志)、环境因素(自然环境、社会环境)、疾病因素、药物因素五个方面。孙理军《中医解读人的体质》(2008)将其概括为先天禀赋、后天颐养因素、年龄因素、性别因素、环境因素、其他因素六个方面。

(三)体质分类研究

孙理军《中医解读人的体质》(2008)将体质分类的依据概括为五个方面:即依据阴阳五行理论分类、依据体质构成要素分类、依据影响体质的因素分类、依据体质的生理病理特性分类、依据综合因素分类。较有代表性的分类方法有三分法、四分法、五分法、六分法、七分法、八分法、九分法、十二分法等。王琦等[5,6]编制了《中医体质量表》,在大样本流行病学预调查的基础上,将体质分为平和质、气虚质、阳虚质、阴虚质、痰湿质、湿热质、瘀血质、气郁质、特禀质9个基本类型,并制订了《中医体质分类判定标准》。该标准被中华中医药学会定为学会标准,为实现个性化

---

1. 何裕民. 体质研究中若干问题的思考[J]. 山东中医学院学报, 1988, 12(4): 2-4.
2. 母国成. 中医体质学说及其异化[J]. 新中医, 1983, (9): 1-7.
3. 喻自成. 略论体质的结构、类型与特点[J]. 湖北中医杂志, 1990(2): 23-25.
4. 何裕民. 体质结构研究[J]. 中国医药学报, 1989, 4(6): 33-36.
5. 王琦, 朱燕波, 薛禾生, 等. 中医体质量表的初步编制[J]. 中国临床康复, 2006, 10(3): 12-14.
6. 王琦. 中医体质学2008[M]. 北京: 人民卫生出版社, 2009: 159-183.

的养生、保健及亚健康防治、提高国民整体素质提供了理论依据和有效的方法，在当前中医"治未病"工程的实践中正发挥着独特作用，被广泛推广应用。

（四）体质流行病学调查研究

孙国强等[1]对健康人群体质类型调查后发现：其中正常型占8.3%，偏阴虚型占31.9%，偏阳虚型占43.1%，偏湿盛型占11.1%，偏气虚型占5.6%，各体质类型在基础生理指标方面分别具有不同的特征。何裕民等[2]对各年龄段人群体质类型调研发现，随着年龄的递增，正常体质者的比例逐渐下降，异常体质者明显增多，其中阴虚体质者的比例逐段递增最为显著，随着年龄的增加，人群体质日趋复杂，体质虚弱或兼见虚象明显增多，痰湿质与瘀滞质者也有明显的增多。对男女体质差异调查研究表明：男性正常质明显多于女性。在男女体质病理类型分布中，阴虚质和阴阳两虚质女性均极其显著地多于男性，而瘀滞质则男性明显多于女性[3]。关于饮食、体育运动等因素与体质的关系，有人研究摄食行为与肥胖的相关性，表明纠正肥胖者在体质认识和摄食行为上的错误认知，调整饮食内容有助于减轻体重，并巩固疗效；城市中绝大多数中老年人过量摄入热能和蛋白质显然与肥胖现患率较高有关[4]。

（五）体质与证的关系研究

由于体质影响着人体发病后的证候类型及其转归，因而也有不少学者对体质与证的相关性及其差别进行了研究。颜德馨[5]认为体质与证之间存在着"体质与证的固有相属性，体质与证的潜在相关性，体质与证的从化相应性"。何裕民[6]认为体质与证毕竟属于不同范畴，体质属于生理范畴，证属于病理范畴；体质是相对稳定且长期存在的，证则是可变的、阶段性的；体质和遗传关系密切，而证与遗传的关系则不如体质密切。在一般情况下，体质对证的类型和转变有内在的规定性，但在某些情况下，特别是急性疾病时，证的表现也不一定取决于体质，二者并不完全存在一致性和同发性。王琦《中医体质学2008》（2009）研究认为体质在许多情况下，决定着机体对某些疾病的易罹性和病变过程的倾向性，证的背后或多或少体现着个体的体质特点。但在一定情况下，某些证候与体质状态并不一致，因为证是病变过程中阶段性反应，疾病的不同发展阶段可表现有不同的症状特点，当某些疾病超越体质制约的程度，则又可反过来影响体质的改变。中医体质类型是对个体在未病状态下所表现的阴阳气血津液偏颇状态的描述，中医证候是对人体疾病状态下，脏腑气血阴阳盛衰情况及病因、病位等方面的概括。体质与证候在界定前提、形成因素、形成特点、表现特点、信息表达、涵盖范围、指向目标、诊察内容和干预目的等方面存在区别。证与个体的体质特征、病邪性质、受邪轻重、病邪部位等密切相关，但起决定作用的是个体的体质特征[7]。

（六）体质类型与疾病关系研究

体质类型与疾病关系研究可谓体质研究的热点，较有代表性的研究成果如王琦《中医体质学2008》（2009）有关体病相关的研究，涉及痰湿体质、阳虚体质、湿热体质以及气郁体质相关疾病研究。其他如钱岳晟等[8]从生理和生化角度，探讨原发性高血压患者不同表型与中医体质分类的相关

---

1. 孙国强，李忠，李尊香. 人体体质分型的生理基础浅析[J]. 河南中医，1989，9（6）：25-26.
2. 何裕民，吴亦樵，李红升，等. 略论体质与年龄[J]. 中医药学报，1986，（3）：1-3.
3. 何裕民，严清，高钦颖，等. 2268例男女体质差异调查分析[J]. 江西中医药，1986，（3）：45-49.
4. 林海，翟凤英，葛可佑. 我国中老年人群中体质指数（BMI）的分布及其相关因素分析[J]. 营养学报，1999，21（2）：137-142.
5. 颜德馨. 中医辨证思维与临床诊疗决策之优化[J]. 上海中医药杂志，2000，34（5）：4-6.
6. 何裕民. 体质研究——现时代中西医学的最佳交融点[J]. 医学与哲学，1996，17（6）：288-289.
7. 王琦. 论中医体质研究的3个关键问题（下）[J]. 中医杂志，2006，47（5）：329-332.
8. 钱岳晟，张伟忠，周怀发，等. 原发性高血压患者表型与中医体质分类关系的研究[J]. 中国中医基础医学杂志，2002，8（2）：49-51.

性，结果显示在原发性高血压患者中阳亢质和痰湿质是两大基本类型，痰湿质者多数属于肥胖型，预后可能要比其他体质的患者差。童家罗[1]观察慢性支气管炎患者在缓解期的病理性体质类型，结果依次为痰湿质、阳虚质、阴虚质、血淤质。且痰湿质者多在冬季及长夏发病，阳虚质发展多见于冬春季节，阴虚质者多在秋季发病，血淤质者多在冬春发病；并发肺心病心衰者，多为阳虚质、血淤质，并发肺性脑病者，多为痰湿质。贯剑等[2]采用CCQ对变应性鼻炎患者的体质进行了调研，采用聚类分析方法对资料进行了分析，结果得到树状的体质分类图：即基本的体质为协调质、失调质、紧张质和虚弱质；失调质又分为郁滞质和内热质，虚弱质又分为气虚质、阳虚质、精亏质和津亏质；郁滞质又分为肝郁质、痰湿质和瘀阻质，气虚质又分为肺气虚、脾气虚和心气虚。赵连成[3]对我国不同地区人群的心血管病危险因素调查表明，体质指数与冠心病事件、缺血性脑卒中的发病危险呈明显的正关联，认为控制体重、降低超重和肥胖率应是预防冠心病和缺血性脑卒中的重要措施。此外，对前列腺疾病、鼻咽癌及其家系、哮喘、急性白血病患者和非恶性白血病、非Ⅰ、Ⅱ类传染病及外伤对照患者、高热惊厥患儿、慢性胆囊炎、鼻衄、Graves病、Leber遗传性视神经病变、糖尿病肾病、哮喘性支气管炎、缺血性脑卒中、抑郁症、冠心病、肺癌、银屑病、脂肪肝、酒精性股骨头坏死、骨质疏松症、乙肝肝硬化、腹泻型肠易激综合征、男性无症状高尿酸血症和痛风病等的体质类型调研，均证实体质类型与相关疾病的发生有着密切的关系。

（七）体质与疾病的治疗研究

王琦《中医体质学2008》(2009)对辨体与治疗的关系有系统阐述，论述了体质与治则的关系，包括治病求本、本于体质、因人施治、权衡制宜以及同病异治、异病同治，提出了辨体-辨病-辨证的诊疗模式与临床具体应用方法，总结了九种体质的调治方法以及辨体用方、调体宜忌等。王前奔[4]提出体质药物治疗学，认为体质药物治疗学的建立，将有助于减少药物不良反应和增强治疗效果，并将在一定的范围内使"药物—疾病"的治疗模式转变为"体质-疾病-药物"的治疗新模式，从而为人类防治疾病探索新的途径。董伟[5]提出"方体相应"假说，通过选择阴虚体质和阳虚体质作为研究的切入点，从临床传承和实验角度开展"方体相应"的研究，从而揭示中医阳虚、阴虚体质的现代内涵，论证"方体相应""体质可调"的科学原理。同时，从中医方剂学新的视角提出的"辨体用方论"概念，使人们在临床上从"方-证""方-病"的思维角度，转向"方-体"的思维角度，表明改善体质将是中医学防治疾病的新途径，在方药研究方面也将产生新的思路与成果[6, 7]。

（八）体质与养生、预防和康复研究

王琦《中医体质学2008》(2009)系统阐述体质养生与预防、治未病的关系，指出体质养生与预防的实现，主要是通过精神调摄、饮食调养、起居调护、运动锻炼等养生方法与预防措施的实施，以充实形体，强健精神，纠正偏颇体质，从而促进身心健康；体质三级预防体系的构建，一是对未病之人采取相应的措施，积极改善特殊体质，增强自身抵抗力，阻止相关疾病的发生；二是对具备了病理体质而未发病的人，通过改善体质进行病因预防；三是对已患病者予以相应治疗，积极改善其病理体质，从根本上改善证候，治愈疾病。在治未病的实践过程中，重在实施体质辨识技术在健

---

1. 童家罗. 200例慢性支气管炎病理性体质类型与发病关系的分析[J]. 上海中医药杂志, 1998（3）：14-15.
2. 贯剑, 宋红普, 何裕民, 等. 变应性鼻炎患者体质演变规律研究[J]. 中国中医基础医学杂志, 2000, 6（5）：52-54.
3. 赵连成, 武阳丰, 周北凡, 等. 体质指数与冠心病、脑卒中发病的前瞻性研究[J]. 中华心血管病杂志, 2002, 30（7）：430-433.
4. 王前奔. 倡建体质药物治疗学[J]. 中医研究, 1996: 9（1）：2-3.
5. 董伟. 基于方体相应的阴虚阳虚体质方剂干预研究[D]. 北京：北京中医药大学, 2014.
6. 王琦, 倪诚. 辨体用方论（一）[J]. 天津中医药, 2009, 26（1）：1-4.
7. 王琦, 倪诚. 辨体用方论（二）[J]. 天津中医药, 2009, 26（2）：93-95.

康管理中的应用，发挥中医药的优势和特色，实现个体化诊疗。王济等[1]提出了强调预测性（predictive）、预防性（preventive）、个体化（personalized）和参与性（participatory）的4P医学模式，为治未病的实施指明了具体方向。孙理军《中医解读人的体质》（2008）从顺时摄养、精神调摄、饮食调养、起居调摄、运动锻炼五个方面论述了体质养生的具体方法，并论述了体质与预防、体质与康复的原则和方法。陈淑娇等[2]从转化医学的角度，将人体健康状态分为"未病态""欲病态""已病态"，拓展了中医体质学、病理特点和证的内涵。

经过几十年的研究与实践，有关中医体质理论的研究，在基础研究、流行病学调查研究、临床研究、实验研究等方面大量开展，取得了一系列成果。目前的中医体质学研究主要集中在文献整理及体质分型、体质生理、体质病理、体质与病证、体质与治疗等思辨性研究方面。在此之外，现代主要的研究方法是临床体质调研及少量的对不同体质的分子和基因水平的研究。体质的动物实验研究方面，主要是对寒体和热体大鼠、肾虚体质大鼠的研究。由于复制病理体质的动物模型存在一定的困难，今后体质研究仍主要以临床研究为主。在体质学说的研究中，尚有许多不足，如体质概念认识的歧义、体质分类方法统一标准的进一步细化和拓展应用、体质与证的关系认识不清晰，进一步影响到体质理论研究与临床实践的联系不紧密，实验研究还有待深入和拓展等。

今后的研究首先应着眼于概念的准确界定及分类标准的规范，在此基础上，重点应放在探讨体质与相关疾病的关系、不同个体体质形成机理和规律、纠正不同病理体质方法等方面，并致力于体质生理学、体质病理学、体质发病学、体质诊断学、体质治疗学、体质食疗学、体质养生学等多方面的研究，立足于多学科交叉，充分利用现代科学技术手段，特别是人类基因组计划的研究成果进行探索，以促进体质学说研究的深化。其研究方向和突破点应放在以下几个方面：其一，社会调研及体质分类理论模型的探讨。王琦在大样本流行病学预调查的基础上，将体质分为平和质、气虚质、阳虚质、阴虚质、痰湿质、湿热质、瘀血质、气郁质、特禀质9个基本类型，并制订了《中医体质分类判定标准》。该标准被中华中医药学会定为学会标准，但在实际应用中，九种体质标准的进一步细化和拓展应用，其每一种类型所涵盖的亚型的判断标准，仍是现代中医体质研究中需要解决的突出问题。体质分类以临床实用性为出发点，可采用大样本的流行病学调研，筛选不同体质典型表现，结合现代实验技术，如选用生理、生化、遗传、免疫、分子生物学等相关方法，对不同体质类型进行研究建立模型，使中医体质分类进一步细化和规范化，便于推广使用。其二，建立和寻找能够客观反映人体体质特征和变化规律的动物模型。体质研究除直接以人作为体质研究对象外，动物实验方法在一定程度上可缩短实验周期，补充和完善临床人体观察，与临床研究结合，两种方法可相互比较，互相验证，取长补短，为体质形成与变化机理的深入认识提供客观实验数据。但体质是在遗传基础上和缓慢的潜在环境因素作用下，形成的特定躯体素质与心理素质的综合体，显而易见，目前使用的"病"与"证"动物模型难以直接套用于中医体质研究。鉴于体质因素本身的特殊性，建立和寻找能够客观反映人体体质特征和变化规律的动物模型，仍是今后中医体质研究中有待解决的重要问题之一。其三，开展多学科交叉研究。中医体质学属于生命科学范畴，是一门涉及生理、生化、遗传、免疫、分子生物学等相关知识的新兴交叉边缘学科，也是一个复杂与广阔的领域，其研究单靠一个学科是难以开展的，要使中医体质研究取得突破性进展，需要采用尽可能多的方法去研究探讨，大跨度的学科交叉势在必行。因此，中医体质研究应以中医理论为指导，积极利用先进的科学技术和现代实验手段，进行临床及实验研究，将宏观与微观研究相结合，借鉴多学科的相关研究成果，开展体质类型与现代生物学、遗传学方面的研究，将深化对体质特性和体质因素与疾病发生发展的关系以及预防及个体化诊疗的

---

1. 王济，王琦. 中医体质研究与4P医学的实施[J]. 中国中西医结合杂志，2012，32（5）：693-695.
2. 陈淑娇，李灿东. 转化医学之中医健康状态学[J]. 福建中医药大学学报，2013，23（2）：58-60.

认识。其四，积极探索体质在"治未病"中应用与创新方法。"治未病"是中医学自古至今高扬的旗帜，这也是中医体质研究的终极目标。当今医学的发展正从以"疾病"为中心的群体医学，向以"人"为中心的个体化医学转变。认识病理体质对个体化诊疗，对治未病和养生都有现实意义，而且充分体现中医特色。在越来越重视保健医疗的21世纪，如何发挥中医整体观念以及预防思想的优势，为提高体质预防疾病，促进健康服务，将成为人们关注的热点。因此，进一步发掘中医药潜在的优势和特色，突出体质个性化特征在养生中的地位和意义，形成因人制宜"辨体治未病"的重要思路，探索"治未病"的有效方法，在中医体质理论的指导下，运用现代科技手段，以提高临床疗效为目标，开展体质与相关疾病的中医药防治和新药开发，筛选和开发调整纠正病理体质的有效方药，充分发挥体质理论在"治未病"中的重要作用，以满足临床的迫切需求，将是今后中医体质研究的重要任务。

三、典型案例

中医体质学理论的建构研究

20世纪70年代后期至今，中医体质由历代散在的论述成为一种专门的中医学说，并成为一门专门的分支学科，得到快速发展和完善，在中医药临床实践、养生、预防及康复医学等方面得到广泛应用。这一时期中医体质学理论体系构建、发展和不断完善的历程可以分为前后三个阶段：第一，20世纪70年代后期至80年代——中医体质学说的提出和确立。1978年《略论祖国医学的体质学说》论文的发表以及之后1982年《中医体质学说》专著的问世，标志着中医体质由历代散在的论述成为一种专门的中医学说。第二，20世纪90年代——中医体质学理论体系的初步构建。自20世纪80年代末开始，中医体质学研究迈入了一个新的历史阶段。先是王琦带领"中医痰湿（肥胖）体质的基础研究"课题组于1993年完成了痰湿型体质定量规范化标准的建立，使中医体质分型进入定性、定量阶段。1995年王琦又主编出版了新的《中医体质学》专著。该书以翔实的篇幅进一步完善了中医体质学科概念、体质定义、原理、体质分型，中医体质学理论体系和研究方法由此得到了初步确立，中医体质理论体系得到了初步构建。第三，21世纪初至今——中医体质理论体系的不断发展和完善。随着新世纪的到来，中医体质学研究也迈出了更加迅速而坚定的步伐，越来越多的学者和研究人员积极投身到中医体质研究中来，研究队伍日益壮大，研究视野也更加开阔。2001年王琦主持下的中医体质与生殖医学研究中心在北京中医药大学成立。2002年中医体质学被列入教育部国家重点学科及北京中医药大学"十五""211工程"重点学科建设项目。2003年王琦带领的课题组承担了国家自然科学基金课题"中医痰湿体质基因表达谱研究"。2005年"基于因人制宜思想的中医体质理论基础研究"课题被科技部列为国家重点基础研究发展计划（973计划）中医基础理论整理与创新研究项目，标志着中医体质研究得到科技界的高度重视和广泛认同，进入了国家最高科研层次。同年，王琦主编、全国19所中医院校及相关科研院所共同编写的全国高等中医药院校创新教材《中医体质学》由人民卫生出版社出版，标志着中医体质学完成了从一门学说到学科的转变，并以其成熟的理论在教学领域发挥稳定而持久的作用，成为中医基础理论一门新的分支学科。2006年"中医体质分类判定标准及其方法学体系建立的研究"通过教育部鉴定，被确定为中华中医药学会标准，成为对中医体质类型进行辨识的标准化方法和工具，得到广泛的推广应用。体质辨识被广泛应用于亚健康、慢性病高危人群、健康体检及个体养生保健，在"治未病"的实践中正发挥着独特作用。此外，中医体质学在国际上也产生了积极的影响。通过体质学的研究，架接起了中医学和国际医学交流的桥梁，并与美国加州大学伯克利国家实验室、哈佛大学、霍普金斯大学、日本富山医科药科大学等国外机构开展了合作研究。

在这一阶段，伴随着中医体质学研究不断取得的创新和进展，中医体质学理论体系也实现了进一步的发展和完善，在中医体质学基本概念的界定、中医体质研究的三个关键问题的提出、中医体质分类及其判定标准的制定、三项体质辨识新技术的开发、四个个体差异特征群的提炼、辨体-辨病-辨证诊疗模式的提出、体质三级预防概念体系的提出以及体质研究方法的不断创新等方面都收获了丰硕的学术成果。

四、主要参阅文献

1. 王琦. 中医体质学2008[M]. 北京：人民卫生出版社，2009.
2. 匡调元. 人体体质学：中医学个性化诊疗原理[M]. 上海：上海科学技术出版社，2003.
3. 邢玉瑞. 认识人的体质：《黄帝内经》论人的类型[M]. 北京：中国中医药出版社，2014.
4. 孙理军. 中医体质理论研究进展[M]. 北京：中国中医药出版社，2021.
5. 王庆其，周国琪. 黄帝内经百年研究大成[M]. 上海：上海科学技术出版社，2018.
6. 马晓峰. 中医体质学术发展史及中西医学体质学说比较研究[D]. 北京：北京中医药大学，2008.
7. 罗辉. 中医体质学体病相关临床研究的系统评价和方法学研究[D]. 北京：北京中医药大学，2019.
8. 虞晓含. 中国成年人群中医体质兼夹状况及其与健康结局的关系研究[D]. 北京：北京中医药大学，2019.
9. 路漫漫.《黄帝内经》五形人体质理论及应用研究[D]. 沈阳：辽宁中医药大学，2020.
10. 杨帅. 基于舌、面、问诊信息融合的中医体质辨识模型构建研究[D]. 上海：上海中医药大学，2021.

（孙理军　孔明望）

第七节　运气学说研究

一、概　　述

运气学说作为五运六气学说的简称，是指古人研究天象、气候、物候和人体生理病理之间关系及其规律的一种学说。它是以"天人合一"的整体观念为指导，以阴阳五行理论为基础，以干支符号为演绎工具，来推论天象、气象、物候及人体生理病理的变化，以探索自然现象与生命现象的共有周期规律，从而寻求疾病的发病规律及相应的防治方法，其中包涵着丰富的医学气象学思想。

运气学说的立论前提是以阴阳五行之气为支配天地万物生成变化的根本力量，以阴阳五行规律为天地万物的根本规律。如《素问·天元纪大论》所说："夫五运阴阳者，天地之道也，万物之纲纪，变化之父母，生杀之本始，神明之府也。"其基本原理是五运和三阴三阳的递相主时，周而复始，由于五运和六气对天地万物的作用特点各不相同，因而随着五运六气的应时递代，天地万物也呈现出周期性的变化，即天象、气候、物候和病候随五运六气的周期性递代而呈现周期变化。故运气学说所研究的也正是五运六气递相主时的规律及其对天象、气象、物候、病候的支配作用。究其实质，则与古代象数学有密切的关系。

运气学说的内容，系统而完整地载于《素问》的七篇大论，即《天元纪大论》《五运行大论》《六微旨大论》《气交变大论》《五常政大论》《六元正纪大论》《至真要大论》，以及《刺法论》《本病论》两遗篇与《六节藏象论》部分内容之中，这些内容虽为王冰及后人补入，但已成为《内经》不可或缺的组成部分。

二、研 究 述 评

运气学说虽然在古代已有争议，但现代学者也很重视运气学说，特别是 2003 年 SARS 暴发以来，已经成为中医学研究的热点之一，出版相关著作达 80 余部，总括其研究内容，可分为以下几个方面。

（一）运气推演与气候变化的印证性研究

运气学说的实用价值如何，主要取决于三个关系，即干支符号与天体运行的关系，运气推演与实际气候变化的关系，以及运气规律与疾病发生的关系。其中运气推演与气候变化印证性研究，是验证运气学说科学性的较为容易的方法，但由于运气学说自身的缺陷，既不容易证实，也不容易证伪，故这种印证性的研究，似乎成了运气学说研究必须历练的课题。比较有代表性的研究如张年顺[1]以中央气象局气象科学研究院主编的《中国近五百年旱涝分布图集》的资料为依据，对全国七大区 16 个不同地理、气候条件的省会气象资料与按运气学说推算的气候情况逐年直接进行比较，结果符合率最高的昆明为 50.6%，最低的广州为 21.5%，平均符合率为 37.0%，平均相反率为 8.4%，平均不符合率为 54.6%，说明运气学说不能进行超长期气候预报。并分析其原因认为，一是实际的历史气候是经常出现连旱或连涝的情况，而按运气学说预测的气候绝无连旱、连涝或连续平年者；二是按运气学说推算，每 100 年中有 13.3 个旱年，18.3 个水涝年，而按北京、郑州、西安、武汉四地各 510 年气象资料平均计算，每 100 年中有 30.8 个旱年，28.9 个水涝年，两者相差甚远；三是现代气象学认为，超长期的气候变化绝没有一个严格的循环周期，只能有一个相对的准周期，而运气学说却认为气候是一个固定不变的 60 年循环，未免过于机械。刘忠第等[2]研究北京地区 60 年实际气候变化与运气推演的吻合情况，以立春日为六气之始，结果显示主运与客运、主气与客气及运气相合模式与 60 年实际气候变化的整体符合率分别是 48.2%、48.6%和 56%，三者差异没有统计学意义（$P>0.05$）。认为运气相合模式推演的气候变化与实际气候变化吻合性比较一致，在实际气候变化推算应用中，应该以运气相合模式为核心，主运与客运模式和主气与客气模式为辅。费占洋等[3]分析司天、在泉之气的情况与北京地区 60 年（1724—1783）实际降水量变化相比较，发现北京地区 60 年实际降水变化与司天之气所推算出的气候变化模式有一定的吻合趋势，但差异无统计学意义。而当"太阴湿土"和"阳明燥金"之气位于终之气时位时，则没有上述变化趋势。刘忠第等[4]将天干岁运 60 年与北京地区 60 年实际气温变化相比较，结果定性吻合，定量不吻合。郝宇等[5]将天干岁运与北京地区 180 年实际降水量变化相比较，结果定性吻合，定量不吻合。两者均说明干支运气所推算出气候变化模式在定性方面是有意义的，但无定量的统计学意义。

（二）运气推演与临床发病的印证性研究

现代气象医学的研究说明，病原体与病原体的媒介生物、病原体的传播、机体的抵抗力等都可以受到季节与天气的影响。因而运气学说将发病与气候变化相联系的观点无疑是正确的。因此，有不少学者即试图从临床实践角度去探讨运气与发病的关系。如苏颖等[6]以中医运气学理论为依据，

---

1. 张年顺. 中国近五百年旱涝气候对运气学说的验证[J]. 北京中医学院学报，1986，9（1）：7-9.
2. 刘忠第，张轩，贺娟. 干支运气与北京地区 60 年实际气候变化的吻合性研究[J]. 北京中医药大学学报，2013，36（8）：529-533，537.
3. 费占洋，贺娟. 司天、在泉与北京地区 60 年实际降水变化吻合性趋势探讨[J]. 云南中医学院学报，2013，36（5）：15-19.
4. 刘忠第，张轩，付帮泽，等. 天干岁运 60 年与北京地区 60 年实际气温变化的吻合性研究[J]. 吉林中医药，2013，33（4）：364-367.
5. 郝宇，祖丽胡玛尔·艾尼瓦尔，费占洋，等. 天干岁运与北京地区 180 年实际降水变化的吻合性研究[J]. 中华中医药学刊，2014，32（1）：65-68.
6. 苏颖，刘芳芳. 运气学异常气候年与长春地区气候及部分流行病发病规律的相关性研究[J]. 长春中医药大学学报，2008，24（2）：119-120.

探讨了长春地区 1949—2007 年异常气候年的实际气候变化与中医运气学理论的相关性，以天符、同天符与岁会、同岁会区分异常与正常气候，认为长春地区实际气候变化与运气学理论推论出的异常气候年变化情况基本相符。同时对 1949—2006 年长春地区肝炎、麻疹、流脑、痢疾、伤寒、百日咳、白喉、猩红热、疟疾、流感、脊髓灰质炎、斑疹伤寒等 12 种传染病与中医运气学理论推论的异常气候年及平气之年的流行病发病情况进行比较分析，结果显示痢疾、麻疹、伤寒、白喉、猩红热 5 种流行病在异常气候年份比平气之年变化剧烈，这 5 种流行病实际发病与运气理论异常年份具有相关性；而流脑、百日咳等 7 种流行病统计结果显示没有统计学意义，分析其原因是否应用疫苗有关，有待进一步探讨。

近几年来，一些研究虽然仍然借用运气学说的名义，但实际已脱离了运气体系，研究气象因素与发病的关系，此无疑是中医学术研究的进步。如汤巧玲等[1]按六气分段收集和整理北京市 1970 年-2003 年的痢疾发病及相应的气象资料，探讨痢疾发病与前 1 年及当年气象因素的相关性。结果显示：痢疾发病与当年和前 1 年的气温、风速和相对湿度均相关，而前 1 年气象与痢疾发病的回归方程的预测效果较当年为佳。对北京地区冠心病发病与六气气象的相关性研究，发现冠心病的病例数在初之气、五之气和终之气 3 个阶段较多，在二之气、三之气和四之气 3 个阶段较少。冠心病的发生与平均气温、平均相对湿度、平均水汽压和平均风速呈负相关，与平均降水量、低云量和舒适度呈正相关，其中与相对湿度、风速、降水量及舒适度的相关性有统计学意义[2]。

进入 21 世纪以来，人们的研究则倾向于采用类似于流行病学调查的方法，收集某种疾病的临床发病数据，分析其发病时段的运气要素，探求影响疾病发生的运气要素，包括促进与保护两方面的要素。如张天星[3]对 1970—2015 年北京地区 46 年流感流行的数据研究，发现属火之主气和主运是流感的抑制因素，属水之主气和主运是流感的促进因素，属火之客运是非季节性流感（冬季之外的流感）的抑制因素，同时是季节性流感的促进因素，太阴之客气是非季节性流感的抑制因素——流感是禀"水"气而生的传染病，影响"水"的气机的因素会抑制流感的发生。

（三）运气学说与 SARS、新冠肺炎研究

运气学说在历经 20 世纪 80 年代的研究热潮沉寂后，因 2003 年 SARS 的暴发流行以及随之而来的对疫病预测与控制的需要，再次得到了人们的关注，其中运气学说与 SARS 发病、病机以及治疗的关系，特别是根据运气理论预测 SARS 流行情况的研究成为热点。2019 年新冠肺炎的暴发流行可谓再次助推了运气学说的兴盛。如顾植山[4]引《素问遗篇·刺法论》"三年化疫"之说，假如庚辰年运气之间的阴阳刚柔关系失调，乙（阴金）庚（阳金）之间不能呼应相招，上一年的布天之气（指己卯年的司天之气阳明燥金）未退位，中运的胜气（指火气，火克金）出现，这样上下气运的位置相错（表现为偏燥偏热），三年后可以演发为"金疠"——肺的传染病流行。而 2003 年 SARS 流行前的 2000 年正好是庚辰年，历史上疫病大流行的公元 1232 年、1641 年、1774 年也符合《素问遗篇》所论"三年化疫"之例。此说在现代影响甚大，然谬误严重。又如许家松[5]认为新型冠状病毒肺炎的发病时间与气候异常相关，符合《素问》"运气学说"对"病温厉"的预判。分析庚子年（2020年）春寒气候特点、疫情及预判，并提出一般辨治方法：初期、轻症患者，予银翘散合桑菊饮加减；中、重度患者，予麻杏石甘汤加味；恢复期患者，予桑杏汤合玉屏风散、异功散加味。这种根据运

---

1. 汤巧玲，刘宏伟，高思华，等. 从六气角度探讨北京市痢疾发病与气象变动的关联性[J]. 中华中医药杂志，2012，27（4）：938-942.
2. 汤巧玲，马师雷，刘宏伟，等. 北京地区冠心病发病与六气及气象的相关性研究[J]. 中华中医药杂志，2012，27（6）：1564-1567.
3. 张天星.《黄帝内经》疾病预测理论研究[D]. 北京：北京中医药大学，2017.
4. 顾植山. "三年化疫"说非典[J]. 中国中医基础医学杂志，2003，（9）12：881-883.
5. 许家松. 对中医辨治新型冠状病毒肺炎的几点思考[J]. 中医杂志，2020，61（14）：1207-1210.

气七篇大论所论，借用干支符号所推演发病与防治方法、发展趋势等，与中华中医药学会内科分会等颁布的《新型冠状病毒肺炎中医证候诊断标准（试行）》[1]以及疾病流行的实际情况均不符合，只能看作是一种理论演示，不可能有较强的实用性，反而容易弄巧成拙。

（四）运气推演与中医临床诊疗的研究

现代还有不少学者仍然热衷于运气推演，试图从运气的干支推演来确定疾病诊疗的基本原则和方法。如冯献周的《运气学实践与应用：冯献周门诊实录》（2014）、车念祖的《杏林缤度——五运六气指导下的临证辨治》（2017）、杜武勋等的《五运六气体质辨识及选方用药指导：五脏生克制化辨证模式.体质篇》（2018）、陈斌的《五运六气：中医精准诊疗解密》（2019）、海霞等的《五运六气临床应用》（2020）、李恒腾的《五运六气针法——〈黄帝内经〉导读》（2021）等。具体方法包括依据运气推演选用对应方药，参照运气变化强调因时制宜，分析胎儿生育时间确定病位治法，着眼六气大司天论述同病异治，依据运气七篇大论的一般性推论，运气推演与针灸治疗等诸多方面，但大多为机械推算而不顾及气候的实际变化，甚或坐而论道，与临床实际不符。刘一玄等[2]对运气学说应用于中医辨证论治疾病的临床文献进行评价研究，认为当前评价运气学说疗效的临床对照试验研究（包括随机对照试验和非随机同期对照试验）非常少见，且各研究的方法学质量均较低，运气学说诊疗疾病的个案报告论文数量相对略多，少量的个案难以代表总体，存在的偏倚大，因果关系的论证强度弱。现有的证据尚不能得出基于运气学说的中医辨证论治能提高中医临床疗效的确切结论。

（五）运气禀赋学说研究

运气禀赋从理论上来讲，当包括受孕、孕期以及出生时运气变化对个体生命活动的影响。但一般多重视出生期的运气变化，认为在胎儿娩出、张口呼吸的一瞬，成为独立个体时所禀受的运气时空特征印记于新生儿的身体，成为终生伴随的禀赋特征。从2012年始到2024年底，在CNKI以"五运六气禀赋"为主题词，可检索到文献217篇，其中学位论文达121篇，博士论文为15篇，此还不包括非优秀硕士论文在内。

贺娟[3]提出干支运气通过影响胎儿的孕化来决定人的先天禀赋，即人的体质特征，且这一特征与后天疾病的罹患倾向具有密切关联性；并认为基于这一理论，可通过出生日期判断人先天体质的特征，进而预测后天疾病的易患倾向，指导疾病的预防与治疗。这里已经不顾及干支运气与实际气候变化是否相符，脱离了实际气候变化以及地域气候差异，纯粹以干支符号推演来预测。如刘一玄等[4]收集了北京中医药大学东直门医院17394例病例，分析患者出生日期的客气特点以及后天罹患疾病的种类。结果显示，出生日期的客气为太阳寒水时对肾系疾病的影响最为显著，罹患肾系疾病的比例较高，其患病机率为出生日期是少阳相火的1.220倍，厥阴风木的1.126倍，少阴君火的1.212倍，太阴湿土的1.162倍，并且与厥阴风木组、少阳相火组、少阴君火组组间差异有统计学意义。认为人出生日期的客气，对其后天罹患疾病的种类有一定倾向性。母体受孕的时间与胎儿出生的时段受当时客气的作用，使先天体质产生差异，这种体质差异在其后天罹患疾病的倾向中呈现出来。但同期的研究报告又指出，出生时的干支运气影响到后天疾病罹患的倾向性，以心系疾病、肺系疾病影响最为明显，肾系疾病影响最小，对肝系疾病、脾系疾病未发现有统计意义。对出生时岁运天干、主气、客气、司天在泉的统计，没有一个能够完整规律的呈现出对五脏疾病罹患倾向性的影响，无法用来准确预测

---

1. 中华中医药学会内科分会/中华中医药学会肺系病分会. 新型冠状病毒肺炎中医证候诊断标准（试行）[S]. 中医杂志，2021，62（1）：86-90.
2. 刘一玄，汤巧玲，郝宇，等. 运气学说的临床应用研究分析[J]. 现代中医临床，2014，21（2）：30-32.
3. 贺娟. 干支运气与人体质的关系及其哲学基础[J]. 北京中医药大学学报，2015，38（6）：365-368.
4. 刘一玄，马师雷，张轩，等. 出生日期的客气对后天罹患疾病倾向的趋势性分析[J]. 中华中医药杂志，2014，29（4）：1038-1041.

后天疾病罹患的倾向性[1]。吴长汉等[2]一方面认为运用运气理论，通过掌握个体人出生时日运气之胜衰生克，就可以对其进行某一时间的疾病风险预警，也可对其进行某一类疾病在何时患病或加重风险预警；另一方面又强调运用五运六气进行疾病风险预警不可机械推演，特别在临床上要与流行病学相结合，切不可胶柱鼓瑟，刻板应用。令人对运用五运六气进行疾病风险预警的价值如何产生怀疑。

（六）运气学说的科学性评价研究

对于运气学说，古今争议甚大，有必要秉持科学理性的精神，结合古今研究成果，对其科学性加以评价。邢玉瑞[3]对此进行了系列研究，提出科学理论的评价，本质上是科学共同体接受和选择科学理论的过程。对运气学说科学性的评价，首先应该确定运气学说的内涵与外延，其次应该遵从科学理论评价的标准共识，即经验检验标准、逻辑一致性标准、简单性标准以及预见性标准。然后从干支纪年的天文学依据以及气候变化的关系、平气推算的依据与一致性、运气预测的必备要素（时间、地点以及事件的性质与程度）、气候系统的构成要素、近百年气候的变化、中国极端气候事件的变化、气候变化与人类疫病流行的关系以及六气大司天理论的形成与现代研究等8个方面，对运气学说的科学性进行了评价，指出运气学说关于天文–气候–物候–人体生理病理相关的思想是正确的，但其借助干支符号、依据阴阳五行理论推演的方法是错误的，因而相关结论是不可靠的；在当时的历史条件下，古人也不可能正确认识天文–气候–物候–人体生理病理之间的关系及其机制。运气学说的新生，要求中医界人士在肯定其天象与气候、物候、人体相关的合理内核基础上，应具有敢于否定旧论的勇气，抛弃干支符号推演工具，及时吸取现代多学科的知识，以开放的心态不断创造新的知识。

由于运气学说的现代研究资料很多，只能对相关研究的思路、方法、成果等举例说明加以说明。纵观现代运气学说的研究，存在着概念混乱不清、复杂性问题的认识简单化、科研方案设计欠合理、相关评价标准不统一、研究结果不一致甚或相互矛盾、研究结论的推理不合逻辑、模式推演的低水平重复、科学精神欠缺而过高评价等诸多问题。现代对运气学说的研究，应该继承其合理的思想内核，抛弃干支推算等不科学的成分，进一步开阔研究视野与思路，充分借助现代多学科的方法与技术，开展更广范围的协同研究，争取取得创新性的知识、技术。

三、典 型 案 例

从预测要素评价运气学说的科学性

运气学说常被一些学者誉为预测之学，其预测原理是以天之五运与地之六气相结合，推测气候变化规律，以及气候变化对自然界的动植物生长发育、水旱风蝗螟灾害、人体疾病瘟疫等禨祥灾异情况。那么，我们就以此判定为基础，从预测学的角度来探讨一下运气学说的科学性问题。

（一）关于预测的基本要素

预测，就是根据事物过去发展变化的客观过程和某些规律性，采用一定的方法，对事物未来可能出现的趋势和可能到达的水平所作的一种科学推测，寻求控制事物未来发展的途径。在一定意义上说，人们认识过去和现在，也是为了认识将来。社会发展的程度越高，人们对自然控制和对社会管理就越需要获得未来发展的信息，以便对自然界以及社会生活的复杂过程做出可靠的预测。如果存在一套具有可重复性，可操作性的方法对某类事件发生的时间和地点进行预测，产生有效预测的概率比采用完全随机乱猜的方式产生有效预测的概率更高，则称此类事件是能够预报的，否则称之

---

1. 刘一玄. 干支运气与人体后天疾病倾向关联性研究[D]. 北京：北京中医药大学，2014.
2. 吴长汉，朱龙，周常恩，等. 五运六气在疾病风险预警中的应用[J]. 中华中医杂志，2018，33（7）：2729-2733.
3. 邢玉瑞. 运气学说的研究与评述[M]. 北京：人民卫生出版社，2010：310-423.

为不能够预报。

一般来讲，科学的预测应当具备三个基本要素，即时间、地点、事件的性质及其程度等，三者缺一不可。例如地震的预报，就应当含有时间、地点、震级三个要素。而如果改为两个要素，即或报时间、地点，而不报震级；或报时间、震级，而不报地点；或报地点、震级，而不报时间，按照这种方法所作出的预报，其准确率高达 80%以上，这在当前的地震预报中是一种高得惊人的准确率。但是只要我们稍加分析，就会发现这种预报所提供的信息，绝不比已知的地震发生频率的统计资料所能告诉我们的更多。因为它所作出的预言完全在已知的统计规律所指示的频度范围之内。根据已有的统计，全世界平均每年发生里氏震级七级以上地震 14 次，六点五级以上地震 50 多次，三至四级的小地震数百万次，一二级微震的数目就更不用说了。现在假定依据这种二要素预测方法作出预报："未来两个月内将发生七级地震"，而并不报出地点，或者预报"明天北京将发生地震"，而不报出震级，那么，这种预报言中的机会总是很多的，但实际上信息量不大，它不比简单的统计资料提供更多的信息。因此，这种二要素预测的科学性就值得怀疑，而它的科学价值也就不值一提。

（二）运气预测的实际应用剖析

作为预测学的运气学说，不管是对较长时段气候变化的预测，还是在该气候环境下所发生疾病的预测，必须具备时间、地点、气候或疾病类型三个要素。否则，也就如上述地震的二要素预测一样，尽管表面上看准确率很高，实际上并不能达到预测的目的。

反观古今中医运气预测，大多只采用时间、气候或疾病类型二要素预测，基本不涉及地点要素。如《内经》"七篇大论"，以干支符号作为推演工具来判定五运六气的平气、太过与不及，且不说这种推演方法本身的谬误，就其所推论的结果来看，不管是论岁运的太过与不及，还是六气的司天、在泉以及胜复、郁发，也都局限于时间与事件两要素，其中时间要素包括岁运、五运各运、六气各气三种时间段，事件要素包括气候以及相应的疾病类型，地点要素则或不论述，或以没有明确界限的东、西、南、北、中概而言之。现代学者对运气与 SARS 发病的研究，也大多借用《内经》的模式加以推论[1, 2]，少有创新。因此，在疾病预测中也常常缺乏对地点要素的明确要求，表现为不顾及我国现代气象类型的地区差异，甚或将运气学说的适用范围无限扩大。

我国国土大部分地处中纬度，南北延伸 5500 公里（千米），跨纬度约 50 度。由于纬度不同，南北之间太阳入射角的大小和昼夜长短差别很大。由此导致辐射能和温度的差异。从南到北，全国（除青藏高原高寒区外）跨越了赤道带、热带、亚热带、暖（南）温带、中温带和寒（北）温带等 6 个温度带。东西距离 5200 公里，跨经度将近 62°。地理纬度和太阳辐射、海陆位置和洋流、地形及大气环流等因素的相互影响、相互制约，导致我国气候类型多种多样，东半部具有大范围的季风气候，即冬季盛行大陆季风，寒冷干燥；夏季盛行海洋季风，湿热多雨。青藏高原海拔高，面积大，形成独特的高寒气候。西北地区则因僻处内陆，为海洋季风势力所不及，具有西风带内陆干旱气候。差异如此巨大的地理气候类型，如果在运气预测中不加以考虑，势必会出现总有某地气候、疾病情况与运气预测可能相符的局面，这样即使运气理论命中率再高，也丧失了科学的实用价值。如果再将运气理论说成是一门"司岁备物"的应用科学，以其准确的"司岁"统领着全球变化科学和保护医学、灾难医学，将其拔高为独具中国特色的全球变化科学，是保护中医学、灾难中医学，是人类文明中最完美的未来学教程[3]，无疑会成为世人的笑柄。

从总体上看，中医运气学说关于天体、气候与人体生命活动密切相关的思想具有一定科学价值，而运气学说的方法则是错误的。当中医界还沉湎于试图用运气学说来预测疫病的时候，空间流行病

---

1. 梁丁山. 2005 年运气变化及其对人体发病的影响[J]. 河南中医，2005，25（4）：11-12.
2. 樊黔江. 乙酉年运气规律、特征与发病的关系[J]. 中国中医基础医学杂志，2005，11（4）：266-268.
3. 陈璧羨. 五运六气与甲子纪元、干支纪年、气候多太极周期和民病：兼就"几大误区"一文与张年顺同志商榷[J]. 中华中医药杂志，2006，21（2）：78-86.

学已经利用地理信息系统和空间分析技术,来描述和分析人群疾病、健康和卫生事件的空间分布特点及发展变化规律,探索影响特定人群健康状况的决定因素,为防治疾病、促进健康以及卫生服务提供策略和措施,其中环境流行病学应用模型分析方法探讨气候变化对城市热浪的影响态势及其对健康影响的研究、气候变化对媒介传播性疾病潜在影响的研究等[1],无疑预示着中医运气学说变革的出路。

四、主要参阅文献

1. 王玉川. 运气探秘[M]. 北京:华夏出版社,1993.
2. 邢玉瑞. 运气学说的研究与评述[M]. 北京:人民卫生出版社,2010.
3. 孙外主. 运气学说精要[M]. 香港:商务印书馆,2021.
4. 张登本. 张登本解读五运六气[M]. 北京:中国医药科技出版社,2019.
5. 王琦,王树芬,周铭心,等. 运气学说的研究与考察[M]. 北京:知识出版社,1989.
6. 张年顺,方文贤. 运气学研究[M]. 重庆:重庆出版社,1993.
7. 海霞. 五运六气临床应用[M]. 北京:北京科学技术出版社,2020.
8. 冯玉明,程根群. 中医气象与地理病理学[M]. 上海:上海科学普及出版社,1997.

(邢玉瑞　蔡华珠)

第八节　养生理论研究

一、概　　述

养生又称为摄生和道生。在《内经》中有三处提到"养生",其中《素问·四气调神大论》为"保养春生之气"的意思;《素问·灵兰秘典论》及《灵枢·本神》两篇皆为"保养生命"之意。《素问·上古天真论》提到"道生",是指掌握养生之道故而延年益寿之意。《内经》无"摄生"一词,后世注家如杨上善《太素》、张介宾《类经》用"摄生"作为篇名。

养生理论是《内经》的重要组成部分,它根植于中国传统文化,深受中国古代哲学思想的影响,是以中医理论为基础建立起来的重要理论。《内经》养生理论以天人合一为指导思想,法于阴阳为原则,重点讨论了人体生长壮老已的生命规律,以及寿夭的影响因素,并介绍饮食养生、情志养生、运动养生、季节养生等多种养生方法。丰富而系统的养生理论为中医养生学的形成发展奠定了坚实基础。

二、研　究　述　评

(一)概念研究

"养生"一词最早见于《庄子·养生主》,其本义当为治理民众,后演变为保养生命。《中医大辞典》中"养生"一词的解释为:研究增强体质,预防疾病,以达到延年益寿的理论和方法。马烈光等《中医养生学》(2016)认为养生是人类为了自身良好的生存与发展,有意识地根据人体生长衰老不可逆的量、质变化规律,所进行的一切物质和精神的身心养护活动。郭教礼《中华养生文字释义》(2018)认为养生是采用多种多样的传统方法按照养生法度进行调养,以期达到健康、长

---

1. 周晓农. 空间流行病学[M]. 北京:科学出版社,2009;3,330-341.

寿的目的。这些定义或将"养生"看作理论和方法，或看作活动和行为，认识不一致。范崇峰[1]通过研究养生术语的起源以及术语的名实流变，发现历代文献养生术语中"养生"一词使用频率最高，是因为"养生"的内涵为摄养身心使长寿，"养生"的外延包括精神、道德、伦理、政治、生理等各方面的修养，适合作为规范术语。"养生"当定义为：根据生命运动规律，调养身心，以减少疾病、增进健康、延年益寿的保健方法及各种保健活动的总称。

（二）《内经》养生思想渊源研究

养生从古到今都是人们的执着追求，故养生理念和方法在《内经》之前就有大量的记载，如《管子》《韩非子》《庄子》《荀子》中就有大量的养生内容，《吕氏春秋》虽然是先秦时期杂家学派的代表作，但也是集先秦养生之大成，《汉书·艺文志》记载房中术著作八种，马王堆出土汉墓就有辟谷、导引、房中术、食疗方等多种养生著作。

《周易》哲学思想一直以来影响着中医的发展，自然也对中医养生理论的建构产生影响。蒋力生[2]认为"生生之谓易"是《周易》提出的一个重要命题。"生生"既是宇宙万物发生发展普遍遵循的法则，又是宇宙万物推陈出新的基本规律，同时也是人类蓬勃向上、追求进步的基本精神。这个命题不仅是中医养生理论的渊源，也是中医养生的指导原则。

《内经》的养生理论以"法于阴阳，和于术数"为纲领，其构建过程深受先秦哲学、方技传统及社会伦理的影响。《易经》通过卦爻变化构建的阴阳消长理论，为《内经》阐释生命现象提供了方法论基础。胡真[3]认为，作为中华思想文化的源头，《周易》为中医养生理论的形成和产生提供了肥沃的哲学土壤。其中"易"的理念催生中医运动养生观；"阴阳相对"思想启迪了中医养生理论的健身养生运动平衡观；"天人相应"的思想引导人们尊重自然，养气调神；"潜龙勿用"告诫人们"动静适度，不妄作劳"；"居安思危"提醒人们"治未病"；"反身修德"奠定"情志养生"的理论基础；"损益理论"是"饮食养生"和"房中养生"的理论源泉。

以诸子为代表的先秦哲学思想是中医养生理论体系建构的思想基础，决定和影响着中医养生学的走向；中国传统思维模式中的整体思维、取象思维和辩证思维则渗透于《内经》养生理论之中，使之建立起独具特色的体系。道家是以先秦老子、庄子为代表，以"道"为其学说宗旨的学派，最为重视生命注重养生，《内经》在老庄思想的影响下，提出了许多养生的理论与方法。李爽[4]认为道家虚静思想影响了中医理论的建构，中医学通过汲取虚静思想的哲学营养，形成了涵盖中医思维、诊疗、养生、医德在内的独特中医文化。此外，张哲源等[5]认为道家的贵生思想是先秦道家提倡"为我"价值观的核心表达，是中医养生理论体系构建的思想基础之一。"贵生"内涵可分为"气化自然""重生轻物""全生全德"三个方面："气化自然"的思想与中医基础理论"气一元论""阴阳学说"一脉相承；"重生轻物"的理念则将中医养生原则分为顺应自然、顺应规律、顺应自我；"全生全德"的养生方法是中医养生的方法论，在饮食、生活起居、运动导引等各方面都起着举足轻重的作用。这些理念在《内经》中均有涉及。

儒家思想对中医养生学的影响，主要体现在基本理论观点和思路方法上。在许多学术内容上，儒学的影响还是相当深刻的。邓月娥[6]探讨了中医养生学理论和养生方法的中庸思想，指出中庸、和谐、平衡是中医养生的核心思想。邰东梅等[7]从致中和角度分析仁者寿的内涵，认为怡情养性修

---

1. 范崇峰. 养生术语名实源流考[J]. 南京中医药大学学报（社会科学版），2019，20（1）：7-9.
2. 蒋力生. "生生之谓易"的养生学意义阐论（一）[J]. 江西中医学院学报，2008，20（2）：1-4.
3. 胡真. 先秦思想与中医养生理论相关性研究[D]. 武汉：湖北中医学院，2008.
4. 李爽. 道家虚静思想对中医学的影响研究[D]. 济南：山东中医药大学，2023.
5. 张哲源，黄琦. 从先秦道家"贵生"思想探微中医养生之道[J]. 浙江中医药大学学报，2022，46（12）：1417-1420.
6. 邓月娥. 中医养生中庸思想探讨[J]. 北京中医药大学学报，2012，35（6）：370-372.
7. 邰东梅，王哲. 仁者寿-儒家致中和思想在中医养生学中的反映[J]. 中华中医药学刊，2008，26（2）：393-394.

德是养生长寿的根本，孔子早于《内经》几百年就提出仁者寿的观点，即养生要从养德开始，要修身发扬人的善性，清除心理障碍，取得心理平衡。

商晓辉等[1]通过近年考古发现，认为马王堆汉墓帛书《十问》《天下至道谈》等文献所载养生方法，与《内经》存在显著承袭关系；杨舒婷[2]对湖北张家山汉简《引书》的导引养生理论进行了探讨，认为《引书》所阐述的导引养生理论在《灵枢经》《素问》等医学著作中得到进一步的阐发。高大伦《张家山汉简〈引书〉研究》（1995）通过对比发现《引书》与《内经》《养生方导引法》有其内在联系。《引书》与《内经》的联系是：两书都将人体顺应一年四季阴阳的变化作为养生治病必须遵循的最重要法则，两书中都贯穿了阴阳学说来解释四季变化和人体结构，两书都强调健身防病的重要性，两书都以道家思想为主导。

综合上述，《内经》养生理论的形成，本质是战国秦汉之际多元文化层累建构的结果：在思想层面，以《易经》阴阳哲学为框架，整合道家生命观、儒家伦理观及阴阳家五行学说，构建"天人相应"的理论范式；在技术层面，通过诸如《导引图》《却谷食气》《合阴阳》《天下至道谈》《神农黄帝食禁》所载导引、房中、食气等方技的医学化改造，形成"形神共养"的实践体系；从历史逻辑，黄老学派在汉初的"撮名法之要"，促使养生文化从方技传统升华为系统医学理论。这一过程不仅体现了中国古代知识体系"理—法—术"的整合能力，其"预防为先""顺应自然"的核心原则，对当代健康医学仍具重要启示。严世芸《中医学术发展史》（2021）指出，《内经》养生论述，洵为秦汉养生学说的高度概括。

随着方法论的不断兴起，诸多学者已经不仅仅满足于养生的具体内容和方法，而是注重中医养生理论建构的背景，运用发生学的原理和方法，从传统文化、思维和哲学角度探讨中医养生理论体系构建的渊源[3]。养生理论的研究偏重于文献挖掘及传统哲学理论的梳理，无论从高度还是深度上都较前有了提高。能够让我们了解中医养生的源流与发生发展，但其研究结果偏于形而上者，理论泛于清谈，实际应用却少有涉及。

（三）养生原则研究

1. 法于阴阳

"法于阴阳"养生原则的理论基础是《内经》的天人合一观。邢玉瑞在《〈黄帝内经〉研究十六讲》（2018）认为《内经》依据天人合一的规律，提出了"法天则地""和于阴阳""顺四时适寒暑"等一系列原则，运用于养生和治病的具体实践之中，具体可表现为顺应天时（昼夜、四季、岁时）自然之势指导养生。王德辰等[4]认为"阴阳术数之道"是《内经》养生遵循的根本原则。"术数"是为表达天地万物背后的数理规律而用，"阴阳术数之道"是以"法象符号"进行诠释的，包括"五行系统""河洛图书系统""干支字符系统"等，"法象符号诠释体系"均以术数之"数"作为构建的内在依据，从一到九的"天地之至数""天地之大数"，执简驭繁地概括了"阴阳术数之道"的内涵。王氏的诠释虽称为"新解"，将1—9的数字在中医学中的应用进行了深入阐释，角度新颖论述清晰，但术数的应用终究还是在阴阳的范畴之内。《内经》中数字的运用也是自然规律和人体生命现象的一种表达，因此人体的养生遵循仍然是天地阴阳的变化。

2. 形与神俱

形神关系是哲学、宗教和自然科学的重大问题。曾梦[5]认为，《内经》中的形神范畴最早出现在春秋战国，其内容深受《管子》的精气学说和《荀子》的心是"天君"主神明之说的影响，并发

---

1. 商晓辉，张芬.《黄帝内经》与马王堆医书中的黄帝思想[J]. 中国中医基础医学杂志，2020，26（6）：709-711.
2. 杨舒婷. 马王堆帛画《导引图》与张家山汉简《引书》导引式对比研究[D]. 北京：中国中医科学院，2022.
3. 谭颖颖. 中医养生理论体系的建构[D]. 济南：山东中医药大学，2008.
4. 王德辰，马友诚，鲁春花，等.《黄帝内经》"法于阴阳，和于术数"新解[J]. 中华中医药杂志，2022，37（9）：5071-5075.
5. 曾梦.《黄帝内经》形神观研究[D]. 泉州：华侨大学，2017.

展出比先秦诸子更为丰富的形神理论。徐平等[1]认为可以从哲学角度探究《内经》形神理论的哲学内涵，对提升理论高度与临床疗效，促进心身医学及中医养生学的发展均有裨益。

邢玉瑞《〈黄帝内经〉研究十六讲》（2018）认为形神观是肉体与精神的关系，是机体与功能的关系，是物质与运动的关系。徐平[2]认为中国的形神观从上古的宗教观、万物有灵论发展而来，随着思想、文明的逐渐发展转为哲学范畴，即精神、意识，争论于先秦，雏形定于《内经》。《内经》的形神观，主要包括以下四方面的内容：第一，形体和精神是统一的，不可分割，相辅相成；第二，在形神关系中，形是第一性的，神是第二性的，先有形，后有神，神依附于形；第三，形与神互相影响，形伤可致神伤，神伤可致形伤；第四，治病和养生都需要遵守形和神两方面的因素和条件，其中神是主导因素。

李济仁《济仁医录》（2014）认为脏腑、禀赋、气血等形体对精神有影响，以及精神通过五脏对形体产生作用，这种作用具有主动性和主导性。这是对形神关系机制的深层阐释。魏士雄等[3]分析了王平教授对于《内经》健康观的认识，从精气神的角度分析了形神合一的生命观，《内经》是以形神合一的观点看待自然界的生命整体，将形体的治疗与精神的调养结合，在医学中具有十分重要的理论研究价值和临床指导意义，对未来以人为本的健康医学也具有相当重要的启迪作用。

3. 正气为本

王庆其等《黄帝内经百年研究大成》（2018）认为养生就是扶助正气，增强体质，以却病延年而达保养生命的目的。人步入老年，阴阳自和能力降低，各脏腑功能减退，气血虚损，故自我调节能力不足，抗御病邪的能力也明显减低，易于发病，病后康复较慢，这是老年人多病的主要原因，故保养正气对于却病延年至关重要。保养正气的措施有：改善不良体质、顾护后天之本、注重阳气护养。赵凯维等[4]通过梳理《内经》及后世医家对中医学"正气为本"的认识，结合首届国医大师陆广莘先生健康医学思想及对中医学"生生之道"的阐释，重新审视中医学之"正气"，认为"正气"是神气形的统一。"正"是一种"精神安乎形"的身心相关的整体和谐自稳态，是中医关于健康的一种理论模型。自稳态调节即是"正气"维持"自稳态"，中医学常可解读为一种调节和流通的统一。

4. 和为圣度

"和合"思想发轫于《周易》，旨在阐发自然及社会万事万物和谐默契、相异相成的本质关系。《内经》汲取了"和合"思想的精华，用以阐释生命和疾病的原理。王小平[5]认为构成人体的各部分之间以及天人之间"和合"是生命活动的最佳状态；"失和"是疾病的根本原因；"求和"是治病与养生的最高法度。"和"是健康的标准和生命的本质，也是天下的固有规律及最终归宿。"中"是天下的本根状态，"和"是"中"的效用及结果。中和之道在养生学中的具体应用可概括为"养和"及"守中"，前者包括天人和、形神和、脏腑和、阴阳和，后者包括适寒温、和喜怒、适劳逸、节饮食、慎起居。"养和"是目的，"守中"是手段。

（四）养生方法研究

养生的具体内容和方法涉及与生命相关的方方面面。《内经》提出饮食养生、精神养生、运动养生、顺时养生、音乐养生、体质养生、疾病养生等诸多养生方法，目前也是养生研究的重点内容。

---

1. 徐平，王琦.《黄帝内经》形神理论的哲学内涵[J]. 中医学报，2018，33（4）：598-603.
2. 徐平. 中医形神观的历史演变[D]. 北京：北京中医药大学，2016.
3. 魏士雄，刘琼，王平. 王平教授关于《黄帝内经》的基本健康观[J]. 时珍国医国药，2018，29（12）：3021-3022.
4. 赵凯维，宋阳，张玉辉，等. 论基于正气为本"生生之道"研究治未病理论体系的意义[J]. 中国中医基础医学杂志，2022，28（7）：1046-1048.
5. 王小平. 论《内经》"和"为"圣度"的养生思想[J]. 山东中医杂志，2014，33（3）：163-164.

1. 饮食养生

马烈光《中医养生学》（2016）认为饮食养生简称"食养"，是在中医理论的指导下，根据食物的特性，合理地选择和加工利用食物，从而滋养精气、平调阴阳、维护健康、延年益寿的方法。鲁明源《饮食养生》（2010）中详细介绍了饮食养生的原理和原则、饮食调养五脏、饮食顺应自然、饮食调理体质、饮食禁忌等内容。叶橙等[1]探讨了"食饮有节"的科学内涵，提出少食生清、饱食生浊，认为少食能调控生物的代谢反应、抑制肿瘤发生、调节肠道菌群等。马作峰[2]总结了《内经》饮食养生的六个基本原则：节五味避免五味偏嗜、避饥饱失宜、防止过寒过热、结合体质辨证选食、顺应四时、灵活选食、饮食多元合理调配。

2. 顺时养生

孙松辉[3]分析了《内经》顺时养生观的理论依据与思辨方法，概括出其基本含义有二：一是顺应自然界阴阳消长规律。包括阳盛时宜动，阴盛时宜静和阳盛时可固本，阳衰时须御邪。二是顺应脏腑与季节的通应关系。包括同气相求，脏有所养和依脏之性，顺时调养。刘思远等[4]对四时卧起规律进行了考证辨析，认为按照四时阴阳运行规律以及四气调神指导思想，《素问·四气调神大论》中的春三月"夜卧早起"应为"早卧早起"，而秋三月之"早卧早起"则应为"晚卧晚起"，如此可与夏三月之"夜卧早起"、冬三月之"早卧晚起"构成四季分明的卧起规律，从而对人身气血阴阳起到有利的保养作用。

除去四时节律外，自然界中还存在时节律、日节律、月节律、年节律等，这些节律都对人体气血运行与脏腑盛衰具有一定影响，应用不同时间节律对人脏腑气血的不同影响可以指导养生。白正勇等[5]以《内经》相关论述为依据，从自然年、月、日、时等变化对人体生命活动的影响，分析自然时序变化与养生的关系。表明自然受日月星辰的影响，存在着年月日时等时序规律变化。人与自然时序变化存在着应答关系，人的生理、病理与自然时序变化密切相关，养生、防病都应顺应自然时序。

3. 调神养生

潘怡宏等[6]系统整理《内经》对"形""神"和"形与神俱"的认识，结合历代医家形神兼养的养生思想，形成"形与神俱"的健康标准及形神兼养的养生理论，以期为现代防病延衰提供新的思路与方法。董博等[7]则结合《内经》及现代心理学研究成果，归纳出顺意、开导、移情（移精变气）、五行（情志相胜）、暗示、节制、疏泄七种情志疗法。张延丞[8]分析了《内经》中养神的内涵：是指通过调节人的情志状态来促进人的精神、心理健康以达到形神协调、健康长寿的作用。还阐释了《内经》养神方法（药物、顺时、饮食、祝由、睡眠等）以及养神方法的特点与价值。认为调理精神是人体健康的重要保障，精神旺盛是人体生理功能运行正常和抵御外邪的前提和保障。总结提炼这些方法对实现中医养生学的兼收并蓄，充实理论和实践内容均具有重大意义。

4. 运动养生

马烈光《中医养生学》（2016）认为运动养生是运用传统的导引、吐纳、按跷等方法进行锻炼，通过活动筋骨关节、调节气息、宁心安神以疏通经络、行气活血、调和脏腑，进而达到增强体质、益寿延年之目的的养生方法。冯奕超等[9]对《内经》"吐故纳新"呼吸养生法的相关文献进行梳理整

---

1. 叶橙，陈江河，曲淼. 从中医"食饮有节"理论探析限食疗法的科学意义[J]. 中华中医药杂志，2023，38（12）：6093-6095.
2. 马作峰，姜瑞雪，王平，等.《内经》饮食养生的基本原则[J]. 中国中医基础医学杂志，2012，18（2）：225-226.
3. 孙松辉.《黄帝内经》顺时养生观考释[J]. 中医药学刊，2003，（7）：1133-1154.
4. 刘思远，郑红斌.《黄帝内经》四时卧起时间辨析[J]. 中华中医药杂志，2022，37（1）：178-180
5. 白正勇，李淼. 试论自然时序与养生[J]. 浙江中医药大学学报，2016，40（11）：818-820.
6. 潘怡宏，丁莉，王平.《黄帝内经》的形神兼养观及其现实指导意义[J]. 中医杂志，2014，55（5）：361-364.
7. 董博，王宏利.《黄帝内经》中情志养生思想[J]. 辽宁中医药大学学报，2018，20（10）：190-193.
8. 张延丞.《黄帝内经》养神理论与应用研究[D]. 北京：北京中医药大学，2021.
9. 冯奕超，鲁明源. "吐故纳新"呼吸养生法探微[J]. 山东中医杂志，2023，42（9）：932-937.

合，从其功法分类、行功要领、养生功效三个方面展开论述，以探寻该法的内涵与价值，并结合现代研究成果，探讨其相关研究的可待延伸之处。万苏建等[1]传承发展了《灵枢·病传》的导引法——布气疗法，介绍补法、泻法、温养法、疏导法和直接布气法、间接布气法、点穴布气法等常用方法，并探讨了布气术与导引术的具体临床应用。丁娟等[2]分别从整体观、发展观、对立统一等三个角度分析中医运动养生的辩证思想。中医运动养生运用中医的整体观指导人们选择运动方法，强调三因制宜的发展观及动静结合的对立统一观。

5. 音乐养生

近年来，音乐疗法得到了不断的发展和推广。王思特等[3]将中国古代音乐养生思想概括地表述为"以乐养气""以乐养德""以乐养形""以乐养神"4个方面，认为古人以音乐艺术为载体积极主动地调节人与自然的关系，其侧重点在于顺应自然，以期与自然环境和谐相处，保持自身与环境的和谐发展。五音疗法是音乐疗法的组成部分，也是中医学治疗疾病养生保健的重要手段。张勇等[4]认为传统音乐养生是在"天人合一"的整体观哲学思想指导下，运用"乐与人和"思想观点，把五行学说与五音、五脏、五志相联系，在辨证施乐原则下，通过五音与人互动产生的心理、生理体验，来达到养生与防病目的的一种传统音乐疗法。张昭然等[5]从中医体质学角度建立五音调体体系，将传统五音疗法与体质相结合，建立简便易行的五音调体以疏情立志。

目前养生思想的研究逐渐丰富而系统，无论是研究方法还是内容都取得显著的成果。但目前研究仍然以理论阐释、文献整理归纳为主，鲜有创见。临床研究及实验研究相对偏少，缺乏对养生方法确切效果的评价与检验。有鉴于此，在既往研究的基础上，中医养生理论应向规范化、科学化、标准化迈进，从多层次、多角度展开深入研究[6]，真正指导养生实践，更好的体现养生理论的实用价值。

三、典型案例

《内经》寿夭理论及临床应用研究

湖北中医药大学王平团队对于《内经》养生理论从理论挖掘到临床实践以及实验研究都进行了广泛而深入的研究。在理论挖掘方面，提出《内经》思想启发了中医医学模式的发展，对实现更高水平的全民健康，充分发挥中医药特色与优势具有促进作用。总结《内经》健康观包括天人相应的生态观、形神合一的生命观、五脏为枢的整体观、邪正相争的发病观、以平为期的治疗观、未病先防的养生观，为日常生活作出指导，提高生活质量。王平教授认为养生长寿为《内经》的第一要义，探讨长寿理论的源流，追溯不同体质、不同地域等对寿命影响的记载以及对《内经》中长寿方法的分析，在当今人口老龄化和长寿研究方面具有启迪与指导作用。其梳理《内经》中影响寿夭的因素，总结了人体寿夭与地域、劳倦、精神、感邪等因素的关系。《内经》构建的寿夭理论主要强调内因和外因两个方面，先天体质、脏腑功能是内因，感受外邪、劳倦过度等是外因，内外因相互影响。深入挖掘《内经》寿夭理论，对丰富和发展中医养生学说具有重要意义。团队主编、参编了多部学术专著和教材，如《黄帝内经理论与实践》《本草纲目新编》《中医元气论》等，为中医药养生领域提供了重要的学术资源。

临床实验研究方面，致力于中医药延缓衰老理论及脑病、老年病防治与产品开发研究。归纳整

---

1. 万苏建，丁智炜，赵鑫雨，等.《黄帝内经》布气疗法探讨[J]. 中华中医药杂志，2020，35（4）：1633-1636.
2. 丁娟，李文林，陈涤平. 中医运动养生研究进展概述[J]. 光明中医，2014，29（2）：415-418.
3. 王思特，张宗明. 中医文化视域下的中国音乐养生思想探微[J]. 中华中医药杂志，2016，31（5）：1766-1769.
4. 张勇，杨帅，肖静怡，等.《黄帝内经》五音疗法考释[J]. 中华中医药杂志，2022，37（12）：7276-72.
5. 张昭然，李英帅. 从偏颇体质的情志特征谈五音疗法的调体应用[J]. 中华中医药杂志，2023，38（10）：4657-4660.
6. 高健，倪红梅. 中医养生理论研究进展及思考[J]. 中国中医基础医学杂志，2018，24（2）：278-281.

理中医古籍和近年国内外文献,从中医传统饮食养生观与分子机制之间的关联点出发,从饮食限制和规律饮食两方面出发初步探讨现代饮食观念与传统食养观念之间的联系,为科学推进当代饮食养生内涵的诠释与实践指导提供参考。从《内经》"血者,神气也"探讨了老年脑病的病因病机,并对老年人失眠病症进行多方面的实验研究,例如酸枣仁汤、生慧汤、安寐丹的治疗机制研究。形成了老年人中医睡眠健康管理方案以及个体医师辨证论治疗效的评价方法。在临床实践中以元气虚损为核心病机,采用培元固本、安神益智法辨治失眠,结合五脏相音理论,运用中华五行音乐治疗失眠取得了良好的效果。

王平团队以《内经》"天人合一"为指导思想,通过文献挖掘、跟踪调查、养生文献比较、人群养生方法应用等途径研建了湖北特色养生与长寿文化体系,建立相关养生专题网站,制作养生专题科教片,组建成立湖北养生文化研究所,定期召开湖北养生专题研讨会,采用讲座、录像、专人指导、宣传栏等方法,从起居调养、饮食调养、运动调养等方面进行健康教育,形成了传统理论、现代研究、临床应用、传播推广系统的中医养生理论体系。

四、主要参阅文献

1. 王庆其,周国琪. 黄帝内经百年研究大成[M]. 上海:上海科学技术出版社,2018.
2. 邢玉瑞.《黄帝内经》研究十六讲[M]. 北京:人民卫生出版社,2018.
3. 邢玉瑞.《黄帝内经》科学文化诠释[M]. 北京:科学出版社,2024.
4. 郭教礼. 中华养生文字释义[M]. 北京:中国中医药出版社,2018.
5. 马烈光,蒋力生. 中医养生学[M]. 北京:中国中医药出版社.2016.
6. 胡真. 先秦思想与中医养生理论相关性研究[D]. 武汉:湖北中医学院,2008.
7. 刘朝贵. 海峡两岸《黄帝内经》养生思想研究[D]. 广州:广州中医药大学,2009.
8. 刘慧鸿. 回归上古天真——道学观照中的精神养生[D]. 广州:广州中医药大学,2020.
9. 鲁明源. 饮食养生[M]. 北京:中国中医药出版社,2010.

(王玉芳　邹纯朴)

第四章 《黄帝内经》临床医学研究

《内经》不仅仅是中医学理论的经典之作,还汇集了汉以前丰富的临床医疗实践经验。据王庆其《内经临床医学》(2010)整理发现,《内经》直接以疾病名篇的篇章有40余篇,略去重复,记载症状1800余种,涉及的临床医学内容,约占整个《内经》的二分之一以上,其中的许多学术原理和医疗经验,对今天的临床仍然具有很大的实践价值。本章以疾病和症状作为研究对象,列举外感病症、脏腑病症、形体病症、官窍病症、外科病症五个主题的研究成果进行分析。另外,《内经》有辨病论治、辨证论治、辨质论治、审因论治等多种辨治方法,故本章不以病证为名,以免以偏概全。

第一节 外感病症研究

一、概 述

《内经》多从病因分类角度阐述外感病症,再结合特定症状表现和病机特点,其论述范围应该为:围绕邪气犯表的病因病机特点,表现出发热为主,伴有恶寒或寒热往来等症状的一类病症。外感是与内伤相对而言的。《内经》已经有外感病和内伤病的分类思想。《素问·至真要大论》提出了"感邪而生病",基本阐明了"外感"的内涵;而《素问·疏五过论》中"虽不中邪,精神内伤"提出"内伤"的概念。另按《素问·调经论》有关"生于阴"和"生于阳"的表述,已将内外两大病因作了明确分类。具体病症如水肿的发生既有"寒胜则浮"的外感因素,也有"不从毫毛而生,五脏阳以竭"的内伤之分。《灵枢·百病始生》阐发了外感病症传变规律多由表入里,由轻转重。当代学者借助哲学、认知科学、流行病学、逻辑学及科学实验等知识与方法开展研究,在外感病症理论及临床应用等方面取得进展。本文从《内经》外感病症的病名概念、病因病机、诊疗预防等方面入手,梳理和述评其理论应用情况及常用研究方法,展现近年来的研究成果。

二、研 究 述 评

(一)外感病症的概念及其框架研究

《内经》中多数外感病症是以特征性病因或者症状命名,按疾病病名即可寻找其病机甚至辨证规律,为临床诊断此类疾病提供了理论基础和依据。当前研究多结合《内经》经义和历代医家学术观点对外感病症的内涵进行界定,扩展其外延。裘沛然[1]以《难经》广义伤寒为依据,认为伤寒为一切外感病的总称,无论新感与伏气、四时温热、天行时气、温毒疫疠,均属于伤寒的范畴。景

---

1. 裘沛然. 伤寒温病一体论[J]. 上海中医药杂志, 1982, (1): 2-7

浩[1]以症状界定外感病，认为《内经》热病为外感病，包括五脏热病、伤寒、温病、暑病、疟病、寒热病、肠澼、黄疸、劳风几类疾病。北京中医学院内经教研组《内经讲义》（1960）从病因界定外感病，指出六淫泛指外感病的致病因素。四时六气太过、不及，或非其时而有其气，常引起疾病的发生，是为六淫。六淫为病多与季节有关，但同一季节可以有不同性质的外感病发生，而一种疾病又可以由多种病邪引发。所以，六淫为病及其呈现的症状，往往错综复杂。有学者有不同观点，张跃荣等[2]认为六淫有内、外属性，不应称为外感六淫。张新春等[3]认为火多由内生，热多属外淫，故六淫名称应改为风、寒、暑、湿、燥、热，并认为六气虽有季节性，但六淫伤人除暑有明显季节性外，其他病邪致病不只限于主气的季节。对此，王洪图《黄帝内经研究大成》（1997）指出《内经》并无"内六气"的学术观点，"内六气"不能作为病因病邪，内生邪气中仅"内热""内寒""内湿"有临床意义，但《内经》中已有"阴虚生内热""阴盛生内寒"及"中气之湿"的记载，不必另凑出内生六淫。王庆其等《黄帝内经百年研究大成》（2018）承袭了1960年《内经讲义》的观点，认为外感病是以感受六淫之邪为发病因素的一类病证。

关于外感病症的分类，袁志国[4]总结《内经》外感热病分为7类共56个（图4-1）。认为《内经》外感热病病名的命名方法包括病变特征命名法、主要病症命名法、病因病机命名法、病因病位结合命名法和主症病位结合命名法5类，外感热病的命名规律当以病因病机为关键因素、病变部位为重要参考、名简义深为基本原则。朱鹏举[5]遵循普遍性与共时性两大基本原则，通过综合运用结合异文、因声求义、重视经中固有的训诂材料、借助文化学知识、充分利用出土古文献、参考医理等手段，对《内经》疾病名义进行探讨，指出《内经》中关于外感类疾病的论述很多，相关病名凡59种，分为风病、热病、寒热、疟4类。

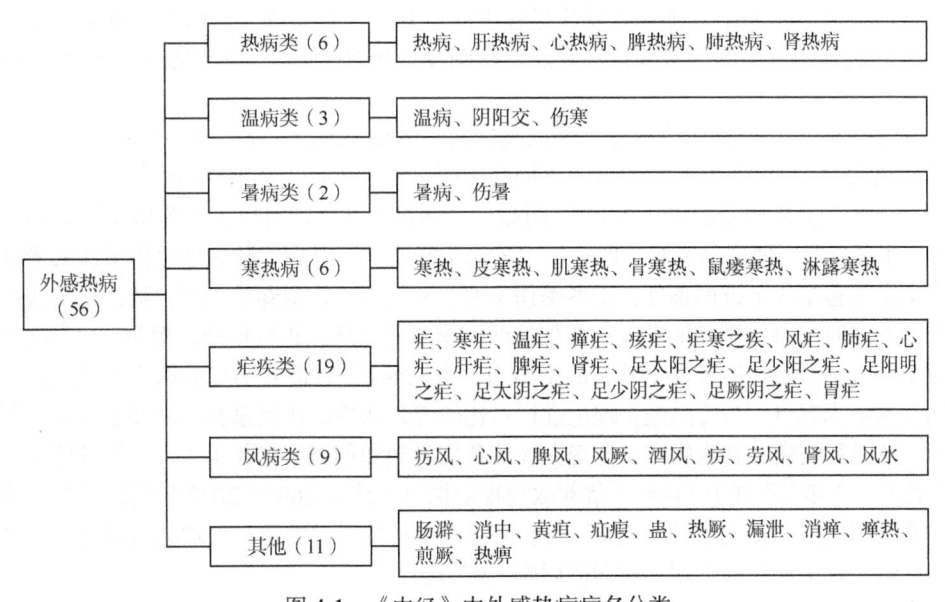

```
                    ┌─ 热病类（6）  ── 热病、肝热病、心热病、脾热病、肺热病、肾热病
                    │
                    ├─ 温病类（3）  ── 温病、阴阳交、伤寒
                    │
                    ├─ 暑病类（2）  ── 暑病、伤暑
                    │
  外感热病           ├─ 寒热病（6）  ── 寒热、皮寒热、肌寒热、骨寒热、鼠瘘寒热、淋露寒热
  （56）             │
                    ├─ 疟疾类（19） ── 疟、寒疟、温疟、瘅疟、痎疟、疟寒之疾、风疟、肺疟、心
                    │                  疟、肝疟、脾疟、肾疟、足太阳之疟、足少阳之疟、足阳明
                    │                  之疟、足太阴之疟、足少阴之疟、足厥阴之疟、胃疟
                    │
                    ├─ 风病类（9）  ── 疠风、心风、脾风、风厥、酒风、疠、劳风、肾风、风水
                    │
                    └─ 其他（11）   ── 肠澼、消中、黄疸、疝瘕、蛊、热厥、漏泄、消瘅、痒热、
                                       煎厥、热痹
```

图4-1 《内经》中外感热病病名分类

但《内经》外感病症类别零散繁杂，受时代及医家认识局限，存在概念认识多样、命名不统一、内涵不清等问题，限制理论深入研究和临床应用。研究者通过明晰病名内涵、扩展外延加以界定。

---

1. 景浩.《黄帝内经》热病学理论钩玄[D]. 辽宁中医药大学，2006.
2. 张跃荣，刘晓庄. "外感六淫"、"内伤七情"提法之商榷[J]. 江西中医药，1988，（3）：53-54.
3. 张新春，邓中炎. 关于"六淫"概念属性及致病特点新见解[J]. 广州中医学院学报，1992，（4）：235-236.
4. 袁志国.《黄帝内经》外感热病病名及其演变研究[D]. 沈阳：辽宁中医药大学，2010.
5. 朱鹏举.《黄帝内经》疾病总览及辨疑[D]. 沈阳：辽宁中医药大学，2012.

如胡小勤[1]等以湿病为例，提出湿病和湿证两大范畴，前者具有特定的病因、发病形式、病机、发展规律和转归完全符合病的概念；后者仅出现在疾病发展过程中的某一阶段或以某一疾病的一个证型出现。王玉贤[2]提出"疫瘁"病名，将瘁病分为非传染性瘁病和传染性瘁病两类，具有发热伴中枢神经系统感染症状的传染病均可命名为疫瘁，拓展瘁病范畴。有学者提出病名界定需结合患者个体感受，如林振邦[3]等认为《内经》中"风"命名疾病不仅基于解剖理解，还包含"身体感"隐喻，例如性质描述"风者，善行数变"、温度感描述"或为寒热"、与位置感有关的巅顶位置相关疾病。他还认为风可于任何所及之"空间"带来致病性。《素问·风论》："故风者百病之长也，至其变化乃为他病也。"这说明了风邪易变生他病。故风病命名可以疾病之"空间"配搭"风"字作为主要命名原则。尹荟萃[4]提出风病广义和狭义概念：风病的广义概念包括风邪侵袭机体所导致的各种疾病，以及以震颤、抽搐等类似于风的动摇不定为主要特点的一系列疾病两个方面；其狭义概念是指风邪侵袭机体所导致的各种疾病。邢玉瑞[5]认为，任何一个学科体系都是建立在基本概念基础上的范畴体系，概念是逻辑思维的最基本单位，是科学思维必不可少的工具，也是科学研究认识成果的最后结晶。同样，就《内经》外感病症研究而言，病名概念的统一化和标准化是当前亟待解决的难点之一，需要在恪守《内经》经义、明晰外感病症病名概念内涵的基础上，采用考据学、语言文字学、发生学、诠释学、哲学方法论，特别是现代医学与生物学等方法，不断扩充完善对其外延的认识。

（二）外感病症病机特点的研究

对于《内经》一般性外感病症病机特点的研究，总体上符合《内经》以正气为本的发病认识，强调人体气血、营卫、阴阳等正气在发病过程中的重要性。研究者多采用理论辨析、文献整理、临床印证等方法，结合病邪性质和致病特点进行阐发，是对《内经》外感病症病机理论的深化或再论述。

魏凯峰等[6]通过溯源《内经》人体生理以及热病病机相关理论，并结合历代医家相关著作理论，探讨了外感热病重症证候转化病机，认为不同病因所致外感热病，病机核心包括外邪入侵，正气抗邪，卫阳郁遏，气血阴阳受损的"郁-虚"两端，其病机演变规律可以表现为由实至虚的过程。李宇铭[7]从"外内合邪"理论角度对《内经》"冬伤于寒，春必温病"致病理论作了深入考证，推论温病的发生主要包括3个方面条件：①冬季伤于寒，邪气流连，至春季仍然未解，是发病的重要条件；②至春季之时，再感受其他邪气；③虽然前一季节受邪导致正气偏虚，但是正气仍足以抗邪，到春季时正邪交争激烈，能抗邪于外，故生温病。田栋[8]通过选取各历史时期代表性医家对外感发热重要阐发的学术观点，与《内经》理论进行对比研究，认为历代医家在《内经》热病正邪交争病机基础上，从时行疫病、温病伏邪、传变方式等角度发展和创新、完善了《内经》外感发热的病因病机理论体系。王敏等[9]基于《内经》伏邪致病理论探讨天津市2007—2017年过敏性鼻炎滞后发病与气象因素的相关性，发现月平均气温、月相对湿度、月日照时数及月平均风速对过敏性鼻炎滞后发病具有影响，其中尤以月平均风速滞后影响时间最长。

---

1. 胡小勤，陈利国.《黄帝内经》对湿病的认识[J]. 时珍国医国药，2006，（7）：1321-1322.
2. 王玉贤. 基于文献的瘁病、疫瘁学术流源探讨和证素分布、用药规律研究[D]. 北京：中国中医科学院，2015.
3. 林振邦，张其成.《黄帝内经》及涉医简帛中的"风"相关病名因比较研究[J]. 中医药导报，2018，24（12）：42-45.
4. 尹荟萃.《黄帝内经》对《备急千金要方》风病理论的影响[D]. 哈尔滨：黑龙江中医药大学，2013.
5. 邢玉瑞. 中医思维方法研究值得关注的三个问题[J]. 中医杂志，2022，63（17）：1616-1619，1637.
6. 魏凯峰，杨进. 外感热病共性病机及传变机制探讨[J]. 南京中医药大学学报，2024，40（3）：229-233.
7. 李宇铭."冬伤于寒，春必温病"属外内合邪致病（上）[J]. 辽宁中医杂志，2014，41（10）：2080-2082.
8. 田栋.《内经》外感发热病因病机研究及应用[D]. 北京：北京中医药大学，2021.
9. 王敏，钱伟强，袁卫玲，等. 基于伏邪理论探讨天津市2007-2017年过敏性鼻炎滞后发病与气象因素的相关性[J]. 中医杂志，2020，61（23）：2063-2068.

此外，疫病是《内经》外感病症的重要组成部分之一，对于疫病发生机制特点的阐发分析，多数研究者认为《内经》运气理论、三因理论等是疫病病因病机学说的重要组成部分，应该据此来阐发运气失常对疫病发病的影响。黄玉燕等[1]认为《内经》"三年化疫"理论提示了疫病病性与气候异常之年的岁运有关，可基于发病时间的运气情况推测疫病病机。"非时之气"的戾气可归于六淫病因之中，因而疫病亦可以六淫定病机。郭谦[2]指出五运和六气的异常变化均可导致瘟疫的发生。就五运气化所致瘟疫而言，多见于五运岁运不及之年；就六气气化所致瘟疫而言，多见于六气司天之气的不迁正、不退位，以及六气间气的升降失常等情形，可于当年或其后三年之中发生瘟疫；就六气客主加临所致瘟疫而言，无不与客气少阴君火、少阳相火有关；就运气相合所致瘟疫而言，天符、同天符、岁会、同岁会、太一天符等运气同化之年容易暴发瘟疫流行。沈娟娟等[3]则认为疫病的传变规律符合《内经》中论述的外感类疾病传变规律，因而结合《黄帝内经》皮部理论综合分析皮部、络脉、正气、营卫在疫病传变规律中的关键作用，提出皮部在疫病传变过程中处于早期阶段，疫邪能够通过"皮部-络脉-经脉-脏腑"的途径向内传变。

（三）《内经》外感病症理论的实验研究

科学实验研究是中医理论科学内涵研究的主要方法之一，借助现代多学科的知识与方法研究《内经》，也是现代《内经》研究的必然趋势。邢玉瑞《中医学的科学文化研究》（2021）提出，当代中医学的发展，可以用现代科学（包括现代医学）的方法、成果、技术和表达方式对中医原有的概念和理论系统进行分析批判，使中医学中的科学知识和规律能用现代科学的方式加以昭示，用现代科学的语言加以表述，从而使中医理论与现代科学得以沟通和融合，使中医学能自如地吸收和利用现代科学技术的成果而走上加速发展的道路。如邓敏倩等人[4]分别在大雪、冬至、小寒节气给大鼠冰块受寒处理，连续观测不同节气受寒大鼠体温的变化，发现仅有在冬至节气受寒的大鼠到立春节气出现体温升高（$P<0.01$），而其他组别大鼠体温无明显变化。该研究认为冬至受寒损伤了大鼠的"初生之阳"，导致立春时阳气发越无力，气郁内化热，从而证实"冬伤于寒"是发热的中医机制之一，并且结合现代分子生物学提出生物钟基因可能通过调控蛋白质编码影响机体发热的时间规律，或可为理解中医对发热机制的认识提供科学实验数据支持。

纵观此类研究，借助现代科学的相关学科知识与方法开展《内经》外感病症理论及诊疗方法的诠释、论证与学术创新研究，有助于阐释《内经》外感病症理论规律及其与其他医学的相互关系，探索未来医学前行的方向。但其多拘泥于阐释某病发病机制或某方药的作用机制，鲜有在《内经》外感病症诊疗理论指导下开展的现代科学研究，亦少见对于《内经》外感病症某一诊疗理论现代科学内涵的阐发或形成新的科学理论。研究者需要结合现代社会的实际需求，将《内经》文本及临床医学问题转化凝练为科学问题，进而围绕科学问题开展研究。

三、典型案例

《内经》外感脏病概念的提出及外感心病文献研究[5]

该研究首次提出了"外感脏病"的概念，并着重对其中的"外感心病"进行系统性论述。外感心病，是指感受风、寒、暑、湿、燥、火六淫外邪，以及"疫疠"之气等不正之气，从而导致主血脉功能失常和主神志活动失调，以及手少阴心经循行路径发生异常所引起的一系列病理变化。

---

1. 黄玉燕，胡镜清，卢红蓉，等.《黄帝内经》疫病发病与防治理论概述[J]. 中国中医基础医学杂志，2020，26（4）：421-423.
2. 郭谦. 基于《黄帝内经》五运六气理论的清代瘟疫发病特点及防治方药规律研究[D]. 长春：长春中医药大学，2023.
3. 沈娟娟，张文风. 基于《内经》皮部理论浅析疫病发病规律. 长春中医药大学学报，2022，38（9）：945-947.
4. 邓敏倩，唐宏亮，王开龙，等. 发热中医机制的实验研究[J]. 世界最新医学信息文摘，2019，19（37）：214，216.
5. 张序文.《内经》外感心病文献研究[D]. 上海：上海中医药大学，2019.

外感脏病的病因病机，如《素问·金匮真言论》曰："八风发邪，以为经风，触五脏，邪气发病。"《素问·阴阳应象大论》载："故天之邪气，感则害人五脏；水谷之寒热，感则害于六腑；地之湿气，感则害皮肉筋脉。"所谓"天之邪气"，即指风、寒、暑、湿、燥、火六淫。张介宾注解认为六淫之邪可以经由口鼻呼吸之道（咽喉）侵犯五脏，具体路径张介宾没有做进一步说明，研究者理解是邪气自咽喉入肺，作为五脏之华盖的肺脏受邪，其保护他脏的功能失调或低下，进而传到其他脏也发病。典型的例证就是《素问·咳论》提出的"五脏咳"，足以证明《内经》对于脏病的外感病因的认识既有理论阐述，也有临床证据可循。

外感脏病存在时气五行的规律。外在四时之气的变化与五脏之伤密切相关，随着四时季节变化，交替侵犯五脏。正如《素问·金匮真言论》所说："东风生于春，病在肝……南风生于夏，病在心……西风生于秋，病在肺……北风生于冬，病在肾……中央为土，病在脾"之论。《素问·咳论》亦曰："人与天地相参，故五脏各以治时感于寒则受病……乘秋则肺先受邪，乘春则肝先受之，乘夏则心先受之，乘至阴则脾先受之，乘冬则肾先受之。"

关于外感脏病的发病问题，在《灵枢·邪气脏腑病形》篇有专题的讨论，其谓："身之中于风也，不必动脏。故邪入于阴经，则其脏气实，邪气入而不能客。"提出感受风之外邪，是有触动五脏导致脏病的可能，但如果此时脏气充实，能够有效抵御外邪的入侵，则邪气虽入但不至于侵犯到在里之脏。"黄帝曰：五脏之中风奈何？岐伯曰：阴阳俱感，邪乃得往。"所谓"阴阳俱感"，依据《内经》内外阴阳的病因观，则内为阴，外为阳，阴指内伤病因，外指外感病因，则"阴阳俱感"即为内伤、外感的病因同时作用和影响下，内外俱伤，外邪才能有侵入五脏的可能。

外感脏病的发病特点表现为六淫之伤五脏，遵循五脏所恶之规律，即"心恶热，肺恶寒，肝恶风，脾恶湿，肾恶燥，是谓五恶"（《素问·宣明五气论》）。由于六淫源于四时之气，是一系列的抽象概括，所以如《素问·金匮真言论》之观点。

在六淫当中，风与湿在中病部位方面具有特征性。如《素问·太阴阳明论》载："故伤于风者，上先受之；伤于湿者，下先受之。"《灵枢·邪气脏腑病形》载："身半已上者，邪中之也；身半已下者，湿中之也。"

以外感心病为例。外感心病病证有：心风、心痹、心疟、伤寒心悸、风厥、心咳六种。①心风：自《素问·风论》专篇论述以来，历代逐渐偏离了《内经》本义，特别在与同类病证的整合过程中，出现了宽泛化、模糊化的趋势，以致后世医家难以准确把握其病证内涵，因而使心风病证到了明清时期逐渐被边缘化。②心痹：相关论述散见于《内经》多个篇章，然相关论述缺乏系统性；后世医家虽有诸多论述，但个别问题仍然悬而未决。其病因乃外邪入侵与情志内伤共同致病，病位在心，病机为邪聚于心，痹阻心脉；其证候特点涉及"心主血脉"与"心主神明"两方面。③心疟：属于《内经》所载十二疟之一种，由风寒之邪客于五脏，而发为是病，故属于外感心病。④伤寒心悸：在《内经》中有实际病证，然病证名缺如，相关原文提示本病的发生与外感因素密切相关，故借"伤寒心悸"之名，对此类病证文献进行研究。⑤"风厥"：见于《内经》多个篇章，在病因、证候方面均提示与外感有关；此外，通过对原文的深入解读，发现该病证还与心有着密切的关联。⑥心咳：出自《素问·咳论》，属于外感咳嗽范畴。后世又有医家提出"心咳责之内伤"的观点，使心咳病证的理论在不断完善过程中，其外感致病因素逐渐被淡化。然而在本文所提出的外感心病理论框架下，发现这些古代疾病还有更深层的内涵与价值，值得我们继续探究。

四、主要参阅文献

1. 王洪图. 黄帝内经研究大成[M]. 北京：北京出版社，1997.
2. 张吉，聂惠民. 内经病证辨析[M]. 沈阳：辽宁科学技术出版社，1988.
3. 王庆其. 内经临床医学[M]. 北京：人民卫生出版社，2010.

4. 秦伯未. 内经类证[M]. 北京：人民卫生出版社，2007.
5. 袁志国.《黄帝内经》外感热病病名及其演变研究[D]. 沈阳：辽宁中医药大学，2010.
6. 朱祥麟.论内经风病学[M]. 北京：中国中医药出版社，2014.
7. 张序文.《内经》外感心病文献研究[D]. 上海：上海中医药大学，2019.
8. 田栋.《内经》外感发热病因病机研究及应用[D]. 北京：北京中医药大学，2021.

（韩 诚 邹纯朴）

第二节 脏腑病症研究

一、概 述

脏腑病之名称，首见于《灵枢·邪气脏腑病形》。《内经》提及脏腑病的病因病机、症状、传变、诊断、治疗原则和方法等内容，散见于《素问》的《金匮真言论》《五脏生成》《汤液醪醴论》《脉要精微论》《平人气象论》《玉机真脏论》《经脉别论》《脏气法时论》《太阴阳明论》《调经论》《至真要大论》《示从容论》《通评虚实论》《咳论》《痹论》《痿论》以及《灵枢》的《本神》《本脏》等数十篇，内容极其丰富。概而言之，脏腑病是以脏腑功能紊乱而发病的一类病证。其多由情志、饮食、劳倦等因素内伤五脏，使邪气"方乘虚时"入中而发病，导致"阴阳俱感，邪乃得往""两寒相感，中外皆伤"。"五脏相通，移皆有次"，其传变多遵循五行生克乘侮的规律。脏腑病的诊断和治疗是以"天人合一"整体观思想为指导，以藏象学说为理论依据，以脏腑辨证为原则进行的。

近年来，对《内经》脏腑病症理论的研究是学界重要方向，成果极为丰富，不胜枚举。主要体现在三个方向：一是《内经》脏腑病症理论建构，学者们期望在《内经》建立的理论框架基础上有所创新；二是《内经》各脏腑系统病症研究，试图提出对临床具有指导价值的新体系、新标准；三是运用《内经》脏腑病症理论指导现代疾病研究，达到中西汇通，古今融合的目的。

二、研 究 述 评

（一）《内经》脏腑病症理论建构研究

1. 关于脏腑的概念研究

张效霞[1]回顾了1962年脏腑、藏象之辩，通过文献考据认为，脏腑涵藏象。理由是脏腑一词在《内经》中出现22次，藏象一词只出现一次，藏象本义是指脏腑与天地四时阴阳五行相通应的事物和现象，正如《素问·五运行大论》所言"天地阴阳者，不以数推，以象之谓也"。这样的藏象相应，很难说是"藏"支配"象"的关系，不只限于人体自身表里功能学，而是超越人体自我的，是"人与天地相参"哲学思想的具体体现。而脏腑则不同，不仅可以从广义方面加以使用，也就是说，不限于五脏六腑，其他脏器亦可包含，而且对人体脏器的有关内容，诸如形态、结构、功能、外象、内形等，均无所限，其内涵及外延较藏象要宽泛的多。

2. 关于脏腑病症的分类研究

王洪图《黄帝内经研究大成》（1997）在第四编"黄帝内经病证与临床研究"中把形体、脏腑病证归为一类，列举了痹证、痿证、痉、厥、喘、咳、痛、呕吐等40种病症，其中，有属于病的

---
1. 张效霞. 中医脏腑学说的文献研究[D]. 济南：山东中医药大学，2002.

范畴，有属于症状范畴，其分类存在"病"与"症"描述的模糊性。李程[1]试图构建脏腑身形系统，根据《内经》原文把身形系统和脏腑系统进行了单独划分，身形系统包括身形体表系统和骨系统。脏腑系统包括心系统、肺系统、脾胃系统、肝胆系统、肾膀胱系统，但并未对脏腑系统的疾病分类进行研究。

3. 关于脏腑病症的理论体系研究

张效霞[2]认为，脏腑学说理论的现有体系是自近代以来特别是20世纪50年代末60年代初以西医学为参照系进行整理的结果。目前中医基础理论教材中关于脏腑功能的论述，几乎每一个脏、每一个腑都存在着违背历史与逻辑的"西化论"。张氏提出构建"以水谷传化、水液代谢、呼吸气化、营血循环、神志活动、生殖化育等功能系统为框架"的全面、系统、准确的脏腑系统。

马晶晶[3]研究认为，脏腑辨证和经络辨证是《内经》时期主要的辨证方法，可以相互融合，统称为五脏-经络辨证，现代中医诊断学将脏腑辨证从脏腑经络辨证体系中逐渐独立出来，成为其他辨证方法的基础，而经络辨证地位却下降，从某种程度上来看是不符合中医整体观念的。

金珏[4]系统梳理《黄帝内经》脏腑风病内容，认为脏腑风病是《内经》当中一类特殊的病证，既属于风病范畴，又属于脏腑病范畴，其实是一类具有"风性"特征的脏腑病证。脏腑风病既具有风病一般特点，即感受风邪为主或为先，具有风邪致病特点；又具有脏腑病特征，即根据病变脏腑生理功能及循行经络的不同，产生相应的各自病证特征。脏腑风病可以见于多种脏腑形神病变中。提示这类脏腑病证无论外感内伤，都可以考虑采用"从风论治"的辨治思路和方法。并完善其"理法方药"证治体系，探索《内经》风病与现代疾病的联系。

综上，学者们对《内经》存在脏腑学说和藏象学说的不同解读是正常的，《内经》本身就存在大量不同的理论与观点，脏腑和藏象的争鸣对全面理解《内经》、发扬《内经》是有益的。实际上《内经》创造了"脏腑-病症-治法"联动思维模式，如《素问·至真要大论》提出"诸风掉眩，皆属于肝"，确立了以脏腑为核心、病症为外显、病机为枢纽的理论体系。

（二）《内经》各脏腑系统病症研究

《内经》各脏腑系统病症的研究成果甚多，研究方法基本相同，本文撷取心系病症成果进行评述。

鞠俊莲[5]对《内经》中心系病症条文进行分析考辨，认为心系疾病是指以心的生理功能紊乱及相关形体官窍病变所致的疾病，将其细分为五类，心主血脉异常类；心藏神异常类、舌病类、汗病类，其他脏相关类。林展弘[6]则对心系病症的范围进行归纳，含以下四个层面：第一，即心脏本脏病。包括真心痛及凡胸腔部之症候亦多归于"心"。第二，心主神明病。心主神明总统一身的"精神"，分属四脏的情志亦是心主之"神"的一个分支。第三，心经及心包经所属的一系列经脉脉口症候及经络所循行处病症。第四，数术中的心病。数术理论中的心病特点体现在对疾病的诊断方面，一方面以实际的医学经验为基础，另一方面又受局限的阴阳五行理论的生克定律所影响。郭晓雅[7]辨析《内经》原文并综诸家阐述，认为心系具体是指心、心包、小肠、舌、面、血脉、手少阴心经和手厥阴心包经及其相表里的经络。

吴承玉等[8]认为心系是指心及与其直接相关联的脏腑、官窍、经络等组织结构的总称，包括了

---

1. 李程.《黄帝内经》脏腑身形系统研究[D]. 广州：广州中医药大学，2018.
2. 张效霞. 脏腑功能辨析[D]. 济南：山东中医药大学，2006.
3. 马晶晶.《黄帝内经》五脏-经络辨证理论及应用研究[D]. 沈阳：辽宁中医药大学，2023.
4. 金珏.《黄帝内经》脏腑风病研究[D]. 上海：上海中医药大学，2020.
5. 鞠俊莲.《黄帝内经》心系疾病名义考辨[D]. 沈阳：辽宁中医药大学，2011.
6. 林展弘.《黄帝内经》的心病范围及背后支撑理论研究[D]. 北京：北京中医药大学，2019.
7. 郭晓雅. 基于《黄帝内经》重阳思想对心系疾病的探索与研究[D]. 哈尔滨：黑龙江中医药大学，2024.
8. 吴承玉，丁以艳，李支龙，等. 心系藏象病位与病性特征研究[J]. 南京中医药大学学报，2021，37（2）：179-182.

心脏、小肠、心包、脑、脉、面、舌、手少阴心经、手太阳小肠经、手厥阴心包经等。并收集了3522例心系临床病案，在参考古籍整理及专家意见的基础上，根据心系的生理功能和病理特点，结合临床，对心系的病位、病性特征进行了凝练、梳理和探析。参考《中医藏象学》对心系辨证的分类，心系常见的基础证有心气虚证、心阴虚证、心血虚证、心阳虚证、心阳虚脱证、心火亢盛证、心脉痹阻证、痰蒙心神证、热入心包证、心包疫毒证、脉络瘀阻证、瘀阻脑络证、脑血亏虚证、髓海不足证、小肠气滞证、小肠实热证、小肠虚寒证等。心系常见的复合证包括：①心系病性兼证：心气血两虚证、心气阴两虚证、脉气血虚弱证、痰热扰心证等；②心系病位兼证：心肾阳虚证、心肺气虚证、心肝血虚证、心胆气虚证等；③心系病位、病性兼证：心肾阴阳亢证、心脾气血虚证等。总结心系病位特征与病性特征可以作为心系基础证与复合证辨证的基本要素，是提高辨证准确性及治疗有效性的重要因素，是经得起临床实践检验的科学研究。同时该研究全面规范了心系病证，可为教学、临床等提供统一的辨证依据，也为中医智能化的发展提供了数据基础。

杨涛等[1]利用MATLAB神经网络工具箱，初步构建了心系基础证BP神经网络诊断模型，经过样本测试证明，利用BP神经网络可以较好地模拟心系病位、病性特征与基础证的多元非线性的复杂映射关系，模型对基础证的诊断正确率较高，但对最终"证"的诊断正确率有待进一步提高。该研究成果为病证规范化、诊断信息化提供了方法学参考。

房丽等[2]对证素辨证学心系辨证相关章节以及20000余份心内科病历进行挖掘分析，基于Python的自然语言处理等工具建立心系证素挖掘模型"TCMGO"，结合词云图、知识图谱、SPSS26.0系统等工具对以上数据库的证候、证素、证型等相关实体进行定性与定量研究，获得如下成果：建立了证素辨证学心系辨证知识图谱，主要包括：胸闷、头晕、乏力、心慌以及心悸等症状；证素主要包括：心、肝、肾、气虚、痰、阴虚等证素；证型主要包括：气虚血瘀证、气阴两虚证、肝阳上亢证等证型；中医诊断主要包括：胸痹心痛病、眩晕病、胸痹病等诊断；西医诊断主要包括：冠心病、高血压、心力衰竭等诊断，共计挖掘出2.1万项心系辨证相关实体，并构建了"TCMGO"证素辨证学辨证知识库。建立证素辨证学心系辨证知识图谱，利于其在人工智能领域中的应用与发展。

在心系病症治疗的经验总结方面，研究者利用数据挖掘等方法总结中医临床家们的丰富经验。如胡旭[3]运用数据挖掘方法对全国名老中医梅国强教授的心系病案进行分析，挖掘病案中所蕴含的病-证、症-证、方-证、方-症、方-药、药-症关系，药组药对的配伍规律，较为全面、客观地总结梅国强教授辨治心系疾病的临证经验，提炼梅国强教授的遣方用药特色和学术思想。邸东等[4]基于气虚血瘀理论梳理了吴颢昕教授辨证治疗心血管疾病的经验，阐述了"扶正培本"与"活血消瘀"之间的辨证关系，提出了以益气活血通脉为主，结合辨证和调五脏的心病治疗原则。陶国水等[5]总结了陆曙教授临床基于五运六气学说诊治心系疾病的经验。陆曙强调，构建天人合一的临床思维是准确、熟练运用运气学说的前提，诊断疾病时辨天、辨人、辨病证，治疗疾病时司天、司人、司病证，结合运气病机与气化开阖枢变化，使用广义运气方、狭义运气方、运气靶向药、运气对药，活用经方。同时注重"五维辨治""五象合参""五效合一"。刘真教授膏方治疗心系疾病以五脏同调、健运中焦、调畅气机为原则，用药有三因制宜、动静结合、润燥相合、畅达气机等特点，体现其"治心不唯心，五脏同调，以脾胃为中心，重视肝脾两脏同治，兼顾肺肾，畅达气机"的学术思想[6]。

肺系病症研究主要围绕肺脏系统的生理病理特点、表里联系、病因病机、临床运用等方面展开。

---

1. 杨涛，吴家玉. 心系证素模糊识别数学模型初探[J]. 时珍国医国药，2013，24（8）：2047-2048.
2. 房丽，马琳琳，文杰，等. 我国心系疾病中医护理研究的CiteSpace知识图谱可视化分析[J]. 护理研究，2024，38（14）：2468-2475.
3. 胡旭. 梅国强教授辨治心系疾病临证经验数据挖掘研究[D]. 武汉：湖北中医药大学，2017.
4. 邸东，孙焱，刘瑞亿，等. 吴颢昕运用补气活血法治疗心系疾病经验[J]. 辽宁中医杂志，2023，50（8）：28-31.
5. 陶国水，孔令晶，陆曙. 基于五运六气理论诊治心系疾病经验[J]. 中华中医药杂志，2024，39（4）：1812-1816.
6. 付达，马晔清，刘真. 刘真教授膏方治疗心系疾病辨证思路及方药规律研究[J]. 中国中医药现代远程教育，2024，22（1）：72-75.

如《内经》中肺系相关病症的整理与研究，基于《内经》肺与大肠相表里的理论临床体会，肺主宣降与慢性阻塞性肺疾病发病及诊治规律的研究，"聚胃关肺"理论谈咳病方药筛选，"肺主通调水道"、"形寒寒饮则伤肺"等理论阐释与临床应用，"肺热叶焦，则生痿躄"理论探讨肺与骨质疏松症之间的关系，运用《内经》肺胃相关理论指导肺系疾病的辨证论治，从肺论治皮肤病，基于"肺主皮毛"理论探讨中药治疗中重度痤疮的临床疗效，根据《内经》"肺风"理论对新型冠状病毒肺炎治疗的启示等。

肝系病症研究主要围绕肝的功能和所主、所藏、开窍等进行理论探讨、临床实践和实验研究。如肝藏魂理论研究，基于知识发现的《内经》肝藏象理论研究；基于《内经》探析肝藏象学说在抑郁症治疗中的运用，"肝生于左，肺藏于右"、"肝者，罢极之本"、"病在肝，俞在颈项"等理论阐释及临证运用，从肝主筋论治慢性疲劳，从肝主疏泄论治女性围绝经期潮热盗汗，基于《内经》肝"生血气"探讨肝郁对大鼠造血功能的影响、探讨调肝生血法对骨髓抑制小鼠外周血清 IL-6、IL-11、TPO 的影响等等。

脾系病症研究主要围绕脾脏理论系统化、脾病证候规律、脾病调控机制等进行理论探讨、临床实践和实验研究。如总结了《内经》脾理论，就《内经》脾脏理论的内容、特点及对后世的影响展开了初步探讨。分析《内经》脾病证候规律；"脾藏意"与"脾（胃）-脑"神识系统构建，从"脾为之使"理论探讨健脾调控肠道菌群论治肠易激综合征的机理；从脾藏意及香入脾理论探讨痴呆的中医治疗；从脾之生理多维度探讨胰腺癌治脾策略；从脾论治抑郁症等等。

肾系病症研究主要围绕肾脏生理病理、所主、开窍、病症规律、指导现代疾病治疗等开展理论探索、临床观察和实验研究。如肾窍关系及应用研究，肾不纳气证规范研究，"肾主生殖"理论论治男性不育症、卵巢低反应性不孕、探赜细胞自噬机制与卵泡发育的微观联系，"肾主水"理论浅析慢性心力衰竭后期证治、探讨 AVP-V2R-AQP2 轴与肾病阴虚水肿的关系，基于"肾主骨"理论分析膝骨关节病的病变特点、分析肾阴虚、肾阳虚状态下人骨组织差异蛋白质组，"咸入肾"理论指导下盐敏感性高血压与肾特异性钙黏素相关性研究，"肾主纳气"理论应用大剂熟地治疗稳定期 COPD "肾不纳气证"的临床研究，基于"肾应冬"理论探讨正常人和支气管哮喘患者 HPA 轴神经内分泌的四季变化、探讨冬季服用补肾益精中药治疗绝经后骨质疏松症的作用及其机理等。

（三）《内经》脏腑病症诊治理论的现代发挥

《内经》脏腑病症的各病广泛存在于内外妇儿等各科疾病中，对单个病症的研究范围广，方法多样，成果显著，极大地发展了《内经》脏腑病症理论。

如仝小林《脾瘅新论——代谢综合征的中医认识及治疗》（2018）将《内经》论述的脾瘅与代谢综合征进行了对接，按照"肥胖—脾瘅—络脉病/脉络病"的发展过程，提出"郁、热、虚、损"四个发展阶段，针对有关病理机制，创造性提出"态靶因果"的治疗思想。该成果是对传统中医脾瘅学说的发扬。

刘凯军[1]以《内经》脏腑咳分证法为指导，结合历代医家治咳经验，构建了"脏腑咳"证治理论体系，全面论述了脏腑咳发病的病理基础、病机、证候特点，提出了相应的治则治法和临床常用方药，对指导当前咳病的临床治疗均有积极的意义。

李小可等[2]将脏腑相关理论应用于小儿肺炎喘嗽中，根据肺脏实热的病位病性特征与小儿体质特点，其在发展期与病重期的脏腑病机演变凸显了肺与大肠相表里、肺与胃输气而内应的脏腑相关关系，并基于这种病机内涵总结出肺脏与阳明大肠、胃腑的脏腑同治方证对应特征。该病机内涵与方证应用特征的研究为脏腑相关理论在指导具体疾病辨治时的运用提供了新的思路与方法。

---

1. 刘凯军.《黄帝内经》咳病证治原则及脏腑咳理论体系的研究[D]. 长沙：湖南中医药大学，2008.
2. 李小可，赵丹丹，莫芳芳，等. 基于脏腑相关理论的小儿肺炎喘嗽病机与方证应用研究[J]. 中华中医药杂志，2013，28（5）：1271-1275.

李彤[1]基于"脏腑-皮毛"功能轴理论，从皮毛"疏泄"与"润泽"功能状态探讨分析不同分期特应性皮炎的皮损证候表现，概括其脏腑与皮毛病机特点，局部皮毛"疏泄"与"润泽"功能失调，或为风湿热蕴结肌肤，或营卫不达，皮肤失于润养是不同分期特应性皮炎局部病机的共同特征，治疗上除针对脏腑病机特点外，结合局部病机的特点提出当以"调营达卫布津"为法进行治疗。

秦悦思等[2]从《素问·四时刺逆从论》"少阴有余，病皮痹隐疹"得到启发，分析了瘾疹与"心"密切相关，结合《内经》脏腑理论，从心血、心火、心神等方面阐述瘾疹的病机及治疗。

马林[3]根据《内经》有关遗尿的论述及后世发展，基于经脉脏腑理论构建小儿遗尿"肺脾肾-（心胆）肝督-三焦膀胱轴功能失调"的辨治理论，认为该轴内各脏腑经脉的功能失常，以及病理上的相互影响均可导致遗尿发生，以膀胱虚寒为标，"肺脾肾-（心胆）肝督-三焦功能失调"为本，治疗上通过调控该轴气血阴阳，恢复膀胱固摄功能。

陈朝远[4]通过五脏相通理论指导的病机传变模式，论证抽动障碍病机的始动为"肾不足"，并从病本出发，审视多层病证表现中五脏病机的主要矛盾，继而延伸出多维的辨证思路构架。从五脏分论到五脏一体论治，适用于儿童易趋传变的病理体质和抽动障碍复杂的临床症状，对中医防治疾病的本质探讨及建立专病辨证论治的模式和路径具有一定的参考意义。

刘琳等[5]探讨了从肾论治肝硬化的内在机制，选用加味济生肾气汤"补肾化瘀生肝"，从肾论治肝硬化，将临床有效化肝瘀对药三七、鳖甲融于传统补肾方中进行了部分研究，阐明了肝肾之间的生理病理联系，基于"肝肾同源"理论，从全新的角度探讨了肝硬化可从肾论治，对中医传统理论防治现代疾病有一定启发。

由于脏腑辨治方法的普及面较广，人们对五脏系统的研究也非常深入，内容上从五脏与经络的关系到五脏实质的研究，从指导各系统病症的诊断治疗到机制探索；方法上从文献挖掘到大数据分析，从组学[6]到系统生物学[7]再到循证医学[8]均有广泛报道。可见，《内经》脏腑病症理论的现代研究已从单一文献考证转向多学科协同创新阶段。不足之处在于，研究内容缺少由点到面的链接，研究方向还比较分散，缺乏有组织的科研进行系统推进。未来需在尊重中医原创思维的前提下，通过方法学突破与范式革新，推动这一古老理论体系在精准医学时代的创造性转化，为全球医学发展提供中国智慧。研究方向应该围绕脏腑病症理论的动态性、层次性及可验证性展开多维度研究，从病证分类规范化、病理模型构建等方面进行系统的研究，完成理论到实践的整合，实现中医理论体系的现代化。可以利用现代最新技术进行脏腑病症研究，如开发类器官与器官芯片技术模拟"脏腑相关"病理微环境进行离体证候机制研究，运用量子生物学探讨经络-脏腑能量传递的潜在物质基础。在临床转化方面，可以建立基于真实世界数据（RWD）的脏腑病症疗效评价大数据平台。整合微观分子标记与宏观四诊信息构建多维评价体系解决病症表型的多尺度表征难题等。

三、典型案例

脏腑风湿论[9]

脏腑风湿论是仝小林在《黄帝内经》"伏邪"和"痹证"理论的基础上所提出来的一个新学说，

---

1. 李彤，张普，周光. 从"脏腑-皮毛"功能轴探讨不同分期特应性皮炎病机特点[J]. 新疆中医药，2024，42（5）：1-4.
2. 秦悦思，郭静，朱艳灵，等. 基于《内经》脏腑理论从心论治瘾疹[J]. 云南中医中药杂志，2022，43（2）：16-18.
3. 马林. 基于经脉脏腑相关理论与数据挖掘的小儿遗尿研究[D]. 长沙：湖南中医药大学，2021.
4. 陈朝远，李晓凤，陈汉江，等. 基于五脏相通理论从肾论治抽动障碍[J]. 中医学报，2023，38（12）：2505-2511.
5. 刘琳，周晓玲，吴腾，等. 基于标本中气理论从肾论治肝硬化发微[J]. 中华中医药杂志，2024，39（5）：2636-2640.
6. 李缘缘，高碧珍. 基于组学技术探讨微观指标在中医证研究中的价值[J]. 中华中医药杂志，2022，37（10）：5564-5567.
7. 王义翠，刘延鑫，杨念，等. 系统生物学方法的中医药应用研究进展[J]. 中医研究，2022，35（5）：92-96.
8. 祖雅琪，唐旭东，于琦，等. 中医消化领域优势病种循证大数据平台的构建及应用[J]. 中国数字医学，2025，20（2）：56-62.
9. 仝小林. 脏腑风湿论[M]. 上海：上海科学技术出版社，2020.

该学说强调风寒湿邪既可通过侵袭五体而渐传脏腑，亦可通过口鼻等官窍直袭脏腑，最终盘踞脏腑形成"伏邪"，日久成痰、成瘀、成毒……进而形成多种复杂且缠绵难愈的疾病。仝氏将这类疾病称为"脏腑风湿病"，现代社会常见且难治的风湿免疫性疾病中有一大部分属于此类。以下简要概述"脏腑风湿"的缘由及基本概念，以勾勒出"脏腑风湿"学说的基本轮廓。

1. "脏腑风湿病"的内涵

脏腑风湿病指人体感受风寒湿邪，或通过五体而内传脏腑，或通过官窍而直中脏腑，风寒湿邪留而不去，伏于脏腑而成痼疾。每于复感、伏邪引动，造成疾病的加重或反复。因风湿伤及脏腑所致的疾病称为脏腑风湿病，其不仅包括由五体痹发展而来的脏腑痹，如类风湿关节炎久治不愈引发的肺间质病变；亦包括由风寒湿邪直接侵袭脏腑而造成的疾病，如哮喘。而风寒湿邪尚未侵袭脏腑，仅停留于肢体官窍者，则不属于脏腑风湿病，但可依据脏腑风湿的理论和治法指导治疗，如过敏性鼻炎、银屑病等。

2. "脏腑风湿病"的外延

风寒湿邪侵袭脏腑，盘踞日久，可发为脏腑风湿病。然就其致病途径，一者风寒湿通过侵袭五体，发为五体痹，久而内传脏腑，形成脏腑风湿（脏腑痹），盘踞脏腑之风寒湿反之也会影响肌表，导致五体痹的反复或加重；二者风寒湿通过官窍直中脏腑，其中以脾胃最为典型，亦会形成脏腑风湿，盘踞脏腑之风寒湿反之亦会波及肌表，造成五体风湿病的发生。

另外，有一类疾病在诊断上仅为五体风湿病，尚未波及脏腑。此类疾病虽不属于脏腑风湿病，但此类疾病中有脏腑受风寒湿侵袭诊断依据的，亦可从脏腑风湿的角度论治。如风湿性关节炎未波及心脏形成风心病，类风湿关节炎尚未波及肺脏引起肺间质病变，但在四诊时发现该患者舌苔白腻，大便溏薄，喜温喜暖等寒湿中阻的症候时，亦可从脏腑风湿角度论治。治疗时在外散风寒湿的同时，配合流转中气，用辛苦温药佐以甘淡之品，渗湿外出。因为，从中医角度而言，这类五体风湿病虽未波及心脏、肺脏，但波及脾胃，所谓"中央健则四旁通"，反之，四旁不通，则脾胃亦壅，寒湿郁瘀阻滞中焦，进一步也会加重四旁之病。

3. "脏腑风湿病"的病因病机

（1）外邪侵袭是必要外因

六淫侵袭是诸多疾病发生的始动因素，如《灵枢·百病始生》所云："百病之始生也，皆生于风雨寒暑，清湿喜怒。"《素问·痹论》也强调了外感风寒湿是痹证发生的必要条件，风寒湿邪可留滞肌表关节，形成五体痹；又可盘踞脏腑，形成脏腑痹。而由五体痹发展成脏腑痹的过程中，反复感邪则是重要因素。又如前文所述，"伏邪"的发生亦始于外邪侵袭。因此，脏腑风湿的发生始于反复感受外邪，并且其所感之邪不局限于风寒湿之六淫，也包含了疫气等外来毒邪。

（2）脏腑功能异常是重要基础

正气存内，邪不可干。若脏腑功能正常，气血调和，腠理致密，则机体不易受邪，如若受邪，也易祛除。但若先天禀赋不足，正气亏虚，或气血不和，腠理疏松，或脏腑功能异常，则极易感受外邪而导致疾病的发生。另外，脏腑痹的发生亦是在相关脏腑功能异常的基础上发生的，如"淫气忧思，痹聚在心""淫气遗溺，痹聚在肾""淫气喘息，痹聚在肺"。因此，脏腑功能异常是脏腑风湿发病的重要基础。

（3）邪气伏留是致病的关键

脏腑感受外邪，若能及时祛除，病或可愈。治不及时或治不得法，则病邪伏留体内，或盘踞某处，或流动循行，久而痹阻气血，更伤脏腑。脏腑功能低下，痰瘀等病理产物内生，伏邪与痰瘀等病理产物胶着混合，进而形成顽疾。因此，风寒湿等外邪伏留胶着是脏腑风湿形成的关键。

4. "脏腑风湿病"的论治范围

脏腑风湿病可从脏腑风湿角度论治，如病毒性心肌炎、风湿性心脏病等一些与外感相关的疑难病，以及一些尚未波及脏腑的五体风湿病亦可从脏腑风湿的角度论治，如硬皮病（类似皮痹）、多发性大动脉炎（类似脉痹）、多发性肌炎（类似肌痹）、变应性鼻炎、运动神经元病等。以下列举了与脏腑风湿有关的疾病（表4-1）。

表4-1 与脏腑风湿有关的疾病

系属	疾病名称
髓系、神系	原发性中枢神经系统肿瘤、单纯疱疹性脑炎、朊蛋白病、格林巴利综合征、脱髓鞘病、运动神经元病等
心系	风湿性心脏病、病毒性心肌炎、高血压等
肺系	支气管哮喘、慢性支气管炎、变应性鼻炎、慢性阻塞性肺疾病、肺间质病变等
肝胆系	肝硬化、肝性脊髓病等
溲系	IgA肾病、紫癜性肾炎、ANCA相关性小血管炎肾损害、狼疮性肾炎等
脾胃系	消化道溃疡、慢性胃肠炎、溃疡性结肠炎、肠易激综合征等
衍系	痛经、产后关节痛、子宫内膜异位症、子宫腺肌症等
皮肤	银屑病、荨麻疹、特应性皮炎、皮肤瘙痒症等
风湿免疫	风湿性关节炎、类风湿关节炎、干燥综合征、系统性红斑狼疮、皮肌炎/多发性肌炎、系统性硬化、ANCA相关性血管炎、白塞病等
内分泌	1型糖尿病等

5. "脏腑风湿病"的诊疗规律

（1）辨识方法

对于脏腑风湿病的辨识，仝氏指出以下几点：第一，要详询病史，掌握整个发病过程。第二，要明确"遇风寒湿则脏腑病加重"是脏腑风湿病的重要提示。第三，运用"治表、透表"法可减轻脏腑病情或改善指标是脏腑风湿病的侧面反映。第四，脏腑风湿病的始动因素是风寒湿，但病程日久，有些疾病很难判断其始动因素是何种病邪，这类疾病可以通过风寒湿为加重因素佐证。第五，一些脏腑风湿病在治疗过程中因为激素等药物的使用，使得临床证型发生了变化，但其风寒湿的本质并没变。如肾病综合征患者因为长期使用糖皮质激素，使得"白脸"变为"红脸"。

（2）治疗法则

脏腑风湿，因久病脏腑，常使医者忽略了外感与此类疾病的关联，忽略了外感风寒湿为其始动因素，而仅从脏腑着眼，忘记给邪出路。如《伏邪新书·伏邪病名解》所云："感六淫而不即病，过后方发者，总谓之曰伏邪。已发者而治不得法，病情隐伏，亦谓之曰伏邪。有初感治不得法，正气内伤，邪气内陷，暂时假愈，后仍复作者，亦谓之曰伏邪。有已发治愈，而未能除尽病根，遗邪内伏，后又复发，亦谓之曰伏邪。"伏邪为病形式多样，且总有宿邪滞留。对于脏腑风湿而言，外邪侵袭是起病首因，邪留不去是致病关键。故祛邪外出、给邪出路是治疗的首要任务，正如《碣塘医话·碣塘医话补编》所云："凡属有病，必有留邪，须放出路，方不成痼疾。"

透邪之法形式多样，或升散，或清上，或透表，或发汗，或散寒，或逐风，或渗湿。然《素问·疟论》云："风无常府，卫气之所发，必开其腠理，邪气之所合，则其府也。"对于脏腑风湿而言，其所合为湿，湿源于脾，故调理脾胃、流转中气、祛湿外出为治疗脏腑风湿病的第一大法，所谓"无湿则风不驻，寒易散矣"。另外，《金匮要略·脏腑经络先后病脉证》言："腠者，是三焦通会元真之处，为血气所注；理者，是皮肤脏腑之文理也。"风寒湿正是通过三焦、腠理而入脏腑，故调畅三焦、流转气血津液亦是治疗脏腑风湿病的重要环节。

对于病程长久，风寒入络，内生痰瘀，病情顽固者，兼以化痰消瘀，活血通络；对于病久伤正，体弱年迈，气血阴阳皆亏者，应兼"托邪"之法，以补气血，补肾气，内外并治，攻补兼施，正盛方能祛邪外出。在治疗策略上，初治宜大剂，以冰释顽疾，撼动病势，而后可缓缓图治，剂型选择上宜先汤剂后丸剂，易于缓作进退。对于病邪尚未传至脏腑，仅表现为五体风湿者，在治疗时宜"先安未受邪之地"，提前固护脏腑。

（3）方药举隅

脏腑风湿以表邪为引，治疗上则以祛邪、透邪为要。故祛风散寒除湿之治痹方药、解表祛邪之治表方药均可作为治疗脏腑风湿病的常用方药。如升散法可选用葛根、柴胡、僵蚕等，清上法可选用升麻、金银花、连翘等，透表法可选用香薷、牛蒡子、蝉蜕等，发汗法可选用麻黄、桂枝等，散寒法可选用乌药、附子、细辛等，祛风法可选用荆芥、防风、羌活等，渗湿法可选用茯苓、泽泻、白术等，托邪法可选用黄芪。

另外，藤类药亦为治痹常用之药，如雷公藤为祛风除湿止痛药，且具有免疫抑制、抗炎、抗肿瘤作用。临床常用于治疗甲状腺抗体升高、肾小球肾炎、系统性红斑狼疮等。常配伍鸡血藤、夜交藤、甘草以减轻雷公藤毒性，同时鸡血藤、夜交藤也能增强通络活血作用。其他如青风藤、海风藤，可祛风除湿；忍冬藤、络石藤兼具清热作用，可用于治疗寒湿化热者。

在方剂方面，升降散为透邪的重要方剂；大小续命汤为六经中风之通剂，善治疗因风寒湿邪而诱发的痹证，仝氏常用此治疗风湿在于顶焦脑系者；桂枝茯苓丸常用于治疗妇科系统之风寒湿瘀；黄芪建中汤可用于治疗虚寒型胃疼挛；麻黄细辛附子汤可用于治疗变应性鼻炎、支气管哮喘等；独活寄生汤为治疗痹证日久、肝肾两亏、气血不足之方，可用于治类风湿关节炎、硬皮病、乙型肝炎、病毒性关节炎等免疫性疾病；三生饮可用于治疗原发性脑瘤；玉屏风散可用于免疫性疾病缓解期的治疗；升阳散火汤可用于治疗一些免疫性疾病表现为热证者；甘姜苓术汤具有温脾渗湿之效，是祛湿的良方，仝氏常用其治疗浅表性胃炎、十二指肠溃疡等疾病。

脏腑风湿的发生，非一日而就。正如上文所述，乃风寒湿邪与内生的痰浊瘀毒，相互盘结日久而成。故而在透邪外出的同时，需兼化痰、消瘀、通络、解毒、清热、温阳、消食、通腑、降浊等法。这些合法的运用一来可直接消除致病因素，二来有助于邪气的外透。如运用升降散治疗肾病时，需因病加减，有热毒者加金银花、白花蛇舌草等，肠腑不畅，食积内停者加焦三仙、焦槟榔等，寒湿内停者，加干姜、茯苓等。

总之，脏腑风湿的提出为一些疑难顽症的治疗提供了思路，尤其在病机不明或久治不愈的情况下，从脏腑风湿角度论治，给"宿邪"以出路，或可收佳效。

四、主要参阅文献

1. 王洪图. 黄帝内经研究大成[M]. 北京：北京出版社，1997.
2. 王庆其，周国琪. 黄帝内经百年研究大成[M]. 上海：上海科学技术出版社，2018.
3. 王庆其. 内经临床医学[M]. 北京：人民卫生出版社，2009.
4. 邹纯朴，陈晓. 黄帝内经病证方治辨要[M]. 上海：上海科学技术出版社，2021.
5. 邢玉瑞. 中医藏象学说的临床与实验研究进展[M]. 北京：中国中医药出版社，2021.
6. 陈明. 黄帝内经临证指要（藏象篇）[M]. 北京：学苑出版社，2006.
7. 仝小林. 脏腑风湿论[M]. 上海：上海科学技术出版社，2020.
8. 金珏.《黄帝内经》脏腑风病研究[D]. 上海：上海中医药大学，2020.
9. 徐征，孙鹏程，张蕾，等. 肺系藏象病位与病性特征研究[J]. 南京中医药大学学报，2021，37（2）：183-185.
10. 胥波，章莹，徐涛，等. 脾系藏象病位与病性特征研究[J]. 南京中医药大学学报，2021，37（2）：186-189.
11. 史话跃，吴承玉，吴承艳，等. 肝系藏象病位与病性特征研究[J]. 南京中医药大学学报，2021，37（2）：190-193.

12. 谷鑫, 沈卫星, 吴承玉, 等. 肾系藏象病位与病性特征研究[J]. 南京中医药大学学报, 2021, 37（2）: 194-197.
13. 仝小林. 脾瘅新论：代谢综合征的中医认识及治疗[M]. 北京：中国中医药出版社, 2018.

（周　宜　邹纯朴）

第三节　形体病症研究

一、概　述

"形体"在《内经》中具有广义和狭义之分[1]。广义的形体泛指"身体"[2]，是指一切有形态结构的组织器官，如《素问·上古天真论》中的"七八，肝气衰，筋不能动，天癸竭，精少，肾脏衰，形体皆极"，这里的"形体皆极"即指人体整体的衰老状态。狭义的形体则专指"五体"，即皮、脉、肉、筋、骨。如《灵枢·根结》中的"《逆顺》五体者，言人骨节之小大，肉之坚脆，皮之厚薄，血之清浊，气之滑涩，脉之长短，血之多少，经络之数，余已知之矣"，五体是人体结构的基本组成部分，它还反映了人体由浅入深的五个不同层次，与脏腑、经络、气血密切相关。

形体不仅是人体生理功能的基础，也是疾病发生和发展的物质载体。参考学者们对于形体病症的研究成果，形体病症探讨的范围主要包括痹证、痿证、厥证、痉证、癥瘕、偏枯、中风等，可见这些研究主要聚焦于狭义"形体"概念。形体病症不仅限于肢体的活动能力与外观形态，还包括了全身范围内与这些组织结构紧密相连的功能障碍与形态变化。

近年来，形体病症理论的研究取得了显著成果。在研究范式上，《内经》形体病症理论的研究分为类证综合研究和典型疾病专题研究。类证综合研究多见于《内经》病证相关研究专著，以形体病症类疾病作为单独章节或系列研究对象，具有研究体例统一、研究内容涉及疾病的多个方面的特点，旨在全面深入地理解形体病症；典型疾病专题研究则专注于疾病某一特定方面，如仅研究病因病机、治疗原则或临床应用，以痹证、痿证、厥证的研究成果最为丰富。

二、研究述评

（一）类证综合研究

本节重点梳理《内经》病症相关论著中关于形体病症的综合研究，总结其研究内容与特点。

王洪图《黄帝内经研究大成》（1997）设有"形体、脏腑病证类"章节，包含痹证、痿证、痉证、痛证、厥证。书中先概述了形体病症类证名称和分类，再从经文辑录、前人论要、研究与述评三个方面展现了近一百年来对于《内经》形体病症的研究成果，并探索了今后研究的方向或趋势，具有很高的学术价值和时代特征。张吉等《内经病证辨析》（1988）中对于形体诸痛、痉病、癥瘕、痹证、痿证、厥证、偏枯病症进行了详细论述。各病症均依《内经》原文为基，精选名著阐释，结合后世医家临床辨证发展，附辨证分析及小结，条理清晰，易于理解。王庆其《内经临床医学》（2009）和《黄帝内经病证学概论》（2016）以及周国琪等《内经理论临床应用》（2010）、秦伯未《内经类证》（2021）对于《内经》的偏枯、厥病类、痉病类、痿证、痹证进行了系统的梳理、提炼、研究，详细阐述其病因病机、临床表现、治疗原则和方法，突出其著名的学术观点，并结合后世医家的临

---

1. 曹洪欣, 潘桂娟. 中医基础理论[M]. 北京：中国协和医科大学出版社, 2020: 170.
2. 周海平, 申洪砚, 朱孝轩. 黄帝内经大词典[M]. 北京：中医古籍出版社, 2008: 396.

床应用，探讨其在现代临床实践中的具体运用。邹纯朴《黄帝内经病证方治辨要》（2021）对痹证、痿证、厥证详论疾病本质，并联系现代临床，精选古今名方，尝试把《内经》病证的理法和后世的方药进行精准对接，以期为读者理解中医传统思维提供帮助。徐鹏等《〈黄帝内经〉病证之病因病机研究》（2018）挖掘了《内经》的各种病症，重点研究其病因病机。书中含有"肢体经络病证"一章，分为六类疾病：痹证、痿证、痉证、颤、中风、运动障碍，是对形体病症的病因病机理论专论。任应秋《病机临证分析》（2020）含有"形体诸病"的临证分析专门篇章。书中基于病机十九条所涉及的"形体"病症，在保留了其原文献精神的基础上，分析其为寒为热、属虚属实之不同证候，并各拟附施治方药，启发对古医籍理论的领会和临证具体运用的方法。

综上所述，形体病症理论的综合性研究在研究内容上涵盖了形体病症的多个方面；在研究特点上，既深入挖掘《内经》等古典医籍中的相关论述，又结合了后世医家的临床经验和现代医学的研究成果，通过临床案例和实践应用验证了理论的可行性和有效性。这种理论与实践相结合的研究方法，不仅增强了研究的深度和广度，还为中医临床诊疗提供了新的思路和方法。

（二）典型病症专题研究

《内经》形体病症在研究范围上，包括痹证、痿证、厥证、痉证、痛证、瘛疭、偏枯、中风等，本节以痿证、痹证作为典型病例，探讨形体病症专题性研究的概况和特点。

1. 痿证

《内经》中的痿证不仅包括肢体痿弱无力、肌肉萎缩等常见症状，还涉及脏腑功能的衰弱和失养。学者们对于痿证的研究涵盖了多个方面，包括文献研究、病因病机、鉴别诊断、治疗原则、现代临床运用和影响。其中对于"治痿独取阳明"这一治则的研究尤为突出，具有重要的理论价值和临床意义。

在文献研究方面，学者们通过对古籍的深入解读和释疑，梳理了痿证的源流和发展脉络，为理解痿证的内涵和外延提供了丰富的历史资料。如王思谕等[1]基于数据挖掘和网络药理学方法，探讨了中医古籍文献"痿躄"的认知及其用药规律。在病因病机的研究方面，韩行等[2]揭示了痿证的复杂成因，包括外邪侵袭、内伤、情志因素、饮食失调等，为辨证论治提供了理论基础。在鉴别诊断方面，尹萌等[3]探讨了痿证与痹证的鉴别，以便在临床实践中准确判断。

"治痿独取阳明"是治疗痿证的核心原则。学者们对"治痿独取阳明"的理解和应用有着不同的解读。赵浩斌等[4]强调了阳明在痿证治疗中的重要作用，认为阳明虚则宗筋纵，宗筋纵弛不能束骨而利机关，导致痿躄。董鑫等[5]认为，痿证的治疗并非独取阳明，而是要根据具体病情进行辨证施治。例如滋养肺胃、清热利湿、补脾益胃等。杜旭[6]的研究则探讨了"治痿独取阳明"及针灸选穴的问题，认为阳明体系的调治是治疗痿证的基本思路，但阳明究竟该补该泻，仍需要视具体病情而定。因此，在实际治疗中，要注重阳明经的调治，同时也要考虑患者的整体情况，调和各脏腑经络，以达到最佳的治疗效果。

在现代临床应用研究方面，学者们探讨了痿证理论对于肌无力、特发性肺纤维化、阳痿、萎缩性胃炎、骨质疏松症等现代疾病的病因病机、指导辨证论治和制定治疗方案方面的价值。这些研究成果不仅丰富了痿证理论的内涵，也为现代医学提供了新的治疗策略，具有重要的临床意义和推广价值。

---

1. 王思谕. 基于数据挖掘及网络药理学探讨中医古籍文献"痿躄"认知及其用药规律[D]. 沈阳：辽宁中医药大学，2023.
2. 韩行，张林. 从"阳明系统"论五体痿的病位及病机[J]. 湖南中医药大学学报，2021，41（8）：1235-1238.
3. 尹萌，朱鹏举，王宏利，等.《黄帝内经》痹证痿证异同考论[J]. 中华中医药学刊，2023，42（3）：178-180.
4. 赵浩斌，翟双庆. 从《黄帝内经》崇阳思想浅谈"治痿独取阳明"[J]. 中医学报，2022，37（7）：1373-1377.
5. 董鑫，陈馨雨.《黄帝内经》"治痿独取阳明"理论探讨[J]. 江西中医药，2025，56（1）：18-20.
6. 杜旭. 试论"治痿独取阳明"及针灸选穴[J]. 国医论坛，2011，26（2）：9-10.

2. 痹证

《内经》中的痹证泛指一切因邪气痹阻肢体、经络、脏腑所引起的病证，与当前中医内科学中痹证多指外邪侵袭肢体经络所致的肢体痹的概念有所不同，《内经》的痹证内涵更为广泛，不仅包括肢体痹，还包括脏腑痹等多种类型。学者们对于痹证的研究系统而全面，涉及概念辨析、经文释义、病因病机、辨证论治、现代应用等多个方面。在这些研究中，辨证论治和现代应用方面的研究成果尤为丰富，具有鲜明的特色和重要的临床指导意义。

在病因病机方面，包洁等[1]将病因总结为先天因素、气候、感受邪气、饮食等。陆纪宏[2]、杨坤[3]提出了痹证病因病机的"三说"理论和层次发病观。王永和等[4]则将痹证分为广义和狭义两类，并对狭义痹证的病因、性质、病机及传变规律进行了探讨。姜玉宝[5]深入探讨了营卫不和致痹的理论，并分析了其对后世的影响。这些研究为痹证的临床诊疗提供了理论依据，有助于提高痹证的治疗效果。

在辨证方面，学者们讨论了《内经》中痹证的辨证方法和辨证分型，对筋痹、五体痹、五脏痹、喉痹、脉痹、周痹、筋痹、肠痹证均进行了大量的报道。在治疗方面，对治则治法以及针具、针灸、推拿多种治疗手段进行了深入研究，提高了临床疗效。如朱晓娟[6]系统整理研究五脏痹及其理论的历史沿革和形成过程，探讨了五脏痹的概念、内涵、病因病机、证候、发病途径及规律、治疗原则和方药，认为五脏痹是以脏腑失调、六淫邪气杂合内舍，瘀血顽痰留滞为主要病因，以气血失调、瘀血顽痰积聚、五脏痹阻为主要病机，导致人体出现全身多系统的虚实夹杂、表现复杂多样的临床证候，临床以调补五脏、活血化瘀、通络蠲痹、祛风除湿散寒为其治疗大法。认为五脏痹是继发于体痹之后，为脏痹、腑痹、经络症状的统一体，是临床同时出现两个或多个脏痹的统称，也是疾病侵及全身多个系统临床表现的一类疾病。

众多学者借助训诂学、文献学等工具，对《内经》中形体病症相关经文进行深度挖掘。通过对字词含义、语法结构的细致分析，力求还原经文原意，准确阐释形体病症的病因病机、发病机制、传变规律等。在发病机制研究上，不局限于传统的外感、内伤等因素，还从人体自身的体质差异、脏腑功能状态等方面深入探讨，为形体病症的理论研究注入新的活力。

（三）《内经》形体病症的现代研究

学者们在《内经》形体病症理论的指导下，探讨中医药对多种现代疾病的治疗指导意义。例如，经笔者检索，基于《内经》五脏痹理论广泛用于指导治疗系统性红斑狼疮、风湿病多系统病变、类风湿性关节炎多系统受累、糖尿病自主神经病变、硬皮病、围绝经期综合征、抗合成酶抗体综合征、溃疡性结肠炎、颈椎病、弥漫性结缔组织病等多种疾病。这些研究揭示了《内经》痹证理论在理解现代疾病的病因病机、指导辨证论治和制定治疗方案方面的价值。

另外，随着现代科学技术的发展，越来越多的研究者将现代实验技术引入《内经》形体病症理论研究。运用细胞实验、动物实验等方法，从分子生物学、细胞生物学、免疫学等层面，研究形体病症的发病机制、药物作用机制等。如通过建立痹证动物模型，观察中药复方对关节滑膜细胞增殖、炎症因子表达的影响，揭示中药治疗痹证的作用靶点和分子机制。在痿证研究中，利用基因编辑技术，研究相关基因在肌肉萎缩、神经损伤中的作用，为痿证的治疗提供新的靶点和思路。实验研究的开展，为《内经》形体病症理论的科学性提供了现代科学依据，促进了中医理论与现代医

---

1. 包洁, 谢志军, 范永升. 浅析《黄帝内经》关于痹病病因的认识[J]. 新中医, 2013, 45（4）: 9-11.
2. 陆纪宏.《内经》痹证三说[J]. 陕西中医, 1990, （8）: 378-379.
3. 杨坤, 余达, 王玉兴. 试论《素问·痹论》的痹证层次发病观[J]. 江西中医学院学报, 2009, 21（2）: 13-15.
4. 王永和, 王浩.《内经》痹证病机初探[J]. 黑龙江中医药, 2009, 38（6）: 58.
5. 姜玉宝.《黄帝内经》营卫不和致痹理论钩玄[J]. 光明中医, 2011, 26（4）: 648-650.
6. 朱晓娟. 五脏痹理论及临床应用研究[D]. 北京: 北京中医药大学, 2008.

学的融合。

综上所述，无论是综合研究还是专题研究，对于形体病症理论的应用研究内容丰富多彩，特色鲜明，其研究成果涵盖了理论体系的完善、临床应用的拓展以及现代研究的结合。这些研究无疑加深了我们对中医理论的理解，并为实际诊疗提供了实用的策略和方法。

然而在《内经》形体病症理论的研究中，仍面临着一个显著的问题，即理论与实践之间存在脱节。部分研究过于侧重于理论探讨，缺乏将这些理论应用于临床实践的实证研究，导致难以验证理论的临床有效性。同时，研究方法较为单一。目前的研究多依赖于文献回顾和理论分析，缺少多学科交叉的研究方法，如生物信息学、系统生物学、人工智能等，这无疑限制了研究的深度和广度。此外，由于《内经》成书较早，其对于形体病症的描述和分类与现代医学存在差异，导致诊断和分类标准的不统一，给临床应用和研究带来了额外的困难。应该开展大规模、多中心、随机对照的临床研究，制定统一的诊断标准、疗效评价指标和治疗方案，提高临床研究的质量和可靠性。加强对中医特色疗法，如针灸、推拿、中药熏蒸等的临床研究，深入探讨其作用机制和优势，推广应用有效的治疗方法。注重对患者的长期随访，观察形体病症的复发率、远期疗效等，为临床治疗提供更全面的参考。

三、典 型 案 例

《内经》痿证理论的临床应用[1]

此研究不仅局限于理论探讨，还通过多个临床验案展示了在《内经》痿证理论指导下治疗现代难治性疾病的范围。痿是临床常见疑难病，诸如脊髓炎、重症肌无力、周期性麻痹、肌营养不良症、多发性神经炎和多发性硬化症等多种疾病均可划入痿证范畴。痿的中医药研究始于《内经》，后世众多医家从《内经》得到启示。

1. 病因病机

自《内经》云"五脏使人痿"始，历代医家都认同痿多从内起。

（1）痿之病因

从《内经》大量的有关痿证病因的论述中可以看到，过劳、七情、饮食偏嗜、他病传变及体质等因素是致痿的重要原因。《内经》认为痿证生成有内外两方面因素，其中，十分重视内因在痿证发病过程中起的作用。

（2）痿之病机

对于痿证病机，《内经》已有相当系统的阐述：①五脏气热，肺热叶焦：五脏气热之中，"肺热叶焦"又是最重要的病机。五脏气热，"壮火之气衰"，耗损元气，日久灼伤津液，精亏血少，骨枯髓虚，筋骨肌肉失于濡养，日久发生痿证。②经络病变：《内经》认为痿证不仅与五脏病变相关，还与经络病变有联系。《素问·痿论》强调阳明经和几条奇经与痿证的关系："阳明者，五脏六腑之海，主润宗筋，宗筋主束骨而利机关也。冲脉者，经脉之海也，主渗灌溪谷，与阳明合于宗筋，阴阳揔宗筋之会，会于气街，而阳明为之长，皆属于带脉，而络于督脉。故阳明虚则宗筋纵，带脉不引，故足痿不用也。"此论揭示了阳明经脉和冲脉、带脉、督脉等奇经与痿证发病的关系。

2. 分类证治及临床应用

《素问·痿论》将痿证按五脏气热病变分为五痿，即痿躄、肉痿、筋痿、骨痿及脉痿。其临床表现以肢体运动不利，甚至不能站立行走为主。同时，《内经》描述的痿证在患肢上可以有筋膜的弛缓或拘挛两种不同的表现。《内经》五痿分型的方法在当前临床很少使用，其中较常提到的是"骨痿""肉痿"。下面举验案为例。

---

1. 周国琪，陈晓. 内经理论临床应用[M]. 上海：上海科学技术出版社，2010.

(1) 骨痿

《素问·痿论》对骨痿的论述，提示其病因以劳倦、热邪伤肾为主。过劳伤正，甚者伤肾，再加外邪戕伐，肾气大虚，骨枯髓虚，则肢体痿废。结合《内经》经义，当代医家将现代疾病中的骨质疏松症和其他肾虚为病机的以运动障碍为主要临床表现的疾病划为"骨痿"范畴。下面举骨痿验案一则。

张某，男，38岁，于1990年4月6日就诊。患者于前天晨起下床时不能站立，突然摔倒。其妻扶起，欲起步走动又摔倒，除下肢软弱无力，不能站立而不能行走外其他方面均无异常。患者下车时其兄将其背入诊室，下肢软如面条，不能站立。望其神志清晰，但情绪不好，并有轻生之念。两眼瞳孔等大等圆，五官端正。舌质淡红，前半部有苔，后半部无苔，舌体正常。上肢活动自如。言语清楚，呼吸正常。诊其脉虚大无根，尺脉尤甚。证属其骨空髓虚，下肢筋骨失养，截瘫而成。治宜填精益肾，温养下肢。处方：熟地30g，山茱萸30g，肉苁蓉30g，五味子12g，麦冬20g，附子20g，巴戟天15g，肉桂10g，茯苓20g，川续断15g。水煎服，每日1剂。上方服7剂而愈，至今未复发。[张留国. 骨痿治验[J]. 光明中医，1994，（2）：30.]

《内经》有云"五八，肾气衰"（《素问·上古天真论》），又云"肾者，作强之官，伎巧出焉"（《素问·灵兰秘典论》），《素问·痿论》将肾气不足列为骨痿发病的重要原因之一。患者年近五八，肾气渐退，加之家居山区，生活贫困，常以卖石为生，强力作劳伤肾。肾精、肾气俱伤，不能充养骨髓，下肢筋骨失养则痿成。因病程尚短，治宜填补肾精、肾气之法，桴鼓相应，7剂而愈。

（2）肉痿

《内经》对肉痿的成因主要可概括为两点：

其一，感受外邪，尤其是湿邪。湿邪内犯，缠绵难去，日久化热，或者湿邪夹杂，热邪客于人体。现举王洪图教授治疗"湿热不攘为拘为痿"一例。

张某，男，42岁，1974年11月诊。患者头部外伤手术后半年余，左侧肢体活动不便，尤以下肢为甚。自足至膝，内翻屈曲不能伸直、无力，来诊时需由两人左右架扶。观其体质尚属壮实，头部受伤处颅骨尚未修补，有一鸭蛋大软组织。脉濡数，舌质红，苔黄而厚腻，大便不爽。证属湿热阻滞，治宜清热祛湿之法。处方：苍术10g，黄柏10g，生柏仁12g，萆薢10g，木通10g，川牛膝12g，独活8g，车前子9g（包）。水煎温服，每日1剂。服上方9剂后，舌苔略退，左下肢已略能自动屈伸。上方再加鸡血藤15g，水煎服，每日1剂。又服15剂，肢体屈伸较为自如，手持木杖已能自己行走。继服40余剂，能丢弃手杖自己散步、做简单的保健操。行动虽不如常人灵便，但生活自理已无困难。[王洪图，詹海洪. 黄帝医术临证切要[M]. 北京：华夏出版社，1993：99.]

其二，脾胃不能运化水谷精气于四肢，乃痿证的最常见病机。正因如此，现代临床大多将肉痿的发生与脾胃虚弱相联系。当代名医邓铁涛教授认为现代临床上的重症肌无力，应以脾胃虚损为最重要的病机，与《内经》之肉痿极为近似，并确定以甘温健脾法为主治疗，以补中益气汤为基本方，随症加减变化，但对该方的用量作出调整，重用黄芪，轻用陈皮、甘草，加五爪龙助黄芪益气健脾，并制成强肌健力饮，药有党参、黄芪、白术、当归、陈皮、升麻、柴胡、五爪龙、炙甘草等，治疗重症肌无力取得了较好的疗效。

现举验案一则：陈某，男，67岁。患重症肌无力6年余，1995年做胸腺切除术，此后一直服用溴吡斯的明治疗，但病情反复发作。现症见：右眼睑下垂，时有气促，吞咽困难，症状朝轻暮重，纳差，大便溏，舌质淡红，舌体胖大边有齿印，苔薄黄，脉沉弱带涩。邓老会诊，辨为脾肾虚损，予甘温健脾法，补中益气汤加味：北芪90g，党参、五爪龙各30g，柴胡、升麻、当归各10g，陈皮、甘草各3g，首乌20g，白术15g。水煎服。强肌健力饮2支，每日3次。二诊：服上方后，症状好转，吞咽正常，未见气促，右眼睑仍下垂，无复视，舌脉同前。守上方加山萸肉12g，桑寄生20g，再服7剂。强肌健力饮3支，每日3次。药后进一步好转，未见气促及吞咽困难，右眼裂增大，已停服溴吡斯的明，带中药出院继续门诊治疗。[徐云生. 邓铁涛教授甘温健脾法治疗疑难病[J]. 四川

中医, 2002, (3): 1-2.]

此案以脾虚为主要病机, 兼以肾虚。对于肉痿之发,《内经》很多篇章提示我们脾之虚实是致痿的一个重要方面。故温补中焦脾胃乃本案主要治疗方法。

3. 痿的治疗

《素问·痿论》治痿的著名原则是"治痿者独取阳明"。需要强调的是,《内经》所云"取"字, 并非指一味补养。例如《灵枢·根结》指出, "取之阳明", 应"视其有余不足"。《内经》对于痿的治疗强调要辨证论治, 临床常采用清燥润肺法、补益肝肾法治疗痿证。

验案: 清热润肺之法治疗痿躄。一子, 十余岁。己未三月患温邪, 越两月后, 余热逗留, 肉削肤枯, 体痿不起。五月招诊, 述知当热重时, 谵妄昏聩, 多医贵药, 且事巫神, 华祖仙方龙眼百粒, 炮姜一钱, 且进之也。示其体仅剩皮骨, 面形枯腊, 大股无肉, 宛如截竹, 危状若斯, 以资又拟不予治。询可治否……见证形羸, 干咳, 便艰, 溲赤浊, 痿软不起, 脉虚数, 苔揩淡黄。余思热久伤阴, 如云难治, 其家必坐视其殆, 乃允设法, 见证……是脏阴大伤, 余热尚蒸。宗吴氏甘苦合化阴气法, 甘露饮加味, 如石斛、生地、天冬、黄芩、黑山栀、北沙参、地骨(皮)、花粉、桑皮、功劳子叶、白薇、珍珠母、黑芝麻等, 出入为方。另嘱以甜杏仁、西瓜子去壳, 杵烂, 煮酪饮之。咳止便润, 溲淡热清, 续以香粳米粥、猪肚腰煮汤以养之, 并饮人乳, 渐能坐起, 越半月, 肤转润泽, 肉渐复, 拟石斛、丹皮、生地、山药、玉竹、二冬、白芍、牛膝、龟板、鳖甲、西洋参, 以清养脏阴, 乃痊。[周小农. 周小农医案[M]. 上海: 上海科学技术出版社, 2001: 211-212.]

现代临床多提倡综合疗法来治疗痿证, 这一思想在《内经》也已初见端倪。综观全书, 放血疗法、针刺经络、行导引之术等多种方法治疗痿证皆见论述。凡此种种, 可为现代临床提供借鉴。

四、主要参阅文献

1. 秦伯未, 余瀛鳌. 内经类证(重订本)[M]. 北京: 中国医药科技出版社, 2021.
2. 王洪图. 黄帝内经研究大成[M]. 北京: 北京出版社, 1997.
3. 王庆其, 周国琪. 黄帝内经百年研究大成[M]. 上海: 上海科学技术出版社, 2018.
4. 王庆其. 内经临床医学[M]. 北京: 人民卫生出版社, 2009.
5. 王庆其. 黄帝内经病证学概论[M]. 北京: 中国中医药出版社, 2016.
6. 仝小林. 脏腑风湿论[M]. 上海: 上海科学技术出版社, 2020.
7. 邹纯朴, 陈晓. 黄帝内经病证方治辨要[M]. 上海: 上海科学技术出版社, 2021.
8. 李济仁, 仝小林. 痹证痿病通论[M]. 北京: 中国医药科技出版社, 2014.
9. 任应秋. 病机临证分析[M]. 任廷革, 整理. 北京: 中国中医药出版社, 2020.
10. 徐鹏, 王诗怡.《黄帝内经》病证之病因病机研究[M]. 杭州: 浙江科学技术出版社, 2018.

(赵心华 骆殊)

第四节 官窍病症研究

一、概　述

官窍指人体的器官和孔窍, 官指舌、鼻、口、目、耳五个器官, 简称五官。人体之窍, 有七窍和九窍之说。《庄子·应帝王》云: "人皆有七窍以视听食息", 此七窍即指两眼、两耳、鼻之两孔和口。九窍则还包含前、后二阴。本节主要讨论《内经》五官七窍的相关病症研究。

《内经》对官窍相关病症的论述颇多，基本确定了人体官窍疾病辨证的理论原则。其所记载官窍有关病症多达50余种，涉及生理、病理、诊断与治疗四个方面，对官窍的解剖生理及相关病症的病因病机、临床证候及针刺治疗等都作了论述，对五官科学的发展具有深远影响。因此，《内经》对五官科疾病的理论及临床都具有重要的指导意义。

现代中医临床以《内经》官窍理论为基础而不断创新应用。在《内经》官窍理论基础上形成的中医五官科学既具有中医学的一般共性特点，又具有现代医学专科特点，其以中医整体观为指导思想，吸取了现代先进的诊疗技术与方法，强调辨病与辨证相结合，局部辨证与整体辨证相结合，内治与外治相结合，将中医脏腑生理病理与现代系统生理学、病理学相联系，开展了多方面相关基础理论与临床实践的研究。目前对《内经》官窍病症的研究主要集中在理论探讨、实验研究和临床实践三个方面。

二、研 究 述 评

（一）理论探讨

对于官窍与五脏对应关系问题，诸多学者在《内经》的官窍理论基础上提出了自己的认识。刘建新[1]对《内经》中多官窍对应问题进行了探讨，首先肯定了《内经》五脏与官窍联系之主线，即传统的"肝开窍于目，心开窍于舌，肾开窍于耳，脾开窍于口，肺开窍于鼻"的五脏开窍理论；其次根据《内经》原文提出官窍与五脏的联系决非单一，存在一脏联系多窍的说法，由此进一步从生理、病理以及诊断、治疗等方面对五脏与多官窍对应理论作了系统论述，对开拓官窍病症的辨证诊断思维和五官疾病治疗新思路具有启发意义。瞿岳云[2]也认为五脏与官窍的生理、病理联系广泛复杂，绝不仅仅是单一的对应关系，一脏可与诸窍皆相关，一窍又并非独为某脏所主，并结合后世医家的著述及临床医案进行了深入阐述。尹萌等[3]还认为肾不仅开窍于耳与前后二阴，尚与其他官窍（目、鼻、口、舌）有着密切的关联，提出临床治疗官窍病不应忽视肾虚致病，由肾虚所致官窍病的治疗，应以补肾填精为大法。又如王玉芳[4]认为《内经》多篇提及心与七窍相关，如心气通于舌、心开窍于耳、目者心之使、心与鼻相关等，诸多不同说法并非众医家观点的简单罗列，而是《内经》基于整体观念构建的以经络为生理基础、临证为病理依据的多脏连多窍的理论体系。理解脏窍的多对应关系对于融会贯通《内经》理论，扩展临床辨证思路以提高疗效具有重要意义。

此外，有学者结合脑神经分布及现代临床提出七窍感知均由脑主司，认为五官七窍之生理作用是脑功能向外之表现，脑和五官七窍在经络循行、生理病理上相互联系，五官七窍的异常表现也常常提示脑部病变[5]。这一认识在传统官窍理论的基础之上，对人体脏器与官窍的内在联系进行了进一步的拓展和丰富。

这些探讨充分肯定了《内经》提出的五脏与官窍对应的学说，又从系统联系和整体出发，进一步阐发了五脏多官窍对应的思想，体现了中医内外合一的整体观特点，极大地丰富了《内经》官窍理论。学者们已经充分认识到运用一脏对一窍理论来说明人体疾病的复杂性和多样性是远远不够的，在整体观念之下《内经》构建的是多脏联系多窍理论体系，才能够解释生命现象，解决临床医学问题。

《内经》中对官窍病症的论述是在中国古代精气学说、阴阳五行理论的基础上，吸收了《周易》、黄老道家等思想而形成的，是中国古代系统思维方式在医学领域的具体应用和发挥。但是，其发展

---

1. 刘建新. 内经五脏开窍说锁议[J]. 湖南中医学院学报，1984（2）：21-23.
2. 瞿岳云. "五脏开窍"理论说异[J]. 中国中医基础医学杂志，1998，4（3）：5-8.
3. 尹萌，鞠宝兆.《黄帝内经》肾与九窍（官窍）相关[J]. 实用中医内科杂志，2014，29（4）：12-14.
4. 王玉芳.《黄帝内经》论心与七窍[J]. 中华中医药杂志，2021，36（2）：695-697.
5. 陆珊珊，梅晓云. 脑与五官七窍的联系初探[J]. 南京中医药大学学报，2010，26（2）：95-96.

受历史条件限制，虽然认识到人的健康与疾病的诸多系统特性，但并没有揭示清楚官窍和脏腑相关联的具体机制。对于《内经》官窍病症的体系化研究，除了以上从基础理论角度开展外，尚有学者尝试从构建整体模型的思路进行探索。如窦志芳等[1]通过文献检索和整理，认为以往对脏腑的研究远远多于对形体官窍的研究，对形体官窍分散研究者远多于系统研究者，形体官窍的相关研究文献较为零散、单一，缺乏系统完整而详尽的挖掘与梳理，从而提出构建中医"形体官窍学"的设想。他们认为可以通过分类提取历代中医文献中关于形体官窍的形态结构、生理联系、生理功能以及病因病机、诊断治疗等方面的相关内容，进行归纳总结和分析整合，从而形成较为系统完整的中医形体官窍理论体系，在这一体系基础上构建中医"形体官窍学"。王全年等[2, 3]认为中医是以模型思维来构建其理论核心的，这种模型表达为哲学模型、数学模型、模型数学公式推导等，提出了"模型中医学"之说，关注在生命演化、宇宙演化中的数学模型规律研究。他在研究人体官窍的分布规律过程中提出任何相对独立的人体结构单元，它们的器官开窍具有统一的数学奇数演化公式，即$N=2m+1$，认为器官与窍具有统一的演化数学模型。在此基础上，进一步结合现代系统论、发生学、分类学的相关原理，提出"同构思维"之说，对脏腑与官窍的开窍对应关系进行了新的探索，认为肺心开窍于鼻、肝胆开窍于耳、脾胃开窍于唇、胰肠上开窍于舌下开窍于肛道、肾与膀胱上开窍于目下开窍于尿道等。此说是在传统官窍理论上的大胆创新和尝试。

近年来，学者不断将多学科的知识与方法引入《内经》官窍病症的研究，其中以中西医结合的研究为热点。如黄晶[4]在进行传统文献论证时结合了相关现代生理和解剖结构探析官窍之实体，认为七窍与现代某些器官的外分泌腺体、腺管的外口密切相关。另有赵兴梅等[5]从现代胚胎学角度探索官窍和脏腑之间的联系机制。其认为《内经》从阴阳五行角度来认识脏腑与官窍的联系还处于哲学的范畴，因其偏于抽象而被人称为"哲学医"。两位学者提出脏腑经络形体官窍间存在着一种与神经体液系统并存的原始联络方式，这种方式在胚胎分化发育时形成并保留下来，统管全身，协调五脏六腑形体官窍及经络的和谐统一。从胚胎学究其根源，脏腑经络形体官窍间的联系在于组织结构基础的相同以及胚胎分化时形成的"胚胎分化原始网络"。其本质是同类或相关细胞间的彼此识别和相互诱导。目前该观点尚缺乏实证支持，但不失为中医官窍实质现代化研究的一次大胆探究，代表着在中医官窍理论研究现代化发展方向之一。

综上所述，《内经》官窍病症理论之研究发展，基本上由较为单一的文献资料整理，发展为模型、体系之构建，再到结合现代医学以论证，虽不断有新理论之拓展，然始终不离《内经》传统的五官九窍。综合来看，其中以《内经》官窍病症的文献理论梳理和临床探析研究最为丰富；而基于现代循证医学研究的官窍理论研究开展尚嫌不足，缺乏更精准和充足的数据论证，有待进一步拓展；在《内经》官窍病症研究基础上，构建现代中西医结合的官窍理论体系，以及结合现代数学、信息学的数理模型及大数据模型构建，也是需要继续深入研究的方向。

在过往的研究当中，对《内经》官窍理论及病症研究面临诸多问题，如官窍名词术语界定的模糊不清、官窍病症的过度泛化、研究视角的浅表化等。这些问题很大程度上制约了《内经》官窍理论及病症的研究。未来的探索应致力于弥补中医官窍理论研究的薄弱环节，夯实研究之根基，鼓励多学科交叉融合，积极结合现代神经科学、解剖学、信息学、心理学、认知科学等学科的最新前沿进展，汲取其精华，拓展研究的广度与深度，以提升对《内经》官窍理论的理解和研究层次，使其达到一个新的高度。

---

1. 窦志芳，李其忠. 构建中医"形体官窍学"的思考[J]. 上海中医药大学学报，2010，24（1）：23-24.
2. 王全年，李秀美. 论官窍演化律[J]. 四川中医，2008，26（9）：40-41.
3. 何雪，王全年. 基于同构思维的脏腑开窍规律探索[J]. 中华中医药杂志，2008，38（10）：4603-4606.
4. 黄晶. 略识《黄帝内经》中的七窍[J]. 中医药信息，2002，19（6）：58.
5. 赵兴梅，刘炜. 从胚胎分化角度探讨脏腑经络形体官窍间的联系及其本质[J]. 中国中医药科技，2018，25（3）：368，378.

（二）临床与实验研究

除了上述对基础理论的探讨之外，现代学者还从临床及实验研究角度对《内经》官窍病症展开了相关研究。

荣堃[1]对《内经》中耳鼻咽喉的解剖、生理功能及耳鼻咽喉科疾病的病因病机、治疗、预防的条文进行了梳理研究，并举例说明了《内经》理论在耳鼻咽喉疾病临床治疗中的具体应用。他认为《内经》全面阐述了中医耳鼻咽喉科学的基本理论，对病因病机、解剖、耳鼻咽喉科疾病的预防和治疗都有全面论述，初步形成了本学科的基本理论——官窍脏腑相关理论，并对中医耳鼻咽喉科学的另一重要理论——清窍清阳相关学说也进行了阐述，由此为耳鼻咽喉科的脏腑辨证论治提供了理论基础。其论述的耳鼻、咽喉与经络循行的关系，为六经辨证提供了基础。

金龙等[2]从《内经》官窍理论出发，从脏腑辨证、经络辨证、病因辨证、临床指导等方面阐述了《内经》对耳鼻喉科疾病辨证的指导意义。王珍等[3]通过对《内经》的分析探究，认为《内经》阐释了中医眼科的基本理论、解剖概念、病因病机、眼睛与脏腑经络的联系，其对眼科临床具有重要指导意义。《内经》首次使用了眼的一些主要解剖名词，初步探讨了眼的生理功能以及眼病的病因与发病机制，涉及的眼部病症计40余种，并提出了眼病的针刺之法。《素问·腹中论》中记载的四乌贼骨一藘茹丸即为眼科方剂，可以用于治疗血枯目眩。在《内经》的理论指导下，历代眼科医家在治疗眼病时亦注重调理相应脏腑经络的功能。

韩秀丽[4]对《内经》官窍理论在现代耳鼻咽喉临床的运用进行了分析和总结。耳鼻喉科的耳鸣、耳聋、耳眩晕类疾病多与脏腑的盈亏虚劳等有关，临床上从肝脾肾等脏腑的虚损盈亏论治耳科疾病是耳鼻喉科常用中医诊疗大法。另外，临床上采用涌吐、取嚏、纳鼻、舌下含服、纳肛、灌肠等给药途径，不仅对局部病症的治疗能够直达病所，同时可通过官窍给药而通达内在脏腑，对全身性疾病起到简单便捷且与内服药物殊途同归的疗效。因此，对于内科疾病也可采用中医外治疗法起到效如桴鼓的作用。

此外，有学者运用《内经》的学术思想探讨了官窍病症的病因病机与临床用药规律，为官窍病症的临床辨治提供了参考。如肖伊等[5]发现古今医家在《内经》清阳理论的指导下，创制了很多鼻渊方，却未被重视与使用。因此探讨了人体清阳之气对鼻窍生理病理的影响，对古今文献中的鼻渊方进行了系统整理，总结了其用药特点。认为鼻渊的病位在窦窍，病机为清阳不升，浊阴不降，壅滞窦窍。治疗以调理肺、脾胃、肝胆等脏腑功能，疏通三焦之道，升清降浊为法，并配合通窍法、排脓法的应用，恢复窦窍的清空之性，消除"浊涕下不止"的症状。这些研究对于充分发掘《内经》学术思想的临床指导作用，推动官窍病症的临床防治具有重要的意义。

实验研究方面，现代学者也进行了大量的相关探索和研究。如郭裕等[6]对中医耳鼻喉科的现代研究进展进行了分析和总结。在耳科研究方面，有学者研究肾与耳的关系，发现肾虚证表现者血清微量元素铁、锌的含量明显低于无肾虚证患者与健康人，且血清铁含量降低的程度与听力损害的程度成正比。还有学者发现肾虚所致的听力损害以高频为主，有一定的特异性，并且发现肾阴虚与肾阳虚对听力的影响似有频率选择性的趋向。肾阳虚时各频率下降的程度均比肾阴虚严重。这为进一步研究肾虚耳聋提供了新的依据和思路。研究表明，在变应性鼻炎发病的各个环节，都有化学介质

---

1. 荣堃.《内经》耳鼻咽喉科学理论探析及临床[D]. 济南：山东中医药大学，2005.
2. 金龙，吴飞虎，刘钢.《黄帝内经》对耳鼻咽喉科疾病的理论和临床指导[J]. 中国中西医结合耳鼻咽喉科杂志，2011，19（2）：133-134.
3. 王珍，梁丽娜，唐由之，等. 浅谈《黄帝内经》对中医眼科理论及临床的指导意义[J]. 光明中医，2014，29（12）：2494-2495.
4. 韩秀丽. 官窍理论在现代耳鼻咽喉临床的运用[J]. 环球中医药，2021，14（11）：2033-2036.
5. 肖伊，张亚力，刘建华，等. 基于《黄帝内经》清阳理论探讨鼻渊古今验方的运用规律[J]. 中国民间疗法，2019，27（7）：1-3，18.
6. 郭裕，刘大新. 中医耳鼻喉科学现代进展略述[J]. 中国中西医结合耳鼻咽喉科杂志，2023，31（6）：401-404.

参与，变应性鼻炎的许多化学介质含量与中医辨证的证型之间都存在着一定的相关性，研究这种相关性，找出其中的规律，对中医辨证的客观化是很有价值的。

三、典型案例

发蒙刺法研究

发蒙刺法见于《灵枢·刺节真邪论》，指针刺内耳鼓膜上的脐部，治疗耳不闻、目不见病症的方法，用于治疗鼓膜内陷引起的耳鸣、耳聋、眩晕等症状。古人由于缺乏耳镜等技术手段，故在日中强光照射下，容易观察耳道各部及鼓膜的变化，针刺部位选取内耳鼓膜上的"脐部"，所谓"必于日中，刺其听宫，中其眸子"。当针尖刺破鼓膜的瞬间，由于内外压力不平衡所致的鼓膜内陷引起的耳鸣、耳聋、眩晕等症状即刻缓解，同时辅以咽鼓管吹张术——"以手坚按其两鼻窍而疾偃"，即让患者用手指紧捏两个鼻孔，闭口用力鼓气，进一步缓解鼓膜内陷，则"其声必应于针也"。由于此法取效甚捷，故赞誉为"针之极也，神明之类也""神明相得者也"。

《黄帝明堂经·耳前后凡二十穴第十一》记载了此法的适应症："听宫，在耳中珠子，大如赤小豆，手足少阳、手太阳之会。刺入一分，灸三壮。主……眩仆……耳聋填填如无闻，哝哝瞒瞒若蝉鸣。"同时《灵枢·厥病》又云："耳痛不可刺者，耳中有脓，若有干耵聍。"这无疑为此法的禁忌之症。

樊玉林等[1]通过对国内外相关文献的比较研究，认为《灵枢·刺节真邪论》所记载的咽鼓管吹张法的描述，较意大利解剖学家瓦尔萨瓦在 1704 年成书的《人类听器论》中提出的捏鼻鼓气法，要早约两千年，而且在理论与适应证方面具有自己的特点。《内经》从整体性思维方式入手，把人的生理与病理作为功能系统来认识与处理，把捏鼻鼓气法与针刺治疗结合起来，不仅诊断治疗耳部本身疾病，也治疗远离耳部的系统疾病。而瓦尔萨瓦则把分析性方法应用到局部解剖学方面，重视咽鼓管的局部通风引流作用，仅仅用于诊断与治疗化脓性与非化脓性中耳炎等耳部本身病变。除此，《内经》中的捏鼻鼓气法理论自成体系，强调整体性，适应症广泛，应当说它早已具备了神经反射论观点。同时，《灵枢·刺节真邪论》也是最早记载了鼓膜穿刺术。樊玉林[2, 3]通过文献的考证以及解剖胚胎学的分析，提出听宫穴应位于鼓室，并建议把鼓室称为"内听宫"，耳屏前的听宫穴称为"外听宫"。经过临床研究发现，针刺内听宫对美尼尔氏症的耳鸣眩晕有显效；对病期较短的中度神经聋或混合聋有较好疗效；对有些重度的神经性耳聋，经较久的针刺内听宫后，可取得一定疗效，或者提高 10 分贝以上的听力，或者促使其出现或扩大音频范围，但不易达到实用听力价值。

四、主要参阅文献

1. 廖品正. 中医五官科学[M]. 南京：江苏科学技术出版社，1989.
2. 陈新野，刘明道. 五官科病证治精要[M]. 北京：科学技术文献出版社，2001.
3. 张重华，张应文，周曾同. 现代中医药应用与研究大系：第十三卷五官科[M]. 上海：上海中医药大学出版社，1998.
4. 彭清华. 眼科活血利水法的研究[M]. 北京：中国中医药出版社，2018.
5. 瞿岳云. "五脏开窍"理论说异[J]. 中国中医基础医学杂志，1998，（3）：6-9.

---

1. 樊玉林，李百川，许珉，等. 咽鼓管吹张法源流考[J]. 中国中西医结合杂志 1995，15（4）：251-253.
2. 樊玉林. 听宫初考（临床观察部分）[J]. 西安医学院学报，1977，（Z1）：44-48.
3. 樊玉林. 听宫初考（临床应用部分）[J]. 西安医学院学报，1977，（Z1）：49-51.

6. 尹萌，鞠宝兆.《黄帝内经》肾与九窍（官窍）相关[J]. 实用中医内科杂志，2014，28（4）：12-14.

7. 韩秀丽. 官窍理论在现代耳鼻咽喉临床的运用[J]. 环球中医药，2021，14（11）：2033-2036.

8. 窦志芳，李其忠. 构建中医"形体官窍学"的思考[J]. 上海中医药大学学报，2010，24（1）：23-24.

9. 金龙，吴飞虎，刘钢.《黄帝内经》对耳鼻咽喉科疾病的理论和临床指导[J]. 中国中西医结合耳鼻咽喉科杂志，2011，19（2）：133-134.

10. 郭裕，刘大新. 中医耳鼻喉科学现代进展略述[J]. 中国中西医结合耳鼻咽喉科杂志，2023，31（6）：401-404.

（李 花 邢玉瑞）

第五节 外科病症研究

一、概 述

《内经》记载的外科疾病有40余种，其中以痈疽病为多见，还记载了疔、痤、痱、皶、痔、瘤、鼠瘘、胗、疝、隐疹、浸淫、坠堕、犬咬等，但其中很多仅以一言论之，并未对该病详尽论述。《内经》在外科学方面，对病名概念已经形成初步认识，相对系统地论述了外科病的病因病机、分类证治及治则治法，已经形成较为系统的外科诊疗体系，且积累了丰富的实践经验，比如《内经》记载有使用截肢手术治疗脱疽的方法。《内经》根据整体观思想，已经认识到外科疾病与脏腑的密切联系，比如对于鼠瘘（相当于现代的淋巴结炎），提出"鼠瘘之本，皆在于脏，其末上出于颈腋之间"。可见，《内经》基本建立了以病为纲的整体观诊疗模式，对外科疾病的认识已经相当丰富。本文所论外科病实为当代中医外科学范畴。

二、研 究 述 评

近代以来对《内经》外科疾病研究主要从病名的古今比较、疾病的分类与范畴等方面展开，在此基础上也有一些理论、治疗方法与实验研究。对一些外科多发疾病，借助现代研究技术及手段，以中医理论为基础，通过临床实践、实验观察，结合现代诊疗发展需求，对《内经》外科理论也有所发展。

（一）病名和分类研究

外科的定名，首见明代汪机所著的《外科理例·前序》中："以其痈疽、疮疡皆见于外，故以外科名之。"以显现于外的疾病名之为外科。《中医外科学》教材界定中医外科的范围，凡是疾病生于人的体表，能够用肉眼可以直接诊察到的，局部症状可凭的，如痈、疽、疔、疗、发、流、瘰疬、乳病、瘿瘤、岩以及眼、耳、鼻、咽喉口腔（包括舌、唇、齿）、肛门病、皮肤病、意外损伤（包括虫兽咬伤、水火烫伤）等等，都属于外科的治疗范围。至于内脏痈肿，如肺痈、肝痈、肠痈、胃痈等也都包括在内。

关于《内经》外科病名的研究，周国琪等[1]将《内经》中痈疽病名与现代中医病证名进行了比较，发现古今同名的2种：马刀挟瘿、股胫疽；古今异名同病的有9种：猛疽同锁喉痈、米疽同腋

---

1. 周国琪，王丽慧.《灵枢·痈疽》病证名与现代病证名的比较[J]. 中国中医基础医学杂志，2005，（3）：165-166.

痈、疵痈同臂痈、败疵与胁痈、锐疽同尾闾发（又名鹳口疽）、赤施同胯腹痈、兔啮同胫疽、走缓同足踝疽、四淫同足背发；古今同名异病有 2 种：夭疽、井疽；古今类名同病的有 4 种：脱痈与脱疽、厉痈与厉疽、疵痈与疵疽、脑烁与脑疽。韩书明等[1]分析了《灵枢·刺节真邪》对"筋溜""肠溜""昔瘤"的描述，认为这三种古病证是西医学的下肢静脉曲张病的 3 个不同阶段。黄瑛等[2]分析《灵枢·痈疽》"发于足指，名脱痈，其状赤黑，死不治；不赤黑，不死。不衰，急斩之，不则死矣"症状，认为"脱痈"系指现代医学的血栓闭塞性脉管炎、闭塞性动脉硬化症、糖尿病动脉硬化性坏疽等肢体血管疾病坏死期。

这些关于《内经》外科疾病古今比较研究，很好地发挥《内经》对治疗外科疾病的指导作用，对《内经》外科疾病的辨识起到重要的作用。但也存在一些问题，比如在研究中由于对病名的理解有误，古今对照研究就难免出现差错。如范行准《中国病史新义》（1989）因受杨上善《黄帝内经太素》注语的误导，将《内经》之肠癞与西医学中的脱肛、子宫脱垂相对应，而实则肠癞是狐疝的别名，与西医学中的腹股沟斜疝相类。再如，林昭庚主编的《中西医病名对照大辞典》在有关结核病的论述中，虽然也提到了颈淋巴结核，却并未将其与鼠瘘、瘰病对照，反而将中医学关于鼠瘘、瘰病的论述与西医学病名鼠疫相对照，而鼠瘘、瘰病恰恰是与颈淋巴结核相关的病名。可见，外科疾病的《内经》病名研究尚未统一，急需进一步界定其内涵和外延，这也是中医疾病名称标准化的难点之一，只有建立在《内经》疾病名义研究的基础之上才能更好地避免失误。

关于外科病的分类研究，秦伯未《内经类证》（1962）把外科病症称为外疡病，分为 24 种，大多属于痈疽之类的皮肤疾病。秦伯未认为疝在《内经》中有两种含义，一为剧烈腹痛，一为外生殖器肿痛，与西医所说的疝以及中医一般所指的疝气，不能混谈，故不合于外疡病中，单列一类。王洪图《黄帝内经研究大成》（1997）病症研究中，提及疮痈病症 11 种，包括痈疽、疔疖、痤（疔）、疿（痱）、皶（粉刺）、隐疹（瘾疹）、痒（风瘙痒）、瘰疬、丹熛疮疡（丹毒）、痔、瘤，但未有外科疾病分类。王庆其《内经临床医学》（2010）将《内经》疾病分为 42 类，其中外科为一类，包括《内经》论述较详细的痈、疽、浸淫、丹胗、皶、隐疹、痱疹、痔等外科疾病 8 种，尚不能作为分类的依据。姜维《〈黄帝内经〉外科疾病理论研究》（2016）认为《内经》中提及的外科疾病 41 个。《内经》中提及的众多外科病名许多在传承过程中已经弃用，在众多医书里论述的穿心冷瘘、心痈、心漏疽等，均是《内经》中井疽的发展。现代人熟知的鹤膝风则是指《内经》中疵痈。足跟疽、脚孪跟则是《内经》中的兔啮。内踝疽、鞋带疽则是《内经》中的走缓。青少年常见的皮肤科疾病粉刺《内经》时期则为皶，胗是小口疮等。《内经》中外科疾病沿用至今的有疮、瘰疬、痔、疝、丹毒、疹等。赵连政[3]认为，"猛疽"为现代医学中的扁桃体周围脓肿、咽喉部脓肿等疾患。《灵枢·痈疽》指出了猛疽的发病部位、态势及治疗方法。由于本病由热毒壅盛所致，故治疗时应清热解毒消肿。夭疽为发于颈部颜色或赤或黑的痈。脑烁为阳气结聚留于项部的危重疾病，并强调如果伴有烦闷不畅的症状就会死亡，无药可治。疵痈发于肩部及臂臑，颜色赤黑，因病位轻浅，发病时病情较轻，应把握好时机，快速用艾灸法治疗，以防邪毒内陷，造成其他危害。米疽发于腋下，色赤且坚硬，病机为肝、脾二经，忧思恚怒，气结血滞所致。井疽发于胸部，形状如豆，又名穿心毒，由过食生冷，邪犯心包所致。甘疽生于左右两膺，颜色发青，形状似瓜蒌，说明病位在胸旁之高肉处，即乳房，并把甘疽归于乳痈，指出该病症不易治愈，极易复发。甘疽发展到危重阶段即属于乳岩、石痈范畴。败疵患者为女性，女子生性多愁善感，易动怒，伤肝脏，而败疵的病机为肝郁化火，由火热结聚而成，治宜服用清热解毒发汗的药后，穿厚衣坐于釜上取汗，使热毒由汗宣散于外。尚有锐疽、赤施、疵痈、兔啮、走缓、四淫、厉痈、脱痈等，篇幅所限，不一一赘述。

---

1. 韩书明，张惠平.《灵枢·刺节真邪》"筋溜""肠溜""昔瘤"浅析[J]. 北京中医药大学学报，2011, 34（11）: 733-734.
2. 黄瑛，郑贤国. 浅探《黄帝内经》对脉管病的认识[J]. 湖北中医杂志，2003, 25（4）: 3-4.
3. 赵连政.《内经》痈疽理论的研究[D]. 济南：山东中医药大学，2021.

邢玉瑞《〈黄帝内经〉科学文化诠释·灵枢经卷》（2024）总结了痈疽的分类特征，认为所谓分类是根据事物的共同点和差异点，将事物区分为不同种类的逻辑方法，是建构知识体系的重要环节。《灵枢·痈疽》篇按照人体部位从上到下排序，划分为18种类型，无疑也是一种较为原始的分类方法。比较是分类的前提，比较有现象比较和本质比较。因而，根据比较的程度不同，分类也有现象的分类和本质的分类之分。所谓现象分类，就是仅仅根据事物的外部特征或外在联系所进行的分类，也称之为人为分类；本质分类，是根据事物的本质特征或内在联系所进行的分类，也称之为自然分类。纵观痈疽18种类型的划分，很明显是一种早期的现象分类，不完全遵循分类的标准同一性、分类必须相称、必须按照一定的层次逐级进行的原则，往往满足或受制于某些表象，并且有时还具有很强的主观色彩。痈疽的分类反映了中国古人对事物形态的重视，以及划分的细密程度，同时也说明其思维尚具有原始思维的一些特征。后世医家根据痈的发病部位，而有各种不同的命名。无疑也反映了原始思维之特征。

《内经》中外科疾病病名沿用至今的有疮、瘰疬、痔、疝、丹毒、疹等。《中医外科学》提及的外科疾病87个，按照现代西医学疾病分科将中医外科疾病进行细分为15类，其中在疮疡中提及《内经》病名疖、疔、痈、丹毒、瘰疬；外周血管疾病里提及《内经》疾病筋瘤，其余疾病均作为疾病分科。

（二）理论研究

孔繁岐等[1]从《素问·刺禁论》"心部于表"，《素问·五脏生成》"肺之合皮也，其荣毛也，其主心也……多食苦，则皮槁而毛拔"等内容，探讨了心的功能失调与肌表病变的关系，认为基于心为火脏，"诸痛痒疮，皆属于心"的观点，许多肌表的火热证多属于心火，并逐步形成了"心-火-皮肤病"学说为主流的心表病理相关理论。提出了心表相关理论可应用于疔疮痈肿、斑疹等外科病及皮肤相关性疾病。路小轩等[2]从《灵枢·本脏》"大肠者，皮其应……肺应皮"出发，认为皮毛与大肠的关系密切，相互影响，与现代肠-皮肤轴理论不谋而合。肠道微生态研究正在向着菌群与人体的互相作用等方面深入展开，将皮肤与肠道视为一个整体，这与中医的"大肠者，皮其应"整体观相符合，通过中医传统理论对于"大肠-肺-皮毛"轴的探讨，表明了皮毛、大肠与肺在痤疮发病上的相互关联，同时治疗上亦可通过调节肠道改善痤疮。目前中医药治疗痤疮有越来越多的研究将肠道菌群与痤疮相联系，为临床治疗痤疮提供新思路，并且肠道菌群与痤疮的相关性也能够为中医药的治疗机理研究提供不同思路。吴玥等[3]更进一步从《内经》中挖掘出肠-脑-皮轴与多种炎症性皮肤病发病有关。1930年Strokes和Pillsbury首次提出肠-脑-皮轴这一假设，1981年Teitelman等人发现皮肤、大脑和肠道中含有肽的细胞有一个共同的胚胎起源，2010年Petra Arck等证明了在小鼠体内摄入乳酸杆菌菌株可以抑制应激诱导的神经源性皮肤炎症和毛发生长抑制，据此他们整合了前人的部分概念，正式提出了肠-脑-皮轴这一概念。提出当今社会，痤疮患者发病因素多与过食辛辣炙煿、肥甘厚味以及精神压力等有关，结合西医肠-脑-皮轴理论，从心脾论治痤疮显得尤为必要。

赵连政[4]运用文献梳理和理论研究相结合的方法，通过对《内经》前、中、后三个时期关于痈疽理论的溯源，对痈疽病的分类、病因病机、治疗方法、预防及预后进行了系统论述和总结梳理。认为后世医家形成的"消、托、补"治疗原则来源于《内经》，现代中医外科临床所常用的火针、外敷法亦能从《内经》找到理论依据。《内经》痈疽理论不仅对具体的病因病机有着指导意义，同时《内经》中思想方法对于痈疽病的预防和治疗亦提供了思路，比如由病因中的饮食不节延伸出"发物"的饮食禁忌原则；扶助正气方法在治疗正气亏虚导致痈疽久不收口的疾病时具有明显的优势；

---

1. 孔繁岐，张作记.《内经》心表相关理论初探[J]. 北京中医药大学学报，1997, 20（3）：13-15.
2. 路小轩，孙之中. 基于《内经》"大肠者，皮其应"理论探讨痤疮与肠道菌群的关系[J]. 中国民族民间医药，2023，32（8）：14-17.
3. 吴玥，朱小芳，黄莺. 基于肠-脑-皮轴理论探讨从心脾论治痤疮[J]. 四川中医，2020，38（3）：35-37.
4. 赵连政.《内经》痈疽理论的研究[D]. 济南：山东中医药大学，2021.

根据五运六气致病所发展而来的"运气方"。在当前痈疽病影响患者生活质量且复发率较高的背景下，回归经典，探求其理论基础，或许会有助于日后治疗痈疽病的问题上找寻新的方向。

张飞春等[1]从中医诊疗观演变背景下探讨《内经》痔病学术思想，认为痔病中医诊疗观最重要的模式变化是"辨病"向"辨病辨证结合"的转变，这种模式变化的确切机制是中医肛肠病学理论研究的关键科学问题之一。其原因与中医痔病名逐渐增多和中医外科医事制度（疡医掌肿疡、溃疡）之间的结构性矛盾有关，表现为痔病名的多样性（牡痔、牝痔、脉痔、血痔）和痔病程演变规律（痔演变瘘）惟一性之间的矛盾。《内经》作者建立了基于痈疽类病传变病机的《内经》痔病学术思想，为构建基于"辨病辨证结合"模式的痔病中医诊疗观奠定了理论基础。

尚俊良等[2]从《内经》"五味所禁"理论探讨了皮肤病患者的饮食禁忌问题，认为"五味所禁"是《内经》里的重要饮食原则，食物同药物一样，也具有辛、咸、苦、甘、酸五味，皮肤病患者的饮食禁忌要与食物的性味密切结合；同时，皮肤病患者饮食禁忌并不是绝对的禁止，《内经》中"无令多食"则是其具体体现，传统典籍中对饮食的禁忌也有待进一步考证，"谨和五味"，禁忌有度，才可以"长有天命"。

（三）诊疗方法研究

顺势思维即顺应自然的发展变化趋势及其客观规律，是中医诊疗疾病和养生保健的常用思维方法之一。赵连政等[3]认为《内经》所载痈疽的治疗方法，无一不是在顺势思维的指导下确立的，对痈疽顺邪气外出之势选择治疗手段或顺正气恢复之势施以调补，具体来说，前者包括顺病势轻重选择祛邪方式、顺病位所在选择祛邪通路、顺邪气性质选择祛邪手段；后者包括扶助阳气和调补脾胃。此为后世医家治疗痈疽提供了重要指引。

谷莹等[4]通过比较涉医简帛与《内经》在痈疽分类、病因病机及治疗上的异同，发现涉医简帛和《内经》都将外伤视为痈疽发病的重要原因，涉医简帛和《内经》都认为痈疽是气血不通所致病症，治疗方法总体相似，但涉医简帛记载的方药更为丰富，《内经》则在涉医简帛所载砭刺启脉治疗痈疽的基础上，用经络、营卫理论阐述痈疽病机，更多地使用了针刺疗法治疗痈疽。

郑月棠等[5]对《内经》关于痈疽的针刺方法进行了总结，指出在针刺治疗上，以病前防治，病时宜急、察气虚实，补泻得当、因时制宜，避其禁忌为原则，合理使用锋针、铍针、圆利针等各种针具以及采用赞刺法、大刺泻法、豹纹刺法等针刺方法来治疗痈疽。

邢玉瑞《〈黄帝内经〉科学文化诠释·灵枢经卷》（2024）认为脱疽相当于西医学血栓闭塞性脉管炎、闭塞性动脉硬化症、糖尿病性肢端坏疽，其共同的病理基础就是脉络瘀阻。脱疽的病机为因虚致瘀，阻塞脉络，属本虚标实之证。治疗应分期论治，以通为要，初期以温通为主，中期以清通为主，后期则予补通为主。

另外，从肺主皮毛理论诊治皮肤病是中医传统思路，从肺论治皮肤病包括补肺、宣肺、润肺、清肺，兼以养血活血，祛风通络之法，针对银屑病、荨麻疹、带状疱疹、硬皮病等多种皮肤病均有很好的疗效。邹怡萌等[6, 7]根据此理论，提出银屑病与肺癌具有免疫共病机制，可以通过寻找肺病

---

1. 张飞春. 痔病中医诊疗观演变背景下的《黄帝内经》痔病学术思想研究[J]. 中国中医基础医学杂志, 2019, 25（11）: 1485-1487.
2. 尚俊良, 王莒生, 刘春阳. 从《黄帝内经》"五味所禁"理论浅谈皮肤病患者饮食禁忌[J]. 环球中医药, 2017, 10（5）: 572-574.
3. 赵连政, 王小平. 基于顺势思维探讨《黄帝内经》中痈疽的治疗[J]. 山东中医药大学学报, 2021, 45（3）: 317-321.
4. 谷莹, 李海峰. 涉医简帛与《黄帝内经》关于痈疽认识的异同[J]. 南京中医药大学学报（社会科学版）, 2022, 23（1）: 28-33.
5. 郑月棠, 吴生兵, 蔡美音, 等.《黄帝内经》针刺法治疗痈疽探析[J]. 安徽中医药大学学报, 2023, 42（2）: 38-40.
6. 邹怡萌, 邹纯朴, 陈晓, 等. 基于"肺主皮毛"理论的中西联系与思考[J]. 北京中医药大学学报, 2024, 47（1）: 42-48.
7. 朱杨壮壮, 董文馨, 邹纯朴, 等. 基于"肺主皮毛"理论探讨银屑病与肺癌共病免疫机制[J]. 中华中医药杂志, 2022, 37（5）: 2813-2819.

与皮肤病的共同病理标志物的假说，探索中西医结合的方法提高银屑病的诊疗水平，这是对肺主皮毛传统理论的新诠释。另外，还有运用《内经》阴阳理论、升降理论指导中医外科病的诊疗，用补肾法、风胜湿法、发汗法等多种治疗方法的尝试，丰富了中医治疗外科病的思路和手段。

总之，现代学者总结了《内经》中相关思想和方法在外科疾病治疗中的优势，提出了在早期诊治、辨证论治、注重整体、顺应天运等方面对现代临床的启示，对现代痈疽、脱疽等外科病的治疗原则及方法进行了研究，旨在说明《内经》理论在现代临床治疗外科病上的指导意义和应用价值。但也应该看到，有关《内经》外科的诊疗思维和诊疗理论的研究报道并不丰富，较之内科疾病有明显的不足。医生更关注的是治疗方法，包括内服、外用、手术等，更加追求治疗效果。

（四）实验研究

有学者采用现代科研方法，探讨应用《内经》理论治疗外科疾病的机制，近期报道较多的是外科疾病与肠道菌群的关系。路小轩等[1]认为，"肺与大肠相表里"理论与痤疮患者存在肠道菌群失调、调节其肠道菌群可有效改善痤疮患者的皮损表现这一现象有相同之处。痤疮患者的皮肤和肠道系统是一个具有双向联系的复合系统。刘路等[2]通过"大肠-肺-皮毛"轴，分析肠道菌群可能参与痤疮的发病及治疗。故基于中医传统理论，不仅可以从肺出发治疗痤疮，亦可从大肠出发，通过"大肠-肺-皮肤"轴，调节肠道功能来治疗痤疮；将来或许可以从肠道菌群的角度预测哪些人群更易患痤疮，而针对这部分人群及早干预，比如控制他们的饮食结构，或者及时补充相应的益生菌等调节胃肠菌群，使之患病的可能性大大降低；将来中医药治疗痤疮的研究，可以与肠道菌群研究相结合，通过明确中医药对肠道菌群的多靶点、多途径的机制，为临床上中医药诊治痤疮提供新思路。

三、典型案例

痈疽诊治与血气理论的构建研究

古代由于痈疽发病的广泛性，不仅诊治痈疽的疗效成为判断名医的指标之一，如《战国策·韩策三·或谓韩相国》言："人之所以善扁鹊者，为有臃肿也。"《鹖冠子·世贤第十六》也说："若扁鹊者，镵血脉，投毒药，副肌肤间，而名出闻于诸侯。"同时，痈疽诊治的经验也成为中医血气理论建构的重要实践基础。黄龙祥[3]研究认为，痈疽是扁鹊针灸最早探索并以此闻名的病种，正是在此基础上，以砭启脉刺痈的实践耕耘出早期视脉诊血的脉诊——"所以贵扁鹊者，非贵其随病而调药，贵其摩息脉血，知病之所从生也"（《淮南子·泰族训》），形成了"血脉行血""诊脉诊血"的认识，构建了早期的血气说——"血脉理论"。并基于此探索出了刺痈的针具和相关刺法规范——"用砭启脉者必如式，痈肿有脓，则称其大小而为之砭"（马王堆帛书《脉法》），确立了"因病所而刺"的治疗原则。其设方模式则经历了三个不同的演变阶段：随痈疽所在而刺之、诊有过之脉而取之、辨经脉分部取经俞。概而言之，痈疽作为针灸最早应用的病种之一，其诊疗经验的积累和理论方法的探索，对针灸理论框架的构建产生了十分广泛和深远的影响。"血气说"的早期形态、诊脉法、重要的治疗原则、针具和刺法的规范等理论要素和技术规范，都能看到明显从痈疽而出的印迹。"血气说"的初始版"血脉理论"和升级版"经脉理论"，都根植于扁鹊针灸诊疗痈疽的实践经验。

---

1. 路小轩，孙之中. 基于《内经》"大肠者，皮其应"理论探讨痤疮与肠道菌群的关系[J]. 中国民族民间医药，2023，32（8）：14-17.
2. 刘路，田甜，王林嘉，等. 基于"肺合皮毛"及"肺与大肠相表里"理论的肠道菌群与痤疮关系探讨[J]. 世界科学技术-中医药现代化，2021，23（1）：52-57.
3. 黄龙祥. 中国古典针灸学大纲[M]. 北京：人民卫生出版社，2019：235-243.

四、主要参阅文献

1. 秦伯未. 内经类证重刊本[M]. 余瀛鳌, 重订. 上海: 上海科学技术出版社, 2012.
2. 王洪图. 黄帝内经研究大成[M]. 北京: 北京出版社, 1995.
3. 王庆其. 内经临床医学[M]. 上海: 上海科学技术出版社, 2010.
4. 邢玉瑞.《黄帝内经》科学文化诠释[M]. 北京: 科学出版社, 2024.
5. 苏孟.《黄帝内经》"风能胜湿"理论在湿蕴型皮肤病中的应用研究[D]. 北京: 北京中医药大学, 2022.
6. 赵连政.《内经》痈疽理论的研究[D]. 济南: 山东中医药大学, 2021.
7. 姜维.《黄帝内经》外科疾病理论研究[D]. 沈阳: 辽宁中医药大学, 2016.
8. 韩书明, 张惠平.《灵枢·刺节真邪》"筋溜""肠溜""昔瘤"浅析[J]. 北京中医药大学学报, 2011, 34 (11): 733-734.
9. 周国琪, 王丽慧.《灵枢·痈疽》病证名与现代病证名的比较[J]. 中国中医基础医学杂志, 2005, (3): 165-166.

（邹纯朴）

第五章 《黄帝内经》多学科研究

《内经》在医学理论形成过程中，充分吸收了当时文字学、语言学、哲学、数学、天文学、地理学、历法学、生物学、气象学、心理学、社会学等各方面知识，树立了多学科研究医学的典范。雷顺群《〈内经〉多学科研究》（1990）认为，《内经》包含了的哲学思想、医学心理学思想、信息理论、控制论原理、系统观、耗散结构理论、协同论思想、泛系分析、数学、术数思想、现代物理学、天文历法体系、医学气象学思想、物候学思想、医学地理学、时间生物医学思想等诸多学科思想，是当之无愧的以医学为主的百科全书。近代，研究《内经》多学科思想的成果丰硕，本章仅就《内经》中的生态医学、时间医学、心身医学、医学气象学、医学地理学的研究成果进行简要介绍。

第一节 生态医学思想研究

一、概　述

生态一词源于古希腊语"Oikos"，意思是指家或者我们的环境。德国生物学家海克尔（E·Haeckel）于1866年在《有机体的普通生态学》中提出生态学（ecology）一词，并将其定义为研究有机体与其周围环境相互关系的科学。生态医学是从生态学的观点出发，探究人类生存状态、影响因素以及人对自然和社会的适应性，以提高人类生存和生命质量为目的的一门科学。

《内经》虽无"生态"一词，但却蕴含着丰富的生态医学思想，提出人是自然属性、社会属性、精神属性的高度统一体，主张把人置于自然及社会环境中来进行讨论，把生命还原到自然、社会、心身的多维关系中进行考察。《内经》认为生命健康只存在于心与身、人与自然、人与社会的和谐之中，并提出了天然药物、针刺导引和精神心理疗法等干预措施，以调节人及其生存环境的关系。《内经》构建的中医理论可以说是中国古代朴素的生态医学，其生态医学思想既是传统生态哲学思想的重要组成，又是中医理论体系的核心内容，与当代生态哲学的价值取向高度契合。

二、研究述评

随着人类工业化生产及对自然资源的过度开发利用，生态环境与人类社会发展的矛盾日益突显，人与环境的关系问题已经成为影响人类健康的重要因素。以强调优化生存环境，提高生命质量和增进身心健康为重点的医学革命正悄然来临，医学模式也由"疾病医学"向"健康医学""生态医学"方向转变。

《内经》秉承"天人合一"的核心理念，以阴阳、五行为说理工具，从人体与其所处的自然和社会环境相互作用的角度，探索生命活动现象和规律，构建了一个天地人"三才一体"的生态医学体系，其生态医学思想逐渐受到国内外学者的关注，目前研究内容主要集中在《内经》生态思想溯源、生态医学理论内涵、生态思想与现代生态学理论的比较等方面。

（一）《内经》生态思想溯源研究

《内经》根植于深厚的中华传统文化土壤，在形成和发展中深受中国古代哲学的影响，追溯《内经》生态医学思想形成的哲学渊源具有重要意义。蔡子微《中医学的生态医学原理》（1993）较早提出中医学的本质是生态医学，中医学理论是从生态学角度类比自然界生态系统而建立的。中医学汲取了蕴藏于古代哲学中的生态思想和理论，用来研究人体生态系统的结构、功能及其生态平衡原理，形成了人体生态系统思想，建立了医学人体生态系统的理论与模型，创立了独特的医学体系。其后，又提出"中国古代生态医学"概念，用以反映中医学的渊源和本质特征，指出由于受到生态文化的影响，特别是古代生态学和生态哲学的影响，古代医家对人体结构和功能进行了生态模式的组织，建立了一种生物-生态人体结构功能模式，并建立和发展了与这一模式相对应的健康、疾病、诊断、治疗和药物等一整套理论。马淑然等《中国传统生态医学》（2024）认为以道家和儒家为代表的中国传统哲学，从根本上说是描述宇宙万物"生"的哲学，蕴含着丰富的生态哲学思想，为中国传统生态医学思想的形成奠定了基础，在《内经》中有充分体现，并从自然观、唯物观、运动观、平衡观等角度进行了阐述。陶功定[1, 2]系统梳理了《周易》平衡观、道家的辩证法思想与养生原则、儒家的伦理道德观和"中庸"思想与修身养性之论、阴阳家的阴阳五行学说以及杂家的论述等对《内经》生态医学思想形成的影响。陶氏的论述比较系统全面，无论是对《内经》生态医学理论的学术发展史研究，还是生态医学思想的理论归真研究都有十分重大的启示意义。张轶西[3]认为《内经》成功地吸收并运用了儒道生态思想，诸如道家的"道法自然""无为而治"，儒家的"人本"思想等都对《内经》生态思想的形成有深刻启迪；《内经》人与自然二元一体的生态伦理观念受儒道哲学思想的影响，既有皈依自然的一面，又充满人文关怀；《内经》舍人为而重自然的生态养生理念与道法自然、形神合一、虚极守静、保精和气等思想有关。但是，张氏的论述侧重于人文社会科学的视角，围绕《内经》生态伦理和生态养生展开，研究成果尚存在许多空白的学术领域。周胜男等[4]提出根植于中华传统文明中的"敬天""法天"思想，使得人们自古以来就注重追求达到天、地、人三才合一的生态平衡状态。儒家、道家秉承"敬天""法天"思想，成为传统文化中生态文化基因的传播者和塑造者，并影响了中医生态医学思想的形成。《内经》吸收儒家天人同构和天人互参观念，将生命与自然看作互相参照、互相依存的共同体，确立了"人与天地相参"的生态医学目的；《内经》吸收道家"天地与我并生，而万物与我为一"的天道自然观，确立了"顺应自然""法天则地"的生态养生理论体系。此外，雷文婷等[5]还讨论了"道"文化对生态医学平衡思想的影响。总之，现在学者普遍认为以儒、道为代表的中国传统哲学从根本上说是关于生命的哲学，富有深刻的生态哲学智慧。中国传统的生态哲学是《内经》生态医学的思想渊源，对中医生态医学的建构产生了深刻的影响。

（二）《内经》生态医学理论研究

《内经》把"人"置于天地自然及社会环境中来探讨健康、疾病、治疗和养生等问题，其讨论医学问题的方式和范畴，实际上就是生态医学所研究的内容。陶功定[6]指出《内经》所构建的中医学框架本质上是一种生态医学体系，并将其概括为八个方面："人与天地相参"的整体医学观；"正气存内，邪不可干""平人者不病"的心身健康观；"形与神俱，而尽终其天年"的自然死亡观；生克制化、追求平衡的生理病理观；"生病起于过用""反常则灾害至矣"的动态疾病观；治病求本，

---

1. 陶功定.《黄帝内经》生态医学思想溯源（待续）[J]. 山西中医，2005，21（2）：43-45.
2. 陶功定.《黄帝内经》生态医学思想溯源（续完）[J]. 山西中医，2005，21（3）：41-42.
3. 张轶西.《黄帝内经》的哲学基础及其生态观解读[J]. 生态经济，2005，（8）：111-113.
4. 周胜男，李洁，申俊龙. 中医"天人合一"蕴含的生态平衡机制研究[J]. 医学与哲学，2023，44（8）：68-71.
5. 雷文婷，陶功定. "道"文化在生态医学中的平衡思想探析[J]. 世界中西医结合杂志，2012，7（3）：188-189.
6. 陶功定. 生态医学思想是贯穿《黄帝内经》的主线[J]. 山西中医，2004，20（3）：36-40.

"谨察阴阳所在而调之"的协调治疗观;"阴平阳秘""不治已病治未病"的主动预防观;顺应环境四时,"形与气相任则寿""志闲而少欲"的达观养生观。陶氏从基本观念的角度对《内经》生态医学理论进行深入剖析,基本上明确了理论框架和研究范畴。在《医易生态医学》(2007)一书中,陶氏等对《内经》生态健康观、疾病观、养生观、防治观、死亡观有进一步详细的论述。此外,有学者从医学模式的角度对《内经》生态医学理论内涵进行了研究。潘远根[1]认为《内经》建立了"生物-心理-社会-环境-生态"医学模式,并从生命体与生存环境的关联、疾病发生与内外环境的影响、病理改变的整体功能失调、治疗疾病的多因素模式、药食结合的生态效应模式等方面进行了阐释。刘穗宁等[2]认为《内经》将人的生命活动放在自然和社会的生态环境中考察,集生态医学与心身医学为一体,建立了以五脏为核心,外以适应自然、社会环境,内以调节心身机能的天地人"三才医学模式",并从人与自然环境的生态关系、人与社会环境的生态关系、五脏沟通人体内外环境等方面对《内经》生态医学思想进行了解读。姚春鹏[3]从基本内容、基础理论、应用理论、现代意义等方面对《内经》生态医学理论体系进行了论述。另外,匡调元《人体体质学——理论应用和发展》(1991)曾提出建立生态体质学,重点在于研究环境系统(天、地)与人类及其生态特征的相互关系。郭生白《论中华医学之生态观》(2018)将生态理念与现代医学生理、病理学的微观认识相融合,提出生态同步疗法治疗思想,并列案例进行说明。总之,《内经》在"天人合一"思想的指导下,把人置于天地自然和生存环境中探讨生命活动的规律,在其理论体系中自发地阐述了较为丰富而朴素的生态医学的观念。今天我们从"生态医学"的角度去研究《内经》,以现代的思维方式去探询、发掘传统的中医理论,将其对人类生存状态朴素、自发及本能的认识进行提炼升华,给予更为深刻的诠释与解读,而不是单纯的模式构想,无疑对于揭示中医学的本质与科学内涵,推动现代医学模式的转变和人类未来医学的发展起到巨大的作用。

(三)《内经》生态思想与现代生态学理论的比较研究

《内经》的系统整体观、阴阳平衡观、恒动变化观等与现代生态学理论的核心观点不谋而合。《内经》所涵生态思想对现代生态医学的研究和发展,亦有着重大的借鉴和指导作用。诸多学者对《内经》生态思想和现代生态学原理进行了比较分析。马伯英[4]提出《内经》构建的中医学理论的本质是泛生态医学规律的总结和适应原理,即中医认识到社会生态和生理环境与自然生态有着共同规律,但是并没有对这一规律进行深刻剖析。容景瑜等[5]认为生态学基础原理与中医理论极为相似,部分理论不谋而合,如生态群落有分层现象,中医作用于机体也分层次;生态学有动态循环,中医有恒动观念;生态学有生态平衡,中医有阴阳平衡。雷顺群等《中医多学科研究》(2023)提出微生态学与中医学的研究原理与研究特征具有相似性,并从整体观、阴阳平衡、中医体质、扶正祛邪、脾胃病证等角度,对二者进行了比较分析。余贵媛等[6]认为《内经》所构建的中医理论体系是从生态学角度类比自然界生态系统而建立的,是生态医学,其核心理论与生态文明的本质是相通的。天人合一观体现了生态文明理念的最高价值追求;阴阳平衡理论和维护生态平衡的建设目标相一致;顺势思维体现了顺应自然的生态文明理念;"治未病"思想与尊重自然、顺应自然、保护自然观的生态文明理念契合。但是,目前相关的研究还是比较零散的,生态学理论和中医理论深层次的链接尚需进一步的研究论证。总之,现代生态学理论的兴起,激发了人们对《内经》生态医学思想的研

---

1. 潘远根.《内经》创立的生态医学模式[J]. 湖南中医学院学报, 2005, 25(4): 22-23.
2. 刘穗宁, 烟建华, 郭华, 等. 论《黄帝内经》生态医学思想[J]. 中华中医药学刊, 2008, 26(5): 938-941.
3. 姚春鹏.《黄帝内经》生态医学思想略论[J]. 鄱阳湖学刊, 2010, (3): 84-98.
4. 马伯英. 天作地合, 人其一也——试析中医理论底蕴"泛生态医学规律"的总结和适应原理[J]. 中国中医基础医学杂志, 1995, 1(2): 8-10.
5. 容景瑜, 李毅敏, 陈壮忠, 等. 浅释生态学基础原理与中医学的关系[J]. 光明中医, 2007, 22(8): 5-7.
6. 余贵媛, 周亚东, 李秋霞, 等. 中医理论与生态文明理念的契合性的探析[J]. 赤子(中旬), 2014, (2): 427-428.

究。虽然《内经》没有直接对生态学问题进行专门的论述，但其理论体系中浸透着许多生态学的思想理念。运用生态学的方法和技术研究中医药，促进中医理论的创造性转化和创新性发展是很有价值的研究方向。

综上，《内经》所涵生态学思想十分丰富而精详，实为中医理论精粹之一。现代对于《内经》生态理论的发掘尚不充分，对于《内经》生态观的整理多倾向于哲学、伦理学等范畴，而对于其医学生态学方面的研究尚欠深入，更谈不上系统的梳理和论证。通过对《内经》生态医学思想的研究，审视现今人类发展的偏失，充分发掘《内经》留给我们的经验与智慧，有助于实现真正意义上的人与人、人与社会、人与自然的和谐共处；深入研究《内经》生态医学的哲学基础、方法论特征、诊疗技术特点等，可以丰富现代生态医学的理论和实践，推动医学模式的转变和发展。当然，我们也不能停留在《内经》提出的"人与天地相参""法则天地"等朴素的思想层面，还要在技术方法上不断吸收、补充和完善，使之更好地适应并融入现代社会的发展和人们对生命健康的追求之中。

三、典型研究案例

生态病因观研究

根据王庆其、陶功定等人的研究成果，将《内经》生态病因观研究简要介绍如下。

1. 气候生态

自然界的气候有寒暑往来的变化，气候的变化深刻影响着人类的生命活动。在四时气候变化中，每一个季节都具有不同的特点，对人体的影响也有所不同。因此，疾病的发生往往具有季节倾向性。如《素问·金匮真言论》说："春善病鼽衄，仲夏善病胸胁，长夏善病洞泄寒中，秋善病风疟，冬善病痹厥。"尽管《内经》时代还没有认识到病原微生物的存在，却已认识到许多疾病的发生与反常的气候密切相关。如《素问·阴阳应象大论》说："冬伤于寒，春必病温；春伤于风，夏生飧泄；夏伤于暑，秋必痎疟；秋伤于湿，冬生咳嗽"。此外，《素问》运气七篇大论主要研究天时气候变化规律，以及天时气候变化对生物（包括人体）的影响。运气七篇认为自然界一切气候现象都是由"五运"和"六气"两个气象要素系统交错叠加，经过自然的综合而形成六十种气候变化类型。自然生态环境中的人类会随着气候变化，出现与之相应的周期性变化。如果气候变化过于急剧，超过人体的调节限度，或者由于人体的调节机能失常，不能对外界变化做出适应性的调节，就会发生疾病。

2. 地理生态

不同的地理环境，在一定程度上也影响着人体的功能，很多疾病的发生与地理生态密切相关。《内经》时代，人们已经认识到，人之寿夭随所居地势高下而有所不同。如《素问·五常政大论》云："一州之气，生化寿夭不同……高下之理，地势使然也。崇高则阴气治之，污下则阳气治之，阳胜者先天，阴胜者后天，此地理之常，生化之道也。"地势高处气寒，阴气浓重，万物的生化相对较慢；低下之处气热，阳气浓厚，万物的生化相对较快。所以，高处的人寿长，而低处的人易夭，并且这种差别随地势的变化有所不同。此外，地理环境不同，自然物产各异，形成了相应的地域饮食，从而形成了不同体质与生理特点，因而好发疾病不同，发病特点、治疗方法也不同。《素问·异法方宜论》分别论述了东、西、北、南、中五方不同的地理、气候特点及人们不同的生活习惯，由此五方之人各有其常见病。当然，在治疗上，则要因地、因人制宜，针对其不同的疾病谱，不同的体质特点，采用不同的治疗手段。

3. 社会生态

《内经》认为人们所处的社会环境、社会风气、生活方式、处事态度、地位变迁等因素，造成心理状态的动荡、七情五志的过激，可直接伤害人体之气，破坏人体生态平衡而致病，这种观点见于《素问·举痛论》《灵枢·本神》《素问·疏五过论》等诸多篇章。《内经》还指出社会政治经济地位的改变，可引起人的心理失衡，精神内伤，从而导致疾病。如《素问·疏五过论》云："故贵脱势，虽不中邪，精神内伤，身必败亡。始富后贫，虽不伤邪，皮焦筋屈，痿躄为挛。"道德观念、风俗习惯也可能成为引发疾病的诱因。《内经》认为世风日下，人心不古，人们耽于私欲而难以自拔，往往造成心理上的煎熬从而酿生心身疾病。另外一方面，贪图享乐、追逐私利的思想，使人们的生活方式变得放纵而不健康，从而引发各种疾病。此外，《内经》还提出医疗过失也是引起疾病的重要原因之一。《素问·征四失论》指出医生在临证中易犯的四种过失，如"妄作杂术，谬言为道"等等。

《内经》将生命活动还原到自然、社会、心身关系中进行综合的认知，把疾病的形成归因于人体内外环境平衡的失调。《内经》认为疾病是异常的生命活动，是致病因素作用于人体而导致的脏腑经络气血阴阳的失和状态。气候、地理、社会等因素均可导致人体内外环境平衡失调而发为疾病。

四、主要参阅文献

1. 蔡子微. 中医学的生态医学原理[M]. 牡丹江：黑龙江朝鲜民族出版社，1993.
2. 牛实为. 内经生态观[M]. 北京：中国医药科技出版社，2002.
3. 陶功定.《黄帝内经》告诉了我们什么？——关于生态医学思想的溯源及其现代意义研究[M]. 北京：中国中医药出版社，2004.
4. 陶功定，张维骏. 医易生态医学[M]. 太原：山西科学技术出版社，2007.
5. 郭生白. 论中华医学之生态观[M]. 北京：中国中医药出版社，2018.
6. 雷顺群，司银楚，黄金刚. 中医多学科研究[M]. 北京：中国中医药出版社，2023.
7. 马淑然，陈玉萍，肖延龄. 中国传统生态医学[M]. 深圳：深圳报业集团出版社，2024.
8. 张希. 中医生态医学思想及现代价值研究[D]. 昆明：云南中医学院，2016.

（刘文平）

第二节　时间医学思想研究

一、概　　述

时间医学是近代崛起的以研究人体生命节律为主，并指导临床诊断、治疗、预防、保健的一门学科。《内经》虽然没有明确提出"生命节律"的概念，但是它结合天体运行、寒暑变迁，对人体脏腑功能活动和经脉气血流注等种种周期性变化现象的论述，却包含着生命运动具有节律性变化的思想和丰富的时间医学内容。

总括《内经》有关时间医学的内容，根据时间周期来归纳分类，大致可以分为以下几种节律：①日节律。即以 24 小时或接近 24 小时为一个周期的节律。《内经》所论包括昼夜阴阳消长节律、昼夜五脏主时节律、昼夜气机升降浮沉节律、昼夜营卫运行节律、昼夜气血流注涨落节律 5 种。②月节律。《内经》论述人体生理病理变化的月周期时，主要采用月亮的朔望周期作为计时标准。③年节律。固有周期接近一年的机体内源性节律，称为近似年节律，当其与环境的年节律同步、与环境年节律之间有稳定的相位关系时，称为年节律或季节性节律。《内经》所论包括四时阴阳消长节律、四时气机升降浮沉节律、五脏主时节律、经脉气血盛衰年节律。④超年节律。即节律的每个周期长于一年的节律，《内经》中主要包括两个方面的内容：一是运气学说所阐述的五运、六气以及运与气相合的规律性变化，形成6年、10年、30年、60年的周期变化。具体内容参见"运气学说研究"部分。二是《素问·上古天真论》所论述的人体肾气盛衰节律，以及《灵枢·天年》所论述的人体生、长、壮、老、死节律，它主要是一种内源性节律。

二、研究述评

（一）时间生理学研究

邢玉瑞[1]提出，《内经》有关时间生理学的思想，是在中国古代哲学以及相关的天文历法理论基础上建构起来的，其中最主要的是天人相应观与阴阳五行学说，并由此规定和指导着《内经》理论的取向，使其着重把人视作生命功能状态和信息传导的流动过程。鄢良在《人身小天地——中国象数医学源流·时间医学卷》（1993）阐述了古代象数学思想对中医时间医学理论的形成和发展的影响，通过论述气、太极、阴阳、五行、神等象数基本范畴，将人体生命置身于宇宙天地时空来研究运气象数论、五脏主时论，呈现了中医时间医学理论的内容和特点。在自然界中，人体的生长、发育、脏腑气血功能及运动变化规律随着时间的变化而变化，具体分为昼夜节律、月节律、季节律、四时节律以及年节律等等。《内经》中的人体生命节律是一种综合性节律，重视对人体节律活动的综合观察，所论阴阳、五行、气血和五脏等相配合适应自然界而产生的节律是人体多种组织功能的综合演变。

现代有关人体阴阳物质基础的研究及其节律变化的探讨，证明了生命现象的阴阳节律（昼夜日节律）、月节律、年节律的客观存在。杨如哲等[2]从某些生理指标探讨了人体昼夜的阴阳变化，测出体温、呼吸、脉搏、血压、能量代谢、血流速度、皮肤温度、心电图均有昼夜变化的节律。在月周期研究方面，徐小林[3]通过对1600名妇女行经时间与月相关系进行调查，结果表明行经时间与月亮盈亏时间基本一致，节律失常将导致月经病的发生。何裕民等[4]实验观察月亮盈亏对小白鼠血象、体温等影响，结果表明小鼠肛温、氧耗量和周围血液中的红、白细胞计数等重要的生理参数都与同一时间、相近地点的海潮潮位波动有着显著的相关性。满心英等[5]通过实验研究发现青少年女性气血盛衰与月节律的变化有明显的同步性，其血红蛋白、红细胞计数、网织红细胞绝对值、白细胞总数、嗜中性粒细胞比数、血小板在月初、月末均低于月中，而且月末低于月初，月中上述各项指标最高，其白细胞总数和嗜中性粒细胞比数亦呈现中→高→低的变化规律。

北京中医药大学郭霞珍[6]课题组基于《内经》四时五脏阴阳理论，展开了对"肾应冬"生理机制的研究。在探索"肾应冬"调控机制与褪黑素受体关系的研究中，发现"肾应冬"调控机制与性腺轴褪黑素受体的季节性变化有关，松果腺在此过程中起了重要的高位调节作用。研究人员通过原位杂交技术，探讨了其分子生物学机制，认为其调控机制是肾中精气随季节的变化以松果体为中介，通过影响睾丸的 e-fos 和 e-jun 的 mRNA 表达来调节季节性生殖活动，并且血清白介素和免疫球蛋白水平基本存在春夏高、秋冬低的季节性变化规律，这与中医"冬季封藏"的理论不谋而合，研究发现松果体在此过程中对免疫系统季节性调控发挥了重要作用。同时，课题组发现，下丘脑及甲状腺 IP3 季节性变化对骨代谢产生一定的影响，从而证实了"肾应冬""肾主骨"的客观物质基础。

---

1. 邢玉瑞.《黄帝内经》的研究方法与路径思考之三——《内经》研究的思考与展望[J]. 陕西中医药大学学报，2024，47（2）：1-5.
2. 杨如哲，周仁，王月琴，等. 从某些生理指标探讨人体昼夜的阴阳变化[J]. 上海中医药杂志，1981，（8）：47-48.
3. 徐小林. 对1600名妇女行经时间与月相关系的调查报告[J]. 陕西中医，1986，7（5）：210-212.
4. 何裕民，张俊，陆志宏，等. 月廓盈亏对小白鼠血象、体温等影响的实验观察[J]. 中国医药学报，1987，2（6）：20.
5. 满心英，唐由君，蔺巧珍，等. 月之盈缺与气血盛衰实验研究[J]. 山东中医学院学报，1991，（1）：33-35.
6. 刘晓燕，郭霞珍，刘燕池，等. 中医"肾应冬"调控机制与褪黑素受体关系的研究[J]. 北京中医药大学学报，2007，3（1）：25-28.

该课题组还先后开展了"肺应秋""肝应春""心应夏"的临床与实验研究，探讨了各脏及机体相关性物质的季节性变化特点及其内在调节机制[1]。

（二）时间病理学研究

在时间周期的变化过程中，不仅人体的生理功能随其变化而变化，人体的病理变化也深受其影响。冼励坚《生物节律与时间医学》（2003）通过阐述人体各系统生物节律特征，并从肿瘤、心血管疾病、神经精神疾病、老年病等临床问题出发，结合中医学、护理学、诊断学、数学等多学科知识，论述了中医时间医学与生物节律的关系及其在临床常见疾病中的应用价值，证明了疾病发展变化深受生物节律影响。金亚明[2]通过对133例冠心病患者发病时间的临床观察，发现冠心病夜半发病率最高，其发病时间与《素问·脏气法时论》所述基本一致。《内经》中论述了四时的多发病以及四时与疾病的发展、演变及预后的关系。成玉等[3]通过对837例肺源性心脏病（肺心病）病例的回顾分析，研究得出肺心病急性发病、死亡时间具有明显的节律性。同时发现，肺心病急性发病以农历11月、12月最多，节气以冬至、大寒、大雪最多；死亡时间以农历3月、12月最多，节气以大寒、小寒、大暑、谷雨最多，这类研究证实了时间病理学以及五脏时间病理论的科学价值。

（三）时间诊治学研究

《内经》时间医学在临床的应用也是研究的热点，该理论在临床疾病的诊断、预后、治疗、养生等领域均有着指导作用，特别是在临证中强调"因时制宜"的原则。程士德《中医时间证治学纲要》（1994）对《内经》"四时五脏阴阳"理论研究作出了重大贡献，基于中医基本理论，对时间辨证治疗、时间与康复养生等多方面进行了阐述，根据不同季节的时令气候特点来考虑治疗用药，使因时制宜的内容得到了极大丰富。《内经》通过诠释人体生命节律与疾病的关系，提出"因时而致病""择时针灸""因时用药""顺时养生"，对于指导临床治疗和养生康复有重要理论价值。

在临床诊断上，中医诊病强调四诊合参和辨证论治，将所得的体征和症状结合患者的性别、年龄、体质以及天时、地理、季节、气候和社会关系等诸多因素进行全面综合分析，从而做出正确的诊断。其中，时间因素在中医诊断中起到了很大作用。国医大师李济仁《李济仁中医时间医学研究与临床应用》（2016）通过大量的临床案例总结了如何利用时间医学诊断疾病的方法，特别是根据疾病发作周期因时诊断、观察疾病变化周期选择诊视时机，同时强调在不同系统疾病中结合五脏精气的变化节律作出临床诊断。《内经》也确立了四时脉法的基本理论，为后世研究时间脉法学奠定了基础。李静洁[4]运用时间医学理论，发现脉象节律异常变化能够辅助诊断病人疾病的阴阳属性，诊断疾病病位所在，还可以判断疾病预后，能够有效辅助疾病诊断和辨治。

在临床治疗方面，主要应用于针灸与用药方面。张年顺等《实用中医时间医学》（1991）详细列举了中医时间医学在临床中的应用，重点分析了按时施针和择时服药，包括子午流注针法和灵龟八法的针刺要点，以及按照四季节律、月节律立法用药、依据昼夜节律择时服药的具体方法。在针灸治疗领域，子午流注从本质上来讲属于时间医学范畴，有关子午流注针法的研究很多，临床资料丰富。刘丰华等[5]采用中药胆石汤联合择时针刺治疗胆石症1850例，对一些非手术疗法难以取效的胆总管特大结石、胆囊多发性结石、手术后复发的肝内胆管结石等治疗显效。李永方[6]对择时选穴针灸法的实验研究做了综述，总结了经、穴生物物理特性的时间变化，在临床"开穴"针灸效应的

---

1. 邢玉瑞. 中医藏象学说的临床与实验研究进展[M]. 北京：中国中医药出版社，2021：33-34，61-64，194-196.
2. 金亚明. "天人相应"与133例冠心病发病时间节律分析[J]. 上海中医药杂志，1998，（3）：12-13.
3. 成玉，成毅明，张吉仲，等. 慢性肺原性心脏病的时间病理学研究[J]. 中医杂志，2004，（3）：188-190.
4. 李静洁.《内经》时间诊断学探析[J]. 河南中医，2009，29（12）：1162-1164.
5. 刘丰华，戴维葆，高泽启，等. 中药配择时针刺治疗胆石症1850例[J]. 辽宁中医杂志，1993，（6）：32-33.
6. 李永方. 论腧穴相对特异性的时间特性[J]. 中国针灸，1996，（6）：27-29.

观察以及不同时辰针灸效应的基础实验观察研究方面体现了时间针法的科学性。在因时施药方面，谢恬[1]将中医古籍中择时用药方面的内容做了整理，指出温阳补肾药宜平旦服，滋阴养血药宜入夜服，益气升阳药宜午前服，安神镇静药宜临卧服，宣泄利湿药宜五更服，平肝息风药宜暮时服，发汗药宜午前服，截疟药宜发作前服，驱肠虫药宜空腹顿服等等。药理学研究表明，药物在体内的代谢主要与肝脏的微粒体单氧酶系统相关，而这些酶指标均具有昼夜节律性变化，对药物的择时用药有积极的理论指导意义。何绍雄《时间药理学与时间治疗学》（1994）阐释了多种药物的药动学参数具有昼夜节律或差异，而这种节律或差异有时是发生药物作用节律或差异的原因，因而临床中应根据药物动力学昼夜差异来适当安排最佳给药时间，以提高临床疗效。郭延东等[2]提出为提高疗效、减轻药物毒副作用，在服用中药过程中，应依据疾病的部位、缓急、性质，药性之寒热温凉，药效之升降补泻，毒副作用的强弱，日之昼夜晨昏，月相之盈亏圆缺，年之四时寒热等因素选择合理的用药时间以最大程度地发挥药物作用。杨家蕾等[3]通过对传统医学中关于十二时辰的理论总结，将其与失眠的病因病机相结合，探讨在治疗失眠时不同方证的最佳服药时间，从而提高药物治疗效果。以上可以看出择时服药的意义在于根据时间医学思想，充分结合人体脏腑气血生理功能和病理变化规律特点，与药物效能协调、同步，使药物发挥最大作用。

在预后方面，根据脏腑经脉阴阳气血的节律变化，常常可以对疾病的演变作出正确的预后和判断。黄秋贤等[4]观察到，许多恶性肿瘤患者在午后至深夜这段时间内病情加重以至于死亡。人体病情变化与时间有着密切的关系，疾病表现的这种时间节律，提示在临床观察、选择用药治疗以及护理时应遵循此规律，有利于提高临床疗效。

陈利苹等《中医时间医学全书》（2008）精选了5千余篇有关时间医学的论文，全面总结了中医时间医学理论思想，将《内经》时间医学上升到理论研究及系统临床运用高度，系统总结了时间医学体系的框架，并划分了中医时间医学子学科，为开展时间医学研究提供了重要的参考基础。随着生命科学、分子生物学和现代时间医学的发展，《内经》时间医学的科学内涵逐渐得以验证，并将进一步推广应用于临床，也有助于生命科学的深入发展。然而，当下研究大多集中在对生命节律的科学验证以及临床实验研究方面，主要停留在对已有文献的应用论证，而对中医时间医学的相关理论深入研究较少，在资料的整理和收集上不可避免的存在分散、重复的现象，研究资料相对陈旧，缺乏对该领域研究的延续性和创新性，今后有必要对相关资料进行系统整理，分析归纳，形成完整的中医时间医学理论体系，以促使本学科的成熟和发展。

三、典型案例

《黄帝内经》时间医学思想与诺贝尔奖比较研究[5]

现代对昼夜节律机制的研究，最早始于1792年法国天文学家德梅朗对含羞草昼开夜合机制的探索。其后科学家陆续发现不仅植物，动物和人类也有生物钟帮助自身生理状态适应环境的日常变化。这种常规性适应被称为"昼夜节律"。从20世纪70年代美国科学家在果蝇体内发现"周期（Period）基因"始，经过三位诺贝尔奖（2017年）获得者以及其他科学家的共同研究，迄今已经阐明人和动物的生物时钟是由 Clock 基因和 CKIε 蛋白（激酶）、Per 基因和 Per 蛋白、Tim 基因和 Tim 蛋白、DBT 基因和 DBT 蛋白这4种基因和蛋白共同作用，形成了动物和人24小时生物节律。

---

1. 谢恬，凌一揆. 中医择时用药疗法初探[J]. 成都中医学院学报，1990，（3）：6-8.
2. 郭延东，吕云玲. 论中医择时用药[J]. 中华中医药杂志，2010，25（12）：2038-2040.
3. 杨家蕾，樊永平. 择时用药论治失眠的理论探讨[J]. 中华中医药杂志，2010，25（9）：1363-1365.
4. 黄秋贤，柳郁. 从《内经》的时间医学观察恶性肿瘤的节律[J]. 哈尔滨医药，1995，（3）：40-41.
5. Xing M, Qu KS, Huang Y, et al. A Reflection on the 2017 Nobel Prize for Physiology and Chinese Medicine[J]. Chin J Integr Med.2020, 26（11）：867-872.

这一系列基因的研究，不仅阐明了生物钟的调控机制，也对行为学和遗传学领域产生了重大的影响。

诺贝尔奖对昼夜节律机制的研究与中医昼夜节律认识之间的差异，可以从文化、时代等不同角度加以探讨，但主要体现在以下 3 个方面。

1. 问题意识

科学发展的历史告诉我们，科学研究从问题开始，问题推动、指导着科学研究，自然科学发展的历史，就是它所研究的问题发展的历史，是问题不断展开和深入的历史。科学哲学家卡尔·波普尔指出："科学开始于问题，而不是开始于观察……科学和知识的增长永远始于问题，终于问题——越来越深化的问题，愈来愈能启发新问题的问题。"就问题意识而言，诺贝尔奖获得者与传统中医之间由于分别受东西方哲学的影响，二者的差异首先表现为提问的方式与问题指向不同。西方哲学致力于回答"是什么"，它的兴趣在于物的本质。其思维以主客对立为前提，热衷于寻求终极真理。而中国哲学的目标在于回答"怎么样"，关心的是物的功用。其思维以"大化流行"的整体为根本，以"经世致用"为目标。其次，是关注问题的程度有巨大差异。基源于西方哲学的现代科学，呈现出对现象本质、终极真理的不断追问：如昼夜节律是内源的还是外源的、内在调控物质是什么、周期基因怎样影响果蝇的昼夜节律、昼夜节律变化是如何产生并维持的、PER 蛋白在夜间聚集到细胞核是如何到那儿的、是什么控制了这种变化的频率、昼夜节律研究的下一步路径？而基源于中国古代哲学的中医学，更多的是对观察现象的描述、归纳，以及在此基础上的应用。如桂枝加龙骨牡蛎汤治疗营卫失调的睡眠障碍，包括后世针灸治疗上推演出子午流注、灵龟八法等时间针灸的治疗方法等，缺少对昼夜节律本质的深度追问与探究。

2. 思维方法

基于现代科学的昼夜节律研究，主要依靠逻辑分析的方法，着眼于实体、因果关系，通过严密的逻辑分析去获得和传递精确、可靠、稳定的知识，注重规则的缜密，重视认识的客观性与同一性。中医传统昼夜节律的认识，主要依靠取象比类的方法，着眼于关系、相关关系，虽然体现了哲学和现代科学关于"交互作用是事物的真正的终极原因"的基本观点，与现代关系实在论思想相通。但取象比类的思维方法不能摆脱具体现象的限制，忽视了在宇宙之间存在着一系列不同层次和过渡环节，思想家们只是把直观体认到的东西告诉我们，它并不表示任何演绎体系中的概念的逻辑规范性，因而不可避免地带有主观随意性、或然性和神秘性。由此造成中医昼夜节律的相关理论说明缺乏内在的自洽性，如 5 种昼夜节律本身以及相互之间的逻辑矛盾，从古至今没有得到应有的关注。

3. 研究方法

从研究方法的角度而言，中医对昼夜节律的认识主要采用的是经验方法、心悟方法及定性研究，对昼夜节律是内生还是外源尚缺乏明确的认识。这种源于观察与经验，依赖于体悟的研究，还与术数方法有着密不可分的联系，如营卫昼夜运行节律构建中所涉及的人体 28 脉长度为 16.2 丈，一昼夜的呼吸次数为 13500 息，一息气行 6 寸，一昼夜营卫运行 50 周次，其中就蕴含着术数的模式推演。50 周次则与《易传·系辞上》"大衍之数五十"有关。由此构建的中医时间的身体、医学，相关的理论还有待实践的检验。昼夜节律的现代机制研究，采用实验方法、数学方法及定量研究，揭示了内源性昼夜节律的分子机制。从最早的含羞草的简单观察实验、果蝇的基因诱变实验，到果蝇基因序列测定实验、小鼠基因测定实验，实验、计算、定量可谓贯穿始终。居维埃说："观察者听取自然的报告；实验者则查考自然，逼迫他自露真相。"伯尔纳指出："实验方法在科学上所完成了的革命就在于用一种科学的标准以替代个人的权威。"实验方法作为科学发展的加速器，且为证实、证伪假说的客观标准，无疑有力推动了现代昼夜节律机制的研究。

4. 研究结果

问题意识、思维方法与研究方法的差异，自然导致研究结果的不同。就传统中医与现代昼夜节律机制的研究而言，主要反映为研究结果的自然哲学与自然科学、或然与必然、定量与定性的差异。现代昼夜节律机制的研究，是一种跨学科的研究，不断地获得新知识，推动应用学科的发展，呈现出知识不断更新，开启未来的态势。纵观近30年中医昼夜节律的研究成果，大多只局限于古代文献的梳理和临床验案的报道，采用基本上是一种"以学科为中心"的知识产生途径，利用本学科的基本原理研究本学科的问题，严格限定研究的范围，在本身的学术框架内活动，并产生关于界定为本学科的知识。即或是利用现代科学技术开展研究工作，目的仅仅在于证实中医固有理论的正确性，为一种科学诠释而不完全是知识创新。由于过于崇拜经典，没有凝练出相应的科学问题，跨学科研究较少，缺乏创新性研究，理论创新不足，对应用学科的推动乏力。

四、主要参阅文献

1. 李润民. 中医时间医学研究[M]. 成都：四川科学技术出版社，1990.
2. 邢玉瑞.《黄帝内经》研究十六讲[M]. 北京：人民卫生出版社，2018.
3. 张年顺，宋乃光. 实用中医时间医学[M]. 上海：上海中医学院出版社，1991.
4. 陈利苹，漆浩. 中医时间医学全书[M]. 北京：学苑出版社，2008.
5. 冼励坚. 生物节律与时间医学[M]. 郑州：郑州大学出版社，2003.
6. 李济仁. 李济仁中医时间医学研究与临床应用[M]. 北京：科学出版社，2016.
7. 何绍雄. 时间药理学与时间治疗学[M]. 天津：天津科学技术出版社，1994.
8. 鄢良. 人身小天地——中国象数医学源流·时间医学卷[M]. 北京：华艺出版社，1993.
9. 程士德. 中医时间证治学纲要[M]. 北京：人民出版社，1994.
10. 祝恒琛. 中医时辰治疗学[M]. 北京：华夏出版社，1998.
11. 王正荣. 时间生物学[M]. 北京：科学出版社，2006.

（夏梦幻　邢玉瑞）

第三节　心身医学思想研究

一、概　　述

　　心身医学是研究心理因素同人体健康和疾病之间关系的科学。在社会加速变迁的背景下，现代生活特征如快节奏、强竞争与复杂人际关系，加剧了人的心理压力，促发身心疾病频现。对此，心身医学作为新兴学科应运而生，它基于精神与躯体互动的理论，深入探索健康与疾病中的身心关联及防治策略。尽管不足百年历史，心身医学已在国际医学界快速崛起，成为重要分支，展现了跨学科融合的学术趋势与广阔前景。

　　随着心身医学的兴起，许多中医学者深入挖掘了《内经》心身医学思想，逐步形成以形神一体论、心主神明论、五脏藏神论、人格体质论、七情内伤论为生理病理基础，以调神以治形、治形以疗神、心身同治为治疗方针，以汤液、醪醴、针石、毒药、祝由、顺情从欲、五情相胜等为具体治疗方法，以四气调神为重要预防原则的理论框架，为当今中医心身医学学科奠定了理论基础，为现代心身医学发展提供了重要参考。

二、研　究　述　评

（一）心身医学思想的挖掘与整理研究

　　早在20世纪80年代，已有众多学者开始关注《内经》中蕴含的心身医学思想。起初的研究思路自然而然以挖掘与整理散在于《内经》各篇的相关论述为主。

王米渠等《中医心理学》(1986)对中医情志学说及其临床应用进行了系统的整理与探讨。该书首次明确了"中医心理学"的概念，认为《内经》所阐述的阴阳整体观、水火五行理论、心主神明论、脏腑五志论以及七情学说构成了中医心理学这一新兴学科的理论基石，并前瞻性地指出这一领域将成为中医学发展中的关键组成部分。聂世茂《黄帝内经心理学概要》(1986)首次从心理现象、心理机制、心理健康等方面，系统解读散在于《内经》中有关心理学的观点。对《内经》中所描述的心理类型进行分类研究时，提出了情欲与理智的二分法观点。雷顺群《〈内经〉多学科研究》(1990)在第二章探讨了《内经》中的医学心理学，指出阴阳五态人和阴阳二十五人之说是中医心理学人格理论的基石；"女子七七""男子八八"的生长壮老之说反映了个体心身发展的一般规律；基于阴阳整体论对睡眠和梦境的解释，为现代心身医学研究提供了深刻洞见。王洪图《黄帝内经研究大成》(1997)第五编第六章"《黄帝内经》与医学心理学"从心理概念表述、心理与生理的关系、人格体质分型、心理因素的致病作用、心理与诊断、心理治疗以及心理卫生七个方面较为系统地阐述了《内经》中的医学心理学思想和临床实践，为之后《内经》与心身医学或医学心理学研究提供了理论框架。何裕民等《心身医学》(2000)第三篇专论"中医心身医学"。由于中医学理论并无"心身医学"概念，何裕民等主张将"心身病症"作为中医心身医学的研究对象。所谓"心身病症"，不仅涵盖了传统意义上"心身疾病"的定义，还包括了因情志内伤引发，并表现为可观察的躯体障碍或症状，但无法通过现有诊断标准明确归类为特定疾病的状况。"心身病症"的界定，既坚持了现代医学的规范化和逻辑化，又兼顾了中医"辨证论治"的精髓，有益于深化和扩展中医心身医学的学科内涵与外延。王庆其《〈黄帝内经〉文化专题研究》(2014)一方面继承了《黄帝内经研究大成》有关《内经》医学心理学思想研究的理论框架；另一方面，也对《内经》心身观的研究前景有所展望，指出《内经》心身疾病的病因病机研究应根据"五脏情志论""中医体质学说"和"三因论"等理论结合现代心身医学的认识来进行，如此方能提高中医诊治疗效，发扬中医特色与优势。倪红梅等《中医心身医学研究》(2017)从心身关系的中外认识、中医学的心身相关理论、中医诊疗中的心身综合技术等方面系统梳理了中医心身医学的知识。指出中医学的心身相关理论依托《内经》中的"形神一元论""体质个性说""七情内伤""气机紊乱"和"上工守神"等概念构建，并在后世得到了进一步的发展和完善。基于上述理论认识，该书总结了心身病症不同阶段的临床特点：早期以社会心理因素的不良刺激为主，中期表现为躯体理化特征的失常，晚期则主要体现为躯体严重损伤或虚弱。由此，提出了调治心身病症的三个关键策略：首先，强调心理疗法的重要性；其次，注意避免或减少不良环境因素对患者的刺激；最后，及时缓解患者的躯体痛苦。此外，在探讨中医心身诊疗技术时，书中特别强调了《灵枢·师传》所倡导的整合原则，即从患者的心理、社会等多角度进行全面评估与治疗，从而实现心身病症临床诊疗的事半功倍。王庆其等《黄帝内经百年研究大成》(2018)仍然从理论基础、生理病理、治疗与卫生保健的角度总结《内经》心理学思想与实践，说明对《内经》心身医学思想的挖掘与整理研究已趋于成熟。

（二）中外心身医学思想的比较研究

对《内经》心身思想的研究必然关涉东西方两种文化背景下该思想哲学基础的比较。程伟[1]认为东西方对心身关系问题的哲学出发点是不同的。《内经》基于中国古代气论哲学，强调形（物质形态）与神（精神活动）的不可分割性，认为它们统一于气之中，后者则倾向于二元论，认为精神或灵魂独立于物质世界之外，具有自我意识和目的性，身体可能被视为精神的"容器"或"工具"。倪红梅等《中医心身医学研究》(2017)进一步剖析了中西方心身关系认知差异的根源：首先，心身二元观念在早期中国文化中并未占主流，却广受中世纪经院哲学推崇。其次，中世纪欧洲神学占

---

1. 程伟.《黄帝内经》中的心身关系问题[J]. 医学与哲学 1994，（1）：37-39.

统治地位，竭力强化心身二元观，并渗透到民众日常生活的各个方面。在中国，由于儒道学说和气论等传统思想的牢固性，宗教从未占据主导地位，这使得心身一元的认识得以传承并不断深化。再次，文艺复兴后，机械论在欧洲盛行，笛卡儿和拉美特里等的观点顺势成为主流。虽然这些理论能驳斥宗教的唯心论，但简单的机械论难以有效探讨复杂的心理活动及心身关系。

医学模式是哲学思想在医学实践中的具体体现，东西方心身医学思想的比较必然涉及医学模式的比较。王庆其《〈黄帝内经〉文化专题研究》（2014）指出《内经》心身关系的理论基础是天地人三才一体的医学模式。天地人三才一体的医学模式阐明人生活在天地之间、时空之内，人的生命活动不可避免地受到周围环境（自然环境和社会环境）的影响。《内经》要求医者"上知天文，下知地理，中知人事"，所谓"人事"，泛指社会人际诸事，大而至于社会、政治、经济、文化，小而至于人际关系等变化，均可涉及心身活动。因此，中医学的基本原则，即在自然与社会环境的背景中，全面考虑人体机能状态，将环境因素融入诊断、治疗与预防实践中，体现出天地人三才一体医学模式是心身关系的重要理论基础。《内经》中天地人三才一体的医学模式与心身医学的生物-心理-社会医学模式理念是相吻合的。当然，天地人三才一体观的重点表现在自然环境对人的影响。生物-心理-社会医学模式对健康和疾病的理解和处理方式加入了心理因素（如情绪、压力、认知）和社会因素（如社会经济状况、文化背景、人际关系）的考量。因两种医学模式时代背景不同，因此《内经》对社会因素的关注度较低，当然这也反映出此类比较整合研究的价值所在。卢静等[1]对比分析西方认知心理学模型、心身医学模型与恩格尔生物心理社会医学模型，发现它们之间存在彼此嵌套的关系。生物、心理、社会三者并非平行关系，而是彼此交互影响的关系。来自外部的社会因素、情境刺激作为信息传入人脑，经历知觉、记忆、思维、判断、推理、学习、想象等对信息加工分析的认知过程，并产生短暂的情感或持续的情绪，进而影响人体宏观及微观结构或物质的改变。当然，从人体结构与功能变化出发，也可成为刺激认知→情绪/意志发生的始动因素，因此心身医学模型形成了一种闭合的因果关系。以上述模型为参照，作者认为《内经》中表示认知过程的"心、意、志、思、虑、智"以及代指意志过程的"勇"和"七情"等情绪一起，构成了完整的心理过程，对五脏健康产生着直接或间接的影响，形成了《内经》中心身疾病的基本模型。《内经》与现代医学心身疾病模型中对病因的总结尽管有较强的一致性，但仍存在差异。《内经》的心身模型凝练度更高，对心身疾病不同病因进行有机串联，更利于研究者从宏观角度对心身疾病发病进行整体认知。

上述研究有助于我们识别不同文化背景下心身医学思想的异同，并在此基础上，深化对中医心身医学独特思维方式的理解与尊重。更重要的是，通过跨文化的比较研究，展现出中医学与全球其他医学体系间互动交融的复杂图景。这种研究方法不仅促进了东西方心身医学理论的交流与融合，还丰富了现代心身医学的理论框架。当然，此类研究在方法论的规范化和研究深度上存在局限，如何通过不同医学之间的比较来推动中医学知识体系的创新与完善，仍需进行深入的探索和研究。

（三）心身医学思想应用研究

钞建峰等[2]以《内经》心身思想，尤其是刚柔理论为基础，创立了中医心身医学刚柔辨证学说。该学说着重从肝论治，提出"心身疾病，首先伤肝"，肝的疏泄功能失调，导致刚柔无法相济，从而引起气血阴阳的失衡。这种失衡可表现为两种极端：一是肝的疏泄功能过于旺盛，即刚证；二是肝的疏泄功能不足，即柔证。刚证和柔证又各自分为实证和虚证，一共可细分出十六种证型。在治疗上，刚柔辨证学说主张"先治其心，后治其身"，即首先调整患者的心态和认知，倡导正念、正

---

1. 卢静，周静珠，朱伟坚，等. 基于《黄帝内经》对中医心身疾病病因模型的构建[J]. 医学与哲学，2022，43（12）：63-68.
2. 钞建峰，贾慧. 刚柔辨证学说的内涵及在心身疾病诊治中的临床应用[J]. 中华中医药杂志，2018，33（3）：966-968.

行，促进心理健康。随后，根据患者的具体情况，采用刚柔相济的药物疗法，通过调节肝的疏泄功能，恢复机体的刚柔平衡。

夏梦幻[1]指出"脾胃是情绪变化的晴雨表"，即精神情志因素最易伤及脾胃，脾胃有病也容易出现精神情志异常。针对此类脾胃心身疾病，秉承"心身同治、治神为要"的原则，主张将"精神症状"和"脾胃症状"整合于脏腑辨证中，根据临床表现将该病分为抑郁情绪相关性脾胃病、焦虑情绪相关性脾胃病、认知偏差相关性脾胃病三种类型。抑郁型患者情绪低落、意志力减弱、失眠，常伴痞满、嗳气等脾胃症状，治疗主张"宣阳开郁法"。焦虑型患者焦虑烦躁、紧张易激，多引起嘈杂、胃痛、反酸、腹泻等脾胃症状，病机偏于"肝阳上亢""肝郁化火"，治疗常采用"清火消虑法"。认知偏差引发的脾胃病患者对现实认知失真，症状多样且不合常理，病机多为"心肾亏虚"，治疗用"养心安神、益肾定志法"。

心身疾病患者在心理与生理方面既有个体特征，同时也存在着人群共性。上述两位学者均关注到心身问题与中医体质之间的密切关系，并由此以《内经》心身医学思想为基础，构建了更符合当下的心身疾病生理、病理、防治为一体的特色理论体系，为《内经》心身医学思想的临床运用做出良好的示范。尽管《内经》强调"形神并俱""形神同调"，并有丰富的"心身同治"理论以及心理治疗方法，但是目前临床中，心理治疗存在理论和实践的落差。心身结合诊疗大多流于形式，心理疗法的使用也存在不规范等现象。今后若围绕中医心身医学理论特色，提出更具体、更规范的心身同治专科化方案，或将全面提升《内经》心身医学思想应用研究的深度与广度。

三、典型案例

《内经》人格类型研究

中医关于人格类型的研究起源于《内经》的气质学说。《内经》运用阴阳及五行理论，将气质类型分为两类：《灵枢·通天》依据阴阳含量之多少，从性格、体质、举止、体态及神情等方面，把人之气质分为太阴之人、少阴之人、太阳之人、少阳之人与阴阳平和之人，称为"五态人"。《灵枢·阴阳二十五人》基于五行学说，着眼于性格与体型等方面，把人之气质总体分为木形之人、火形之人、土形之人、金形之人、水形之人，称为"五行人"，又细分为二十五型。薛崇成等《五态性格测验表手册》（1988）以《内经》阴阳人格理论为基础，制定了五态性格测验表（1988年制订，2008年修订）。作为我国首个自主编制的本土人格测量工具，该测验在过去20年间获得了心理学界和中医学界的认可，被多部著作与教材引用。它在心理健康及中医"治未病"领域应用广泛，不仅用于评估亚健康、高血压、中风、肿瘤、抑郁症、睡眠障碍等群体的人格特征，还促进了中医人格与体质关系的研究，其良好的信度和效度得到了充分验证。杨秋莉等[2]归纳五态人之个性特征如下：太阳之人傲慢、自用、主观、冲动、有野心、有魄力、任性而不顾是非、暴躁易怒、不怕打击、刚毅勇敢、激昂、有进取心、敢坚持自己观点、敢顶撞等。少阳之人好社交、善交际、开朗、敏捷乐观、轻浮易变、机智、动作多、随和、漫不经心、喜欢谈笑、不愿静而愿动、朋友多、喜文娱活动、做事不易坚持等。太阴之人外貌谦虚、内怀疑虑、考虑多、悲观失望、胆小、阴柔寡断、与人保持一定距离、内省孤独、不愿接触人、不喜欢兴奋的事、不合时尚、保守、自私、先看他人之成败而定自己的动向、不肯带头行事等。少阴之人冷淡沉静、心有深思而不外露、善辨是非、能自制、警惕性高、有嫉妒心、柔弱、做事有计划、不乱说、不轻举妄动、谨慎、细心、稳健、有持久能力、耐受性好等。阴阳平和之人态度从容、尊严而又谦谨、有品而不乱、不剧有喜怒、喜怒不形于色、居处安静、不受物惑、无私无畏、不患得患失、不沾沾自喜、忘乎所以，能顺应事物发展规律等，

---

1. 夏梦幻. 中医脾胃病心身问题研究[D]. 上海：上海中医药大学，2020.
2. 杨秋莉，薛崇成. 中医学心理学的个性学说与五态人格测验[J]. 中国中医基础医学杂志，2006，12（10）：777-779.

是一种有高度平衡能力的性格。薛崇成[1]对我国正常人群五态人分布进行调查，结果显示：太阳型得分60岁以前随年龄增长而增高，60岁以后则随年龄增长而降低；少阳型得分随龄增长而降低，阴阳和平型得分50岁以后呈增高趋势，与50岁以前各年龄段相比有显著差异；少阴型得分50岁以前各年龄阶段间差异显著，其后则差异不显著；太阴型得分60岁以后呈减少趋势。全国总体调查及各地区的调查结果均显示，少阴型得分最高，表明我国人民的主要性格特点是谨慎、细心、稳健而有节制。相反，太阴型得分最低，说明孤独疑忌、悲观失望并非我国人民的主流性格。

在五态人格与发病的研究方面，李雯[2]将118例神经症患者分为强迫、恐怖、抑郁、焦虑四组，发现其少阳得分均明显低于正常人群，太阳、太阴和少阴得分与常人有差异，表明神经症患者的应激能力较差，个体主动性、冲动性、持久性、内倾性、警觉性等方面也存在失衡现象。杨秋莉[3]等基于体质类型偏颇是形成中医证型的基础这一理论前提，将体质类型和抑郁症中医证型相对应，分析了"五态人格测验"和"五五体质测验"共10664份全国常模样本，发现抑郁症相关的体质偏颇类型均表现为太阴分高，阴阳和平分低。此外还发现气滞、气滞血瘀、气滞血虚、气虚血瘀、阴虚、阳虚、气滞（气虚）6种偏颇体质类型显现出相同的人格结构，即太阴型分高，阴阳和平型分低，少阳型分低；气滞阳热型和阴虚型性格显示了太阳分高的特征；多痰气滞则表现出太阳型分低的特征。刘辉艳[4]对高血压患者进行中医五态人格分析显示，高血压组与正常组在太阳型人、少阳型人、少阴型人差异有统计学意义（$P<0.01$），太阴型人、阴阳平和人无统计学意义；多因素分析发现少阳型人患高血压的危险性最大（$P<0.01$，$OR=1.053$）。齐斯文等[5]采用五态人格量表、医学应对问卷、情感平衡量表、一般自我效能感量表及脑卒中专用生活质量量表对79例脑卒中患者进行评定，结果生活质量与太阴、屈服、负性情感呈显著负相关，与一般自我效能感、情感平衡呈显著正相关（$P<0.01$），其中屈服、太阴、负性情感、一般自我效能感对生活质量有显著的预测作用（$P<0.05$）。汤小京等[6]以Logistic回归模型，首次筛选出影响肝癌发生发展的心理因素为抑郁，精神分裂症型人格，阴阳不平衡型性格。并以先进的测试手段、定量的方法测定了肝癌病人的阴阳五态性格和人格特征，其结果揭示：肝癌病人的阴阳五态性格异于常人，人格特征较正常人有明显的缺陷。为了进一步探讨肝癌病人的阴阳五态性格与人格特征的相关性，揭示其内在的必然联系，找出一种肝癌易感的个性类型，他们对67例原发性肝癌病人的五态性格测验表（简称DY量表）和明尼苏达多相人格测验表（简称MMPI量表）进行了相关分析，发现原发性肝癌患者的性格特征趋向于阴、阳两极型，即以太阴、太阳型性格为主要外显行为模式，正是《内经》中所谓"阴不平，阳不秘"的现象。

四、主要参阅文献

1. 王米渠，王克勤，朱文锋，等. 中医心理学[M]. 天津：天津科学技术出版社，1986.
2. 聂世茂. 黄帝内经心理学概要[M]. 重庆：科学技术文献出版社重庆分社，1986.
3. 雷顺群.《内经》多学科研究[M]. 南京：江苏科学技术出版社，1990.
4. 王洪图. 黄帝内经研究大成[M]. 北京：北京出版社，1997.
5. 刘增垣，何裕民. 心身医学[M]. 上海：上海科技教育出版社，2000.
6. 王庆其.《黄帝内经》文化专题研究[M]. 上海：复旦大学出版社，2014.

---

1. 薛崇成. 中医气质学说阴阳分型在我国人群中的分布情况的初步分析——DY性格测验表（成人）的应用[J]. 中医杂志，1986，（1）：24-26.
2. 李雯. 118例神经症患者中医五态性格分析[J]. 中医杂志，2001，42（2）：107.
3. 杨秋莉，徐蕊，于迎，等. 五态人格体质类型与抑郁症的中医证型的关系探讨[J]. 中医杂志，2010，51（7）：655-657.
4. 刘辉艳. 基于社区人群高血压病的危险因素与中医五态人格研究[D]. 北京：中国中医科学院，2014.
5. 齐斯文，张伯华. 脑卒中偏瘫患者心理行为特征与生活质量的相关性研究[J]. 中外医疗，2010，1（16）：51-52.
6. 汤小京，申杰，林平. 原发性肝癌病人的阴阳五态性格与MMPI的相关性[J]. 河南中医，1994，14（1）：17-19.

7. 倪红梅，王志红. 中医心身医学研究[M]. 上海：上海科学技术出版社，2017.
8. 王庆其，周国琪. 黄帝内经百年研究大成[M]. 上海：上海科学技术出版社，2018.
9. 杨秋莉，薛崇成. 中医学心理学的个性学说与五态人格测验[J]. 中国中医基础医学杂志，2006，(10)：777-779.
10. 薛崇成，杨秋莉. 五态性格测验表手册[M]. 北京：中国中医研究院针灸研究所，1988：50.
11. 王昊，杜渐，杨秋莉. 五态人格测验简版的编制及信度、效度分析[J]. 中医杂志，2016，57（17）：1477-1480.

（张　萌　邢玉瑞）

第四节　医学气象学思想研究

一、概　　述

医学气象学又称人类生物气象学，它是大气科学和医学之间的边缘学科，涉及气象学、生物学、地理学、统计学、生态学、生理学、流行病学、环境卫生学、大气化学、大气物理学等多种学科，具有边缘性、综合性研究的显著特征。它用现代统计学研究天气与疾病的关系，用人工气候室研究气象因素对人体生理的影响，并对人体有影响的气象气候因素进行综合评价。目前主要研究内容有：①气象、气候因素对人体生理过程的影响；②气象、气候因素与人类疾病发生及流行（地区性、波浪性和季节性）的关系，包括气象、气候因素对病原体及病原媒介生物生长、繁殖、传播的影响；③大气污染对人体健康的影响；④对健康不良影响的气象因素预报和疾病流行的预测预报；⑤超地球因素与疾病流行关系的研究，包括太阳活动、日蚀、月蚀、宇宙射线和重力波等对健康和疾病流行的影响；⑥利用有益的气象因素和气候因素，增强健康，防治疾病。如气候疗养（山地气候、滨海气候、森林气候）和人工气候治疗（气雾治疗等）。研究方法主要有观察法和实验法，前者通过气象资料和医学资料综合分析、数理统计处理，从中找出关系；后者在人工气候控制条件下，观察特定的气象因素对机体的影响。

《内经》在"天人合一"思想指导下，一直就非常重视人体与自然的关系，其中有大量气候、物候与人体病候相关性的记载，将天、地、人有机地结合在一起，对气候变化与人体生理、病理以及疾病防治的相关性等问题作了很多经典论述，涉及人时相应、六淫发病、治法天时、四时养生等医学气象学的内容。虽然当时并没有明确提出"气象医学"的概念，但是本质上却是开创了医学气象学的先河，全书蕴含着丰富的医学气象学思想。

二、研　究　述　评

自然气象的变化对人类健康有着明显的影响，在 20 世纪中期已引起西方医学界的高度关注，提出了"气象医学"的命题。20 世纪 70 年代后期以来，《内经》中的医学气象学思想引起国内学术界的重视。窦志芳等[1]认为医学气象学理论萌芽于春秋战国时代，《内经》特别强调人与自然的统一性，以及自然界的各种变化对人体产生的影响，《灵枢·岁露论》明确指出："人与天地相参也，与日月相应也。"邹克扬[2]认为世界上医学气象学在我国研究最早，《内经》很早就明确提出人是大自然的一分子，人的生命活动都受到自然界规律的制约。中医学从《内经》开始，在医学气象学领域

---
1. 窦志芳，任锡禄. 张仲景的医学气象学理论初探[J]. 陕西中医学院学报，2000，23（2）：12-13.
2. 邹克扬，贾敏.《内经》医学气象学初探[J]. 中医药学报，1989，（2）：7-11.

进行了大量的探索和实践，拥有丰富的医学气象学思想。随着现代医学气象学的发展，《内经》医学气象学思想的研究越来越受到重视。

(一)《内经》医学气象学理论体系研究

王洪图《黄帝内经研究大成》(1997)从医学气象学概述、生理与气象相适应、六气与发病、气象与治疗、时令与养生五个方面比较系统地阐述了《内经》医学气象学思想。在医学气象学概述部分，比较系统地梳理了现代医学气象学与《内经》医学气象学的发展，认为《内经》建立了古代医学气象学。在生理与气象相适应部分，从四季变化、水液代谢、十二月盛衰变化、四时脉象等方面比较系统地梳理了人体生理与气象的关系，认为人体只有顺从气象的变化并作出适应性的调节，才能保持健康。在六气与发病部分，讨论了六气与发病的关系，详细阐述了六气发病内容、六气致病的根源、六气病机、六气致病与胜复郁发，认为在《内经》病因、病机、发病学说中存在明确的六气致病内容。在气象与治疗部分，讨论了《内经》法四时气象而治的思想，详细阐述了春夏养阳、秋冬养阴、用寒远寒、用热远热、冬日少用针石、针刺浅深以时为齐、六淫所胜与用药，认为《内经》根据四时气象的常、变提出了丰富的法时而治思想("必先岁气，无伐天和")。在时令与养生部分，讨论了时令与养生的关系，详细阐述了四时与养生、昼夜晨昏与养生，认为养生保健要适应四时昼夜晨昏变化。最终提出，《内经》形成时代并没有建立现代意义的"医学气象学"，但却有非常丰富的医学气象学方面的内容，应该通过深入挖掘、系统整理研究，并借鉴现代自然科学成就及有关研究手段，着手建立现代中医气象学，以便为人类健康事业服务。

王庆其等《黄帝内经百年研究大成》(2018)讨论了《内经》气候气象学与医学内容，认为《内经》中虽然没有现代意义的"气象"概念，但相关术语却有许多，并且对大气运动、气候变化、天气预报等问题都有精彩的论述。其从《内经》对于气象的相关论述、气象对人体的生理影响、气象与发病的关系、气候变化与预防治疗的关系、气象与养生的关系五方面分别阐述了《内经》医学气象学思想，较为具体地讨论了《内经》对于季节气候的划分、对气象形成的认识、对天气规律的认识、四时气候变化对脏腑生理活动的影响、四时气候变化对气血及脉象的影响、水液代谢与四时气候的关系、经络与气象、昼夜晨昏变化与人体生理的关系、六淫与发病的关系、疾病发生的季节倾向性、特殊天气变化对疾病的影响、昼夜晨昏变化与疾病的关系、不同地区的气候类型与疾病、春夏养阳、秋冬养阴、用寒远寒、用热远热、针灸与四时气候变化的关系、防重于治、顺应自然规律。认为《内经》在论述人体生理功能、病理变化和疾病诊断、治疗、预后、养生防病等方面均含有丰富的医学气象学思想，为后人研究医学气象学奠定了坚实的理论基础。

在《内经》医学气象学思想的内容方面，王琦等[1]认为《内经》对医学气象问题的论述有着丰富多彩的内容，它在朴素的唯物主义思想指导下把人与自然看作是一个密不可分的整体，充分认识到季节的变化、昼夜的更替、气候的异常、地区环境的差异与人体生理、病理及疾病诊断治疗预防等方面的关系。梁开发等[2]系统总结梳理了《内经》中的气象生理学思想、气象病理学思想、气象诊断学思想、气象治疗学思想、气象预防学思想、气象养生学思想，认为《内经》中的医学气象学思想明确了人体的生理活动、病因病理变化、疾病的发生、诊断、治疗、预防和养生均与自然界的气象变化有着密切的关系。王世勋[3]从气象生理学、气象病理学、气象诊断学、气象治疗学、气象预后学、气象养生学六个方面对《内经》中的医学气象学思想进行了阐释，指出《内经》在论述人体的生理功能、病理变化、疾病的诊断、治疗、预后和养生防病等方面均含有丰富的气象医学思想。汪正宜[4]认为中医六淫病因学是季节气候因素与医学实践紧密结合的一门学科，以"天人相应"观为

---

1. 王琦，程昭寰，王庆其. 略论《内经》中的医学与气象问题[J]. 上海中医药杂志，1979，(5)：44-49.
2. 梁开发，胡轩，林朝清.《黄帝内经》气象医学思想探析[J]. 四川中医，2016，34(12)：5-7.
3. 王世勋.《黄帝内经》中的气象医学[J]. 时珍国医国药，2006，(10)：2062-2063.
4. 汪正宜. 浅述祖国医学"六淫"与医疗气象学[J]. 湖北中医杂志，2002，24(5)：3-4.

指导充分利用天文、气象、历数、物候等自然科学的技术和方法,探索自然界气候运动变化规律与人体生命运动的关系。经过长期医疗实践的检验,逐步系统地阐明气候因素与病因发病和人体生理、病理、诊断、治疗以及预防和方药之间的密切关系的规律。阎自力[1]研究《内经》五郁与医学气象学认为,《内经》中关于五郁的论述,以四时六气为中心,把气候的变化和诸多自然灾害对人体产生的影响有机贯穿到了生理、病理、诊断、预防和治疗的各个方面,较系统地提出了一套医学气象学理论。

在《内经》医学气象学思想的评价方面,范莹等[2]对《内经》气象医学观与人体健康关系进行研究,指出《内经》中关于四时气候对人体健康影响之论述,涵括了当代研究气候因素与疾病关系之气象医学。《内经》以人为中心、以天地人为范畴、以每年四时气候对人体健康之影响为重点,从宇宙天体运行、四时气候之正常演变及异常变化对人体生理、病理、疾病、诊断、治疗、预后及预防等方面进行系统论述,形成一套完整的"天人相应"理论体系,对后世气象医学理论与实践之研究和发展产生了重要影响和作用。许柏泉[3]认为《内经》所讨论的医学气象学问题,是在"天人相应"的观点下,以四时六气为中心,把气象、气象因素对人类的健康,贯穿到人体的生理、病理、诊断、治疗、预防等各个方面,从而形成了一套较为完整的医学气象学理论。樊黔江[4]通过《内经》与医学气象学相关性研究,提出《内经》的思想体系主要就是将"天人相应"的整体观结合阴阳五行的思想方法贯穿在基本理论之中。而"天人相应"的主要内容之一即气象与人相应。相关性研究方法必须牢牢地抓住整体观、恒动观这两个医学气象学的基本特点,整体把握,全方位分析。不仅要研究气象要素而且还应包括气象要素以外的其他因素对人体的影响,也不能简单地将气象因素视为六淫病因。疾病的发生与蔓延,除与气候条件有关外,还受天文因素的影响,要重视内、外因关系之研究。

(二)《内经》医学气象学临床应用研究

在《内经》医学气象学思想的临床实践方面,邢玉瑞《中国古代天人关系理论与中医学研究》(2017),从天人合一与中医临床实践角度阐述了医学气象学思想在临床实践中的运用,较为具体的讨论了四时气候在中医防治、病因诊断、病位诊断、病性诊断等方面的临床实践。其后又主编《中医病因病机理论研究进展》(2021),在对中医病因病机理论体系研究分析的基础上,通过对外感六淫理论的研究,显现出外感六淫存在着六种气象气候因素。周晓平等[5]对中医气象学理论临床应用的研究,认为"气象医学"的有关理论早在《内经》及以后的古代文献中就有大量论述,提出了"天人相应""六淫致病""四时用药""适时养生"等许多重要的理论。中医学从天人相应的观点出发,以四季六气为中心,把气候及天气变化对于人类生命活动的影响充分体现在中医生理病理、诊断与治疗、养生康复等各个方面,形成了一套相对独立且又完整的气象医学理论。祁建华等[6]从《内经》中的气象病因病理学思想探讨类风湿性关节炎的发病规律,从季节、天气、时辰和环境四个方面阐述气候环境变化与该疾病的关系,发现冬春两季类风湿性关节炎的发病率和疾病活动度较高,夏季较少,而秋季最少;其次,天气转凉或气流昏暗、夜间及阴暗潮湿的环境是类风湿性关节炎发病的高危因素。认为《内经》中的气象医学思想对类风湿性关节炎的认识和防治工作具有现实指导意义。蔡月超[7]研究了基于"天人相应"理论的极端气候变化对大鼠肺脏免疫功能的影响。

---

1. 阎自力.《内经》五郁与医学气象学[J]. 山东中医杂志,1991,(3):10-11.
2. 范莹,范景峰,范寿光.《黄帝内经》中的气象医学观与人体健康[J]. 中国临床研究,2013,26(1):76-78.
3. 许柏泉.《内经》医学气象理论刍谈[J]. 中医文献杂志,2001,(4):10-11.
4. 樊黔江.《内经》与医学气象学相关性研究[J]. 光明中医,2006,(10):2-4.
5. 周晓平,杨进. 中医气象学理论临床应用初探[J]. 南京中医药大学学报(社会科学版),2005,6(3):143-146.
6. 祁建华,张会择,杨斐,等.基于《黄帝内经》中"气象医学观"探讨类风湿性关节炎的发病规律[J]. 中医临床研究,202012(19):51-53.
7. 蔡月超. 基于"天人相应"理论的极端气候变化对大鼠肺脏免疫功能的影响[D]. 北京:北京中医药大学,2015.

李明姝[1]认为《内经》中虽有大量的医学气象学论述，但急需建立具备更强广泛适应性的中医学气象应用模型，进行地区性气象相关性疾病的发病规律探索。其在全面论述九宫八风医学气象基础的科学性、医学气象内涵的基础上，建立了"九宫八风地形图"与"九宫八风气象图"两个医学气象应用模型，方便各地对各气象相关性传染病的发病规律进行研究。

（三）《内经》运气理论与医学气象学关系研究

邢玉瑞[2]对运气学说与医学气象学的关系研究，认为二者都试图研究天气与人类健康及疾病之间的关系。运气学说是以中国古代的哲学思想阴阳五行学说为理论基础，以干支符号为工具来推演天气变化，特别是60年循环气候变化与人类健康及疾病之间的关系，与医学气象学有一定的联系，但仅仅是古代医学气象学的部分内容，因为在中医学中还有许多研究季节天气变化与人体关系的理论，并不运用干支符号推算，但也属于古代医学气象学的内容。作为新兴学科的医学气象学是以大气科学与现代医学为基础，以观察与实验为主要方法，借助统计学、流行病学等现代学科的知识来研究大气环境对人体健康的影响规律。医学气象学也预测疾病的发病与流行，但它是在研究气象条件和发病高峰期或某种疾病多发期的关系的基础上，利用天气图预报和数理统计预报两种方法，来进行医疗气象预报的。从天气预报的角度而言，所采用的诸如卫星遥感等现代化探测手段、先进的数学、物理、化学、生物等学科成果和方法以及超大型计算机等先进的计算工具和先进的信息网络通讯、GPS技术等，从气圈、水圈、生物圈、冰雪圈和岩石圈的相互作用来研究发生在大气中的各种运动和过程（包括物理的、化学的和生物的过程），并把这些复杂的动力的、物理的、化学的、生物的过程变为数值模式，从而可以在计算机上模拟和预测这些不同时空尺度大气状态的变化等。从天气对疾病的影响角度而言，不仅研究大气环境对人体的物理的、化学的等直接影响，同时对气象因素与污染、气象因素与生物因子等相互之间的关系研究更为深入。如在冬季冷高压的控制下，地面附近的大气常常产生逆温，使污染物浓度不易较快稀释，直接威胁人类的健康。由此可见，医学气象学所采用的方法、技术，研究的范围、层次与深度，均是运气学说难以比拟的，这也是历史的必然。

另外，孙清廉[3]认为现代医学虽然认识到气候对健康的巨大影响，认识到不同季节会发生不同流行性疾病，但对不同天气、不同季节、不同地域如何选择不同治疗方法、选用不同药物还缺乏研究，在这一点上与中医学比较还有差距。随着科学技术的发展，各学科的交叉渗透，中医学中的医学气象学一定会得到更大的发展和升华。

综上所述，目前《内经》医学气象学思想研究已经受到学界的关注，基于文献的理论体系研究较为深入，而由此凝练出科学问题，进行系统深入的实验研究尚处于起步阶段，还有很大的发展空间；基于《内经》医学气象学思想的临床应用研究还远远不够，特别是现代临床研究尚待进一步发展；在《内经》医学气象学思想研究基础上，从学科分化发展的角度而言，《内经》医学气象学学科发展的研究，也是需要进一步深入研究的课题。特别是，必须科学认知《内经》运气理论与医学气象学的关系。同时，目前《内经》医学气象思想的研究存在概念混乱、术语不统一等问题，在今后的研究中，应科学合理地运用现代语言体系构建《内经》医学气象学术语体系，提升中医医学气象学研究水平。

三、典型案例

外感六淫病因的气象学研究

六淫是外感病因之一，是中医学独有的病因理论。从六淫概念的发生与演变研究而论，六淫虽然包含着六种气候因素的意义，但从主要方面看来它是标示能够使人体产生六类证候症状的病因符

---

1. 李明姝.《内经》九宫八风的医学气象基础与应用模型研究[D]. 广州：广州中医药大学 2023.
2. 邢玉瑞. 关于运气学说概念的界定[J]. 江西中医学院学报，2008，20（6）：1-5.
3. 孙清廉. 中医学中的气象医学[J]. 家庭中医药 2012，19（12）：21-22.

号，从本质上说，是依据人体证候特点对多种实体病因的六种综合归纳，是以机体整体反应为基准的关于外界病因的综合性功能模型。从六淫的致病性研究而论，六淫作为致病物质或致病条件，是物质性条件性与人体反应性的综合概念，它是指直接或间接受六气（自然气候）影响，导致或诱发、加重疾病的所有因素，既包括受气象气候影响的生物性、化学性、物理性致病原，亦包括受气象气候影响的机体免疫状态、病理生理状态。故当代学者也常从气象要素角度对六淫病因加以研究。如王毅荣[1, 2]利用全国50年（1955—2004年）逐日风速、气温、相对湿度和日照时数等实测资料，采用常规数理方法进行分析，研究我国风、寒、暑、湿、燥、火等六淫（气候异常）空间分布及论治特点。结果表明，近50年来我国六淫空间基本特点是中央湿、北方寒、东方多风、西方燥和南方热，格局与《内经》观点完全一致；六淫演变形成七个典型区域，分别是日照和风速变幅值皆大的长沙-武汉-郑州区域，为典型阴阳失和的风淫邪区；北京-石家庄-济南区域为逐日相对湿度和气温变幅最大、年内风速变化最大的地区，高温干燥最易出现的地区为典型风火淫邪区；长江中下游一带，日照时数绝对变率变幅最大、湿热最重，为典型湿热淫邪区；西部为典型风燥淫邪区；东北为典型风寒淫邪区；四川盆地和西安地区为六气适宜区。又利用全国50年（1955—2004年）逐日风速、气温、相对湿度等实测资料，研究近50年来我国六淫之气时空敏感性特征，结果显示：①华北地区是燥湿火邪气最敏感区，肝肾肺易受邪，华中地区是我国风暑邪敏感区，脾肾肺易受邪。②年内六淫邪气敏感时段不同，华北地区（石家庄为代表）6月是一年中火邪敏感的时段，脾肺易受邪；8月暑热邪气的敏感时段，肝肾易受邪；12月风寒邪气敏感时段，心脾易受邪；4月风燥邪气敏感期，脾肝易受邪；2月份风寒燥邪，心脾肝易受邪。华中区域（武汉为代表）3—4月是风湿邪气敏感阶段，脾肾易受邪；7月风暑湿三邪杂合的最敏感阶段，脾肺肾易受邪；8月暑热邪气最敏感，肾肺易受邪；1月份风寒邪气敏感时段，心脾易受邪。③1967—1989年间风寒邪易出现、心脾易受邪，进入1990年之后燥热（火邪）敏感时段，肝肺易受邪。④六邪强弱振荡以3—6年和12年左右准周期为主。

四、主要参阅文献

1. 王洪图. 黄帝内经研究大成[M]. 北京：北京出版社，1997.
2. 王庆其，周国琪. 黄帝内经百年研究大成[M]. 上海：上海科学技术出版社，2017.
3. 邢玉瑞. 运气学说的研究与评述[M]. 北京：人民卫生出版社，2010.
4. 邢玉瑞. 中国古代天人关系理论与中医学研究[M]. 北京：中国中医药出版社，2017.
5. 邢玉瑞. 中医病因病机理论研究进展[M]. 北京：中国中医药出版社，2021.
6. 张廷枢. 中医气象学[M]. 成都：四川科学技术出版社，1991.
7. 李明妹.《内经》九宫八风的医学气象基础与应用模型研究[D]. 广州：广州中医药大学，2023.
8. 王毅荣. 六淫之气候敏感性研究[J]. 中华中医药学刊，2012，30（7）：1469-1473.

（梁永林）

第五节 医学地理学研究

一、概　　述

医学地理学主要是研究人体健康状况、疾病发生流行及治疗与地理环境之间关系的一门学科。

---

1. 王毅荣. 外感六淫格局与典型论治探讨[J]. 南京中医药大学学报，2012，28（5）：404-408.
2. 王毅荣. 六淫之气候敏感性研究[J]. 中华中医药学刊，2012，30（7）：1469-1473.

研究内容包括疾病与健康状况的时空分布规律；环境、发展与健康关系的平衡与调控；医学地理评价和健康风险评价；医疗保健系统和设施的地域配置等。研究领域包括疾病地理、营养与保健地理、疗养与健康地理、药物地理、环境医学地理、灾害健康地理、医学地理评价与区划、区域医学地理、医学地理信息和监测系统、环境致病因素实验研究、环境医学地理改良工程和医学地理制图等。

我国早在商朝就已认识到地理环境对人体生理、病理的影响，至春秋战国时便有了较为详细的记载。中医学很早就注意到地理环境与人体健康的关系，孕育了医学地理学的科学见解，《内经》主要论述了五方地域环境以及地势高下差异等对人体生命活动以及疾病诊治的影响，其中《素问·异法方宜论》可谓医学地理学的专论。

二、研究述评

（一）《内经》医学地理学形成条件的研究

赵桂馨[1]认为《内经》能够较早形成医学地理学是因为具备了有利的条件。首先，中国具有得天独厚的自然环境条件，东西南北中自然地理环境具有明显差异，这正是医学地理学形成发展的基础条件。其次，自古以来中华民族繁衍众多，分布广泛，在不同的地理环境中形成了各具特色的生活习惯，与当地自然环境建立了密切的关系，从而有利于医学地理学知识的积累。另外，中华民族很早就形成了发达的医学，并以整体观念和辨证论治作为指导思想，由此形成了人体与大自然辩证统一的关系，为开辟医学地理学奠定了基础。同时赵氏提出医学地理学形成的哲学基础是天人相应，认为《内经》是在"天人相应"思想的指导下，以气、阴阳、五行、九宫八卦学说来认识地理自然环境对人体健康和疾病的影响。鞠宝兆[2]也认为《素问·五常政大论》和《素问·六元正纪大论》基于地理高下不同，其阴阳之气不同的原理阐释了气候差异及其对人体的影响，而《素问·异法方宜论》则基于五行学说阐释了五方自然环境对人体体质发病与治疗的影响。以上从自然环境、人口分布、医学观念和哲学基础等方面综合论述了《内经》医学地理学的形成条件，比较准确地揭示了医学地理学形成的基础，但还是缺乏详细的论证。

（二）《内经》医学地理学地域五方划分依据的研究

《素问·异法方宜论》将地域划分为五方，分别阐述不同地域的地理环境、人群体质、所患疾病以及治疗技术。至于何以划分为五方，李建民《发现古脉——中国古典医学与数术身体观》（2007）认为是五行数术的产物，五方不能与当时中国具体范围一一对号入座。然从五方与五行观念的演变关系来看，东、南、西、北、中五方观念至迟到殷商时代已经存在，《山海经》中山经由南山经、西山经、北山经、东山经、中山经五经组成，根据山的分布，把中国大地划分为南区、西区、北区、东区、中区五大部分，体现了五方地理观。后来的五行学说保留并发扬了五方观念，表现了古代中华民族对地域空间的基本看法。因此，不好说本篇地域划分为五方，纯粹是五行数术的产物。

龚胜生等[3]研究认为《山海经》各列山系中记载的疾病、药物一定程度上反映了当时疾病和药物的地理分布情况。大体而言，传染病主要流行于黄河中下游地区；精神与神经性疾病在豫西山地及南粤山地较为集中；地方性甲状腺肿大和皮肤病主要分布在秦岭山脉；黄土高原外围的贺兰山、

---

1. 赵桂馨.学习和运用《内经》医学地理学思想的粗浅体会[J].广西中医药，1981，4（1）：6-9.
2. 鞠宝兆.《内经》医学地理学思想与应用[C]//中华中医药学会.中华中医药学会中医运气学术研讨会论文集.沈阳：辽宁中医药大学，2009：6.
3. 龚胜生，罗碧波.《山海经》的医学地理学价值[J].华中师范大学学报（自然科学版），2012，46（3）：351-357.

阴山、秦岭山脉分布着痈、疽、瘘、疣、痤等肿瘤、疮疡；湿病则主要分布在岭南地区和渭河南岸地区。钟以林等[1]通过对广西武鸣马头乡出土的二枚西周时期青铜针灸针的考证，认为该针的使用族体为壮族先民，并从广西的特殊的病种治疗需要、自然环境及民俗探讨其产生的历史背景，指出广西武鸣青铜针灸针是迄今为止国内发现的年代最早的金属针灸针具，旁证了《内经》九针从南方来的历史记载。袁婷[2]以历史学、考古学、历史地理学、区域社会史、科技史、民族学、社会学（社会人类学）、神话学、哲学、宗教学（道教）等领域为研究视角，重新解读《素问·异法方宜论》的医学疗法起源五方观。发现五种医学疗法分别起源于五个方位的不同民族。艾灸疗法起源于北方草原游牧民族，上古砭石疗法起源于东方东夷部族，九针疗法起源于南方百越部族，毒药疗法起源于西方古羌族，导引按跷疗法起源于中央华夏部族。陈盼碧等[3]结合历史人文、五行属性与民俗文化相关知识，也对《素问·异法方宜论》五大疗法分别出自五方、对应五方进行了系统化、多样化查证。

（三）《内经》医学地理学内容的研究

1. 五方地理与气候

周安方等[4]认为《素问·阴阳应象大论》记载了东、西、南、北、中五方地理具有各自不同的气候，描述了我国五方地理气候的基本特点，而《素问·宜法方宜论》不仅说明了地区方域不同、地势高下之异因而水土性质、气候类型不同，而且也大体符合我国东南纬度低、气候温暖多湿，西北纬度高、气候寒凉多燥的地理气候特点。这些认识虽然比较粗浅，但它与现代地理气候区划思想颇为相似，而且地势地貌、土壤地质、水质水温、气象要素等与人类健康的关系已经成为现代医学地理学研究的重要课题。

2. 五方地理与健康

目前研究《内经》中五方地理与健康关系最多的是五方地理与体质的关系，因体质反映了人体在健康状态下的个体差异性。魏攀等[5]认为《素问·异法方宜论》不仅朴实地描述了我国不同地区内人群的体质状况及其易感性，而且说明地理环境对体质特点产生重要影响，因为生活在不同地区的人，受不同地理环境的影响，由于水土性质、气候类型、生活条件和生活习惯不同，从而在生理上形成不同的体质特征。王庆其等《黄帝内经百年研究大成》（2018）认为《灵枢·阴阳二十五人》根据禀赋不同，结合阴阳五行理论，归纳总结了25种人的不同特征，其肤色、形体、性格和对季节的适应性都有所不同，其中木形人与东方人相似，火形人与南方人相似，土形人与中央地区人相似，金形人与西方人相似，水形人与北方人相似，说明不同地理环境对体质禀赋有着重要影响。

3. 五方地理与病因发病

王洪图《内经学》（2004）认为《素问·金匮真言论》《素问·阴阳应象大论》《素问·五运行大论》运用五行学说将主要致病因素进行归类，并与五方联系起来，作为地域性致病因素分析。此虽然比较笼统和粗糙，但具有一定道理。同时《内经学》认为不同的地域气候、饮食习惯、人文因素以及体质特点等，决定了人体对某些致病因素的易感性以及发病的倾向性，使许多疾病的发生呈现地域性的特点，如《素问·异法方宜论》论述了五方地域的发病倾向性，《素问·五常政大论》论述了地理高下不同西北多发胀满性疾病，东南多发疮疡类疾病。

周安方等[4]认为《素问·异法方宜论》论述了地域不同确实可以发生某些地域性疾病，因为致病因素、体质特点因地而异，所以多发病也是因地而异。吴又可受《内经》影响，在《温疫论》中

---

1. 钟以林，班秀文，黄瑾明. 九针从南方来的实物例证——广西武鸣出土青铜针灸针初探[J]. 广西中医药，1987，10（3）：33-36.
2. 袁婷. 中国传统医学疗法起源研究——《异法方宜论》的跨学科解读[D]. 济南：山东中医药大学，2016.
3. 陈盼碧，王莱，杨孝芳，等. 中医五大疗法出自五方刍议[J]. 中医杂志，2017，58（20）：1720-1723.
4. 周安方，童昌珍，刘建荣. 谈《内经》对医学地理学的贡献[J]. 中医药研究，1996，13（6）：3-4.
5. 魏攀. 浅谈《内经》的地理医学思想[J]. 医学理论与实践，2006，19（4）：373-374.

也提到了"因地异病"的事实。现实中不少疾病的发生是因地而异的，即存在着地方性疾病，这已为客观实际所证实。

4. 五方地理与诊治

王洪图《内经学》(2004)认为由于《内经》中论述了地理环境与疾病有密切关系，因此在诊断中必须重视地理因素，将有关的地域气候、水土和病人的体质等因素纳入诊断体系，以预测其地域多发病、常见病，为治疗奠定基础。同时《内经学》认为《素问·异法方宜论》分析了不同地域的地理环境及生活习惯对体质与发病的影响，论述了不同地域的多发病，对此可以采取不同的治疗手段进行处理。但并非意味着一种病证只能用一种手段治疗，而应根据具体情况具体分析，做到杂合以治，各得所宜。根据《内经》地理环境与生命健康和疾病的关系的认识，可以指导确定养生的原则和方法。《素问·异法方宜论》论述了五方之人的饮食、生活习惯体质特点和易发疾病等，充分说明了地域饮食生活习惯的局限性，因此根据地理养生就应该做到补其不足，制其偏嗜，令其适中。

蒋再铁[1]认为《素问·五常政大论》和《素问·异法方宜论》基于地理环境对生理病理的影响提出了因地制宜的治疗指导思想，具体包括杂合以治，各得所宜；因地而别，同病异治；假者反之，以平为期。易望丰[2]认为《素问·异法方宜论》的地理指导思想包括三方面，首先是由于地区影响导致的不同疾病治之有别，其次是不同地区的相同疾病治亦有别，再次不论地区、疾病是否相同，要杂合以治，各得所宜。这些指导思想对于治疗复杂疾病或疑难病证的治疗具有广泛的指导意义，同时也体现了"因地制宜"的医学地理学思想，强调了"各得其所宜"的整体观念和辨病、辨证论治原则。卢翠敏[3]认为，根据《内经》医学地理学的原理，中医临床应依人的体质、发病因素、致病特点及气候特点，遵循因时、因地、因人的治疗原则，选择合适的治疗方法。若根据地理环境的不同辨别病证，并随机应变地治疗疾病，则效如桴鼓。此外，还要注意患者生活环境及人的形体和精神状态，即因人制宜，这对当今临床仍具有重要的指导意义。

由上可见，医学地理学提出了地域→气候→物产→生活习惯→体质类型→易发疾病→适宜治法等环节所组成的医学思维"链"，不仅从理论上为后世所说的因地、因时、因人制宜的治疗原则提供了依据，而且具体指导着诊疗实践。

（四）《内经》医学地理学意义的研究

《内经》医学地理学为中医"因地制宜"治疗思想奠定了基础。王庆其《黄帝内经理论与实践》（2009）认为《内经》重视地理环境与健康疾病的关系，强调了不同地区方域的地势、气象、物候、水土风貌等对体质、寿命、情志以及病因、发病、疾病种类的影响，由此形成了《内经》因地制宜的治疗特色。中医"因地制宜"治疗思想的确是在《内经》医学地理学最终形成，目前已经成为中医治则治法理论的重要内容。

《内经》医学地理学为中医医学流派的形成奠定了基础。王庆其《黄帝内经理论与实践》（2009）认为《内经》"异法方宜"理论为后世医学流派的兴起和争鸣奠定了理论基础。马佳等[4]认为不同的地理环境形成了不同的治疗特色，形成了不同的医学流派，因此地理环境是医学流派形成的基础，医学地理学研究是研究中医学术流派的基础。卢翠敏[3]也认为金元四大家学术流派的形成与其各自的地理环境有关系。吴智兵等[5]从医学地理学角度研究岭南温病学派的治疗特色。医学地理学确实

---

1. 蒋再铁.《内经》中医学地理学初探[J]. 新疆中医药, 1986, 2（3）：13-15.
2. 易望丰. 浅析《异法方宜论》对医学地理学的认识[J]. 湖南中医学院学报, 1991, 11（4）：3-4.
3. 卢翠敏.《黄帝内经》与医学地理学之关系溯源[J]. 中医药学刊, 2001, 19（6）：568-569.
4. 马佳, 裴韬, 陈洁, 等. 中医药学科中关于"医学地理学"的阐释及发挥[J]. 中国中医基础医学杂志, 2020, 26（7）：925-927.
5. 吴智兵, 彭胜权. 从医学地理学角度试论岭南温病学的发展方向. 广州中医药大学学报, 1999, 16（1）：9-12.

是医学流派形成的基础，目前中医学术流派研究也是以地域为基础划分的，但医学流派的形成因素复杂，并非只有地理的因素。

王庆其等《黄帝内经百年研究大成》（2018）认为《内经》很重视地理环境与人类健康的关系，并提出因时、因地、因人制宜的施治原理，对地理与气候、体质、发病、治疗和寿命等方面进行了详细的论述。因此，深入研究《内经》医学地理思想，对促进现代医学地理学的发展具有重要的意义。

综上所述，现代专门针对《内经》医学地理学的研究不多，基本是在研究《黄帝内经》整体内容时有所涉及，并没有深入展开，尤其是在医学地理学和医学流派关系方面还有进一步研究的空间。

三、典 型 案 例

人的寿命与地理环境关系研究

人的寿命问题也是人类长期关注的重要课题之一，《素问·五常政大论》主要从人类生活的外在环境因素来认识人的寿夭，认为生活在不同地理环境中的人群，由于气候的阴阳寒热不同，其平均寿命也有差异，即东南地区，天气温热长寿者少；西北地区，天气寒凉长寿者多。而且生活在同一地区，地势的高低也会影响到人的寿命，所谓"一州之气，生化寿夭不同，其故何也……高者其气寿，下者其气夭"。张介宾《类经·运气类》解释说："高者阴气升而治之，阴性迟，故物之荣枯皆后天而至。后天者，其荣迟，其枯亦迟，故多寿也。下者阳气降而治之，阳性强，故物之成败，皆先天而至。先天者，其成速，其败亦速，故多夭也……亦由梅花早发，不睹岁寒；甘菊晚荣，终于年事。是知晚成者，寿之征也。此即先天后天之义。"

《内经》对人的寿夭与地理环境关系的认识，基本符合人们所观察到的客观实际。如我国西北的新疆和境外的高加索一带，素有"世界长寿区"的美誉。有人观察过动物寿命与温度的关系，发现法国棘鱼寿命不过 14～18 个月，但在较北纬度的棘鱼，仅仅为了达到性成熟，就需要花数年时间；生活在菲尔特湖中的茴鱼，只有 6 年左右的寿命，而它在北极的变种，寿命超过 12 年；大西洋的龙虾，在寒冷海水中从生长到成熟期，需要 5～8 年时间，如果将它在室内恒温中精心饲养，仅在两年半的时间内就能达到成熟期。可能是低温使代谢过程变得十分缓慢，因而衰老过程也同样变慢，生命因之延长；高温情况则相反，它加速新陈代谢，加快生长发育，提早成熟和衰老，因而缩短了寿命。杨红彦等[1]研究温度对果蝇寿命的影响，采用 Oregon K 野生型黑腹果蝇，将其分别放于 15℃、20℃、25℃、30℃的环境中培养，观察果蝇在各种条件下的寿命。结果：随着温度的不断升高，果蝇寿命在逐渐缩短。认为其机制可能是在高温环境下，机体内代谢、循环较正常温度条件下过快，蛋白质及糖类分解代谢增强，细胞死亡、更新的频率提高，使生命周期缩短。

正是由于地理高下影响着气候、物候乃至人的寿命的长短，因此，治病者必须明天道地理，阴阳更胜，气之先后，才能因地制宜，措施得当。

四、主要参阅文献

1. 王洪图. 内经学[M]. 北京，中国中医药出版社，2004.
2. 王庆其，周国琪. 黄帝内经百年研究大成[M]. 上海．上海科学技术出版社，2018.
3. 李建民. 发现古脉：中国古典医学与数术身体观[M]. 北京：社会科学文献出版社，2007.
4. 龚胜生，罗碧波.《山海经》的医学地理学价值[J]. 华中师范大学学报（自然科学版），2012，

---

1. 杨红彦，刘海燕，杨波，等. 温度和相对湿度对果蝇寿命的影响[J]. 同济大学学报（医学版），2002，23（1）：20-22.

46（3）：351-357.

5. 钟以林，班秀文，黄瑾明. 九针从南方来的实物例证——广西武鸣出土青铜针灸针初探[J]. 广西中医药，1987，10（3）：33-36.

6. 袁婷. 中国传统医学疗法起源研究——《异法方宜论》的跨学科解读[D]. 济南：山东中医药大学，2016.

7. 陈盼碧，王莱，杨孝芳，等. 中医五大疗法出自五方刍议[J]. 中医杂志，2017，58（20）：1720-1723.

8. 周安方，童昌珍，刘建荣. 谈《内经》对医学地理学的贡献[J]. 中医药研究，1996，13（6）：3-4.

9. 马佳，裴韬，陈洁，等. 中医药学科中关于"医学地理学"的阐释及发挥[J]. 中国中医基础医学杂志，2020，26（7）：925-927.

10. 吴智兵，彭胜权. 从医学地理学角度试论岭南温病学的发展方向[J]. 广州中医药大学学报，1999，16（1）：9-12.

（李智慧　邢玉瑞）

第六章 《黄帝内经》学术史研究

学术史是对已有的学说和方法系统，借助其文本和成果，通过考镜源流、分源别派，历史地呈现其学术延续的血脉和趋势。《内经》学术史的研究，就是从历史的纵向时序角度，溯源析流，对《内经》学术的产生、发展历程进行梳理、分析、研究和反思，厘清《内经》理论在后世的传承、变化与发展，提炼学术思想，评判剖析得失，并探索学术发展的规律。从目前对《内经》学术发展史的研究来看，主要涉及发生学、学术演变以及理论建构研究三个方面。

第一节 发生学研究

一、概 述

冯契《哲学大辞典》（2001）认为，发生学方法是反映和揭示自然界、人类社会和人类思维形式发展、演化的历史阶段、形态和规律的方法。它把研究对象作为发展的过程进行动态的考察，有分析地注重考察历史过程中主要的、本质的、必然的因素。从方法上看，发生学从自然科学研究领域逐渐被应用到人文社会科学研究领域，已成为具有普遍意义的研究方法。《内经》发生学研究，就是运用发生学方法，尽可能地把《内经》中的概念、命题、理论、方法等回置于其发生发展的特定历史条件下，即当时的实践经验、思想文化、科学技术水平等背景下加以综合的动态的考察，以明确其初始内涵，弄清基于概念所进行的原始的逻辑运演过程，厘清理论的概念体系、结构框架、思维模式，为中医理论的规范、建构、创新提供前提保障。

二、研 究 述 评

自20世纪80年代，王文敏[1]最早将发生学方法引入中医研究领域，提出从发生学观点看中医理论的形成过程。随后梁茂新[2]通过中医规范化、标准化和客观化研究现状的分析，指出现代中医学并不是传统中医学本身，在一定程度上已被扭曲，为此，提出了开展中医发生学研究的基本构想。李如辉[3]也指出中医理论的发生学研究是多年来中医学研究实践的自觉选择，是中医学发展链条中继承环节上现阶段的必然要求。目前《内经》理论的发生学研究是《内经》研究热点之一，发表论文达100余篇，并有《发生藏象学》《中医发生学探微》等专著出版，涉及藏象、经脉、病因病机理论、运气学说等诸多方面。

（一）藏象理论的发生学研究

《内经》藏象理论的发生学研究，首先是将藏象学说视为整体，分别对各个脏腑及其关系等研

---

1. 王文敏. 从发生学观点看中医理论的形成过程[J]. 云南中医杂志，1984，（3）：10-12.
2. 梁茂新. 开展中医发生学研究的基本构想[J]. 中医研究，1994，7（2）：3-5，2.
3. 李如辉. 中医理论的发生学研究[J]. 浙江中医学院学报，1999，23（2）：1-3.

究不断深化。李如辉[1]着眼于藏象学说的演进过程，将藏象学说的建构轨迹梳理为创生、实体到功能态的演化以及藏象学说整体系统观念的最后确立三个阶段，揭示了解剖方法对于藏象学说创生的始基作用，分析了从实体到功能态演化的内因和外因等，浓缩地再现了藏象学说的演进规律。

对于具体藏象理论的发生学研究，研究热点集中于历史文化背景、解剖学知识及综合视角三个方面。沈瑞雪等[2]认为"肝体阴用阳"学说的发生是中国古代哲学"体用"范畴的移植应用，以及与阴阳学说相结合的产物。部分学者从思维方法视角去认识藏象理论的发生。如李如辉[3]对肺气"宣发""肃降"理论进行诠解，认为"宣发"主要是藉"以表知里"这一研究方法而非哲学理论渗透的结果，"肃降"是以"金"行特性类比推导出来的结果。权五赫[4]运用隐喻的方法考察肺藏象某些理论的发生过程，认为人们借由概念清晰的金属知识来认识概念相对模糊的五行之金、脏腑之肺。魏凤琴[5]提出以水崇拜为基础的"水生万物"思想是"肾为先天之本"理论的认识根源，以"互渗律"为主导的认知方式实现了从"水生万物"到"水生人""肾主水"，到"肾为先天之本"的认识过渡。

对于藏象具体功能的发生、演变是否借助了解剖学知识，研究者们观点迥异。张效霞等[6]认为中国古代科技发展水平决定了中医学不可能从解剖学上认识到心脏具有主持血液循环的功能，将心主血脉解释为心脏具有主持血液循环的功能是将西医学理论比附于中医学而得出的错误结论，其功能通过解剖而发现是违背历史与逻辑的。付东升等[7]认为，在肾藏象理论的发生过程中，解剖观察使人们发现了肾和膀胱等脏腑并赋予它们最初的解剖概念，使人们认识到膀胱的主要生理功能，促进了肾与膀胱脏腑相合理论的创立。

部分学者则从社会文化背景、解剖学知识及临床实践多维视角看待藏象理论的发生。鞠宝兆[8]团队研究《内经》藏象理论的形成过程，认为古代解剖学奠定了藏象学说的始基；文字发生学确立了所指脏器的特定功能与形态，并体现其深刻的心理、文化蕴义；气一元论确立了藏象学说整体性、过程性的规律；阴阳学说建立了脏气阴阳的对立统一协调观念；五行学说最终建构藏象理论体系，形成庞大的五行五脏结构系统，并确立了重视动态功能的藏象方法；古代社会官制文化确立了藏象理论体系社会模式；观察方法、系统方法、数学方法、逻辑方法、医疗实践反证法等是形成《内经》藏象理论的主要方法。基于此种方法与研究思路，其团队分别开展了肾、肝、心、肺、脾等具体藏象的发生学研究。纪立金[9]从脾脏的初始内涵、属性规定、藏象结构三个方面，审视"脾脏"概念的嬗变过程，认为脾脏古代解剖的初始认识是"脾脏"概念形成的基石与先导，五脏阴阳五行的属性规定是"脾脏"概念嬗变的依据与主因，脾脏的藏象结构体系的形成标明了"脾脏"概念的最后确立。

刘鹏《中医学身体观解读——肾与命门理论的建构与演变》（2013）一书系统总结了肾藏象理论的发生与演变规律，指出《内经》之前的早期医学理念所投射的原始生殖崇拜对肾脏核心理论的建构具有奠基意义；方技之学所展现的社会文化思潮，包括内景内求沟通身体与宇宙的思维方式，房中导引之术对生殖之精的重视等对肾脏核心理论的建构具有承启意义；水崇拜理念对肾藏精向肾主水内涵的转变是肾藏象理论发生的过渡；最终在天人相合与时空藏象的数术理论的归纳中逐渐构建。这一研究堪称中医藏象理论发生学研究的典范。

---

1. 李如辉. 从实体到功能态演化的方向选择及评价[J]. 浙江中医学院学报, 1999, 23（5）: 1-3.
2. 沈瑞雪, 李如辉. "肝体阴用阳"学说的发生学原理[J]. 江西中医学院学报, 2009, 21（4）: 12-13.
3. 李如辉. 肺气宣发肃降的发生学诠解[J]. 上海中医药大学学报, 2000, 14（3）: 10-12.
4. 权五赫. 一个以"金"为始源域的中医概念隐喻认知系统的研究[D]. 北京: 北京中医药大学, 2014.
5. 魏凤琴. "肾为先天之本"的认识发生学根源[J]. 山东中医药大学学报, 2002, 26（6）: 411-413.
6. 张效霞, 王振国. "心主血脉"是解剖学发现吗?[J]. 江西中医学院学报, 2005, 17（2）: 8-11, 18.
7. 付东升, 鞠诣然.《内经》肾藏象理论发生的解剖基础概述[J]. 吉林中医药, 2007, 27（3）: 51-54.
8. 鞠宝兆.《内经》藏象理论体系的发生学研究[D]. 沈阳: 辽宁中医学院, 2002.
9. 纪立金. 中医学"脾脏"概念的探讨[J]. 山东中医药大学学报, 2000, 24（3）: 168-171.

（二）经脉理论的发生学研究

经络是中医学对人体生命的特有认识，其理论的形成至今尚无定论。目前的研究多集中于经脉循行线的形成、经脉循环理论的形成、经脉理论体系的确立三个方面。

李建民《发现古脉——中国古典医学与数术身体观》（2007）提出经脉理论来源于两种基本知识：一是医者审视人体多处搏动之部位，由这些局部脉诊延伸形成脉循行的最初路线；另一是泻血、刮除人体表脓血的技术，由长期"启脉"（借用马王堆《脉书》的术语）的经验累积，类推伏行体内的脉。而且，与经验医学并行的数术天学介入医学。天上日月运行的区域、轨道与度数的规律性被发现；脉在人体内的流注，也同样被视为"行有分纪，周有道理"。周秦之时脉的发现及之后的体系化，是紧随着这一时期天学突破而来的现象，从而呈现出一种术数化的身体观。黄龙祥《经脉理论还原与重构大纲》（2016）通过对古代文献的系统梳理和逻辑分析，指出在以树为隐喻的联系之脉的框架中，以"脉"表达直接的、确定的、常规的联系，以"络"表达间接的、不确定的、临时的联系。在以水为隐喻的血脉理论框架下，脉之大者为"经"，脉之小者为"络"。可见，"经脉"一词在不同的理论框架中表达完全不同的内涵。在汉代"气血循环"学说的建构过程中，借用联系之脉以补气血循环理论循行路径的缺环，经脉理论被整合到血脉理论之中，为后人对经脉理论的正确理解铺设了重重屏蔽。邢玉瑞[1]指出中国古代"天人合一"的哲学观和对神秘数字的信念，是经络学说建构的重要思想基础，"天六地五"与十一脉、十二月与十二经脉、二十八宿与二十八脉之间都有着内在的联系，由此使经络学说具有明显的文化哲学的印记，并影响着现代对经络实质的实证研究。

（三）精气血津液理论的发生学研究

李如辉[2]对《内经》气血津液生成理论进行考察认为，气血津液在生成上具有共性环节——肺脾合气，"肺脾合气生成论"导源于"天地合气而万物化生"这一关于自然界演化原理的"援物比类"。鞠诣然等[3]研究了先秦哲学中的精气观念与《内经》肾藏象理论发生的关系，认为精气观念是肾藏象理论发生的重要因素之一，有不可替代的重要意义，它促成了"肾藏精"这一重要命题的产生，又通过"司外揣内"的方法促成了其他结论的产生。部分学者从中国传统文化角度剖析《内经》"神气"概念的发生。金丽[4]系统研究了先秦诸子与《内经》中"神气"及其相关术语，探究其所蕴含的心理学思想，突显中国传统文化中"神气"相关术语在心理学中的重要意义，认为先秦诸子与《内经》"神气"及其相关术语所蕴含的思想是建立在中国古典哲学气本原基础上的，以儒家、道家、医家理论为核心。潘大为[5]通过对《内经》"神"及"形""神"关系的研究认为，影响并决定了《内经》形神理论最终面貌的是以下几个因素：气的观念、经脉学说、阴阳的观念和五行学说。这些因素先后作用，共同造成了《内经》形神理论的丰富层次和多重结构。

（四）病因病机理论的发生学研究

病因病机理论是《内经》发生学研究的热点之一，目前学者们的讨论多集中于外感六淫与内伤七情两部分。张登本等[6]认为《内经》在对气候现象、物候现象的直观观察，结合人们生活的切身体验，对病证反复临床验证的基础上，运用传统的系统思维（取象比类、司外揣内、形象思维等）方法，逐渐形成以风、寒、暑、湿、燥、热（火）六气原型作为病因名称及其相关理论，从而奠定

---

1. 邢玉瑞. 经络学说的建构与古代神秘数字[J]. 江西中医学院学报，2006，18（1）：24-25.
2. 李如辉.《内经》的气血津液生成理论及其发生学原理[J]. 上海中医药大学学报，2001，15（3）：11-12.
3. 鞠诣然，鞠宝兆. 先秦哲学的精气观念与《内经》肾藏象理论的发生[J]. 长春中医药大学学报，2007，23（3）：1-3.
4. 金丽. 先秦诸子与《黄帝内经》"神气"术语的研究[D]. 北京：北京中医药大学，2006.
5. 潘大为.《内经》形神理论的多重结构[D]. 广州：广州中医药大学，2008.
6. 张登本，孙理军，李翠娟.《黄帝内经》六淫理论的发生及其意义（1）[J]. 中医药学刊，2006，24（11）：1981-1982.

了六淫病因理论。金亨运[1]从天文学的角度研究中医六气理论，阐述了天文学与中医学的相关性，依次讨论了太虚——宇宙的起源与元气、北辰元气、岁差、黄极与六气、黄道六气与中医六气、十二辰次与中医十二经脉、二十四节气与中医六气、十二宫与中医六气、《周易》《道德经》与中医六气等诸多问题。虽然有些观点、理论有待深化，但开辟了从古代自然科学研究中医理论发生的重要途径。

张光霁《中医病因七情发生学》（2012）从发生学角度，详细论述了中医七情学说的形成与发展过程，为七情发生学研究的代表，认为先秦诸子仅从哲学角度来论情，由于各家思想和目的不同，因此对情所下的定义及情感的种类也各不相同；《内经》时期，医家将诸子论情时的"致病成害"之义引入医学领域，其中的"五志"说和"九气"论为后世医家奠定了基础，所以说《内经》时期七情学说已具雏形；之后经过历代医家的发展，到南宋时期，陈无择总结前人理论，创"三因说"，并且明确提出"七情"概念，将喜、怒、忧、思、悲、恐、惊作为七情之具体内容，七情学说至此定型成熟。乔明琦等[2]通过对陈无择治学根底、学术风格的考察，也认为情志定为"七"是受汉代以来"七体"文风与《难经》以降"以七论病"思路影响的结果，所选七种情志是遥承《内经》九气致病论述与其临床实践结合的产物，七情属于基本情绪范畴，是由种族进化所形成的人类共有的情绪，七情学说的科学价值在于抓住了人类的基本情绪，把握了情志与脏腑相应关系，符合理论简洁性要求。但把情定为"七"，闭塞了对其他情志的认识，妨碍具体概念向抽象水平的发展，是其陷入困境的根源。

（五）运气学说的发生学研究

运气学说是《内经》理论体系的重要组成部分，相关的发生学研究主要集中于运气基本概念的形成与理论形成的时间两方面。王玉川《运气探秘》（1993）考证《吕氏春秋·十二纪》虽然没有主运和客运之说，但其所论"孟春行夏令""仲春行秋令""季春行冬令"等，已较明显地论及后人所谓的客运。在《素问》的早期篇章中，已应用五行理论分析各种时间段的相生相胜关系，这种五行生克的思想扩展到年与年之间，就必然如《素问·天元纪大论》所说："五运相袭而皆治之，终期之日，周而复始。"因此，运气学说可以认为是《素问》本身时间序列理论的运用和发展。邢玉瑞《运气学说的研究与评述》（2010）指出五运与六气的结合，一方面是人类对自然界不同节律性认识的深化和预测实践的需要；另一方面，也与古代"天六地五"之说有关。《黄帝内经》运气学说明显地受到了"天六地五"之说的影响，在当时论地之方位、色、味等，均以五数别之，而分析天之气候、气象变化，则以六数为纪，从而使五、六之数经天纬地，解释气候变化及对生物的影响。运气学说将五行改为五运，六气发展演变为风、寒、暑、湿、燥、火，并完成了五运与六气的有机结合。

郝葆华[3]从运气七篇所反映的宇宙结构学说、五星行度记述、漏刻问题以及关于九星、七曜的记述等方面进行考证，认为运气七篇的成书不可能在东汉章帝以前，其上限在3世纪后，下限在7世纪的隋唐。鄢良《人身小天地—中国象数医学源流·时间医学卷》（1993）认为运气学说的形成可能与西汉后期至东汉时期盛行的纬学有关，纬学有与运气学说相同的研究领域、相近似的思想方法，并且还明确用到了五运、六气的概念。由此观之，运气学说很可能出自东汉的纬学，至少受到了当时盛行的纬学思潮的影响。因此，运气七篇创作时代的上限当不超过东汉。廖育群《重构秦汉医学图像》（2012）通过对七篇大论的考察，指出其中推算运气有多种方式，各篇并不一致，并深入分析了各种推运方法的理论构想，认为东汉时期出现了一种远胜于西汉时期的融《易》理与阴阳五行诸说为一体，辅以数字推演来解释天地生成、政治人伦、万物化生、物理之情的学术风尚与思

---

1. 金亨运. 基于天文学的中医六气理论研究[D]. 北京：北京中医药大学，2011.
2. 乔明琦，韩秀珍. 七情的学术渊源与困境中的出路[J]. 山东中医药大学学报，1997，21（5）：335-339.
3. 郝葆华.《内经》七篇大论成书年代新论[J]. 中华医史杂志，1984，14（1）：46-50.

维方法。运气学说本身既是这种时代风尚的产物，同时也是构成时代风尚的一个部分。

综上所述，《内经》理论发生学研究历经三十余年的发展，可以说取得以下几个方面的成绩：一是对部分中医理论的发生演变过程、方法、规律有了初步的认识，在诸如藏象、经脉理论形成等领域的发生学研究方面，取得了较大的成果；《内经》发生学研究引起了众多关注，已成为中医理论研究的自觉选择；中医学术队伍也因此得到了锻炼，研究成果多集中于部分团队。然而在研究上尚存在许多亟待解决的问题需要予以重视：①逻辑思维混乱，推理过程错误；②理论诠释错误，文献引证不准；③研究水平不高，低水平重复。今后应提升发生学研究过程中的逻辑学素养，将概念、命题、推理与论证的过程建立在引文的准确性与诠释的合理性上，做好研究规划，尽可能地让中医理论研究回归中医本源，厘清其概念体系、结构框架、思维模式，揭示其发生、发展规律，为中医理论的规范、建构、创新提供前提保障。

三、典 型 案 例

胃气概念的发生学研究[1]

"胃气"一词，最早见于《内经》，共计 23 次，但并没有明确的界定。时至今日，关于胃气的内涵，仍然是众说纷纭。新版《中医大辞典》将胃气解释为：一指胃的生理功能；二泛指人体的精气；三指脾胃的功能在脉象的反映，即和缓流利的脉象。从胃气概念的发生学角度来看，胃气乃由胃与气两词组合而成。一般而言，对胃的认识多无疑义，《内经》对胃的形态、容积等已有明确记载。因此，胃气一词的关键即在于对气的正确理解。中医学气理论的形成，虽然也源于对人体各种显而易见且至关重要的生命现象如呼吸之气、人体散发的可见热气、体内上下流动之气的观察、体悟、抽象，但更重要的是受到哲学气论的影响，借用哲学气的本原性、运动性的特点，以说明生命的物质性和运动性，如刘完素《素问病机气宜保命集·原道论第一》说："人受天地之气以化生性命也。是知形者，生之舍也；气者，生之元也；神者，生之制也。形以气充，气耗形病，神依气立，气纳神存。"生命起始于气之聚合，终止于气之离散，一旦气绝，生机便息。当然，中医学又进一步发展了哲学气范畴，既肯定气的物质性，更重视气的功能活动，而且善于从各种生理病理征象、药物针灸治疗反应去认识和阐明其存在状态和变化，故此人体的各种气也就显得具体而有象可征。同时使气更为具体化和明细化，由此派生了元气、宗气、营气、卫气、脏腑之气、经络之气等概念。这些概念中的气和血、津液、精一样，都是具体而特定的物质，是指人体内生命力很强、不断运动且无形可见的极细微物质，既是人体的重要组成部分，又是激发和调控人体生命活动的动力源泉以及信息传递的载体。胃气即是在脏腑之气基础上演化出来的概念。正如张介宾《类经·疾病类·邪变无穷》所说："气在阳分即阳气，在阴即阴气，在表曰卫气，在里曰营气，在脾曰充气，在胃曰胃气，"因此，胃气当如同心气、肺气等脏腑之气一样，是胃腑发挥生理功能的物质基础。胃气的推动与温煦作用，是胃腑完成受纳、腐熟水谷生理功能的根本所在，胃的功能则是胃气的具体体现。那么，将胃气解释为胃之气机、生理功能、生理特性乃至脉象表现等，无疑都是错误的。

综上所述，可见胃气概念的形成源于哲学之气与中医实践经验的结合，是脏腑之气进一步具体化的产物，其内涵当指胃腑之气，是胃功能活动的物质基础。

四、主要参阅文献

1. 李如辉. 发生藏象学[M]. 北京：中国中医药出版社，2003.
2. 李建民. 发现古脉：中国古典医学与数术身体观[M]. 北京：社会科学文献出版社，2007.

---

1. 邢玉瑞. 胃气概念及其理论的发生学研究[J]. 中国中医基础医学杂志，2006，12（6）：409-411.

3. [日]山田庆儿.中国医学的起源[M].韩建平,周敏译.南宁:广西科学技术出版社,2024.
4. 邢玉瑞.运气学说研究与评述[M].北京:人民卫生出版社,2010.
5. 谭春雨.中医发生学探微[M].北京:中国中医药出版社,2013.
6. 黄龙祥.经脉理论还原与重构大纲[M].北京:人民卫生出版社,2016:24-49.
7. 刘鹏.中医学身体观解读:思想史视野下的肾与命门研究[M].南京:东南大学出版社,2022.
8. 邢玉瑞.中医学概念问题研究[M].北京:中国中医药出版社,2017.
9. 邢玉瑞.《黄帝内经》研究十六讲[M].北京:人民卫生出版社,2018.
10. 张光霁.中医病因七情发生学[M].北京:中国中医药出版社,2012.

(胡 勇)

第二节 学术演变研究

一、概 述

《内经》汇集了秦汉以前的医学经验,创立了中医学独特的理论体系,融合了多学科知识,被历代医家奉为"医家之宗",作为中医学理论体系的奠基之作,其基本原理贯穿于中医学术发展的全过程,历代医家多在此基础上继承与创新,不断发展与完善中医理论,可见,《内经》为后世学术理论的传承打下了坚实的基础。

近年来,中医学界越来越多的学者重视对中医学术史的研究,不同学科背景的专业人士也加入这一领域,对于中医学术史的研究更加深入。学术史研究通过"辨章学术,考镜源流",以期后学者能够明晰某一学术理论的发展脉络。梁启超[1]确立了4条学术史研究规范:第一,学者对某个时代的学术研究,须对这个时代重要的学派悉数罗列;第二,学者对某家学说的研究,须对其学术特点作出提挈,并予以清晰地呈现;第三,学者须忠于各家真相;第四,学者须在时代背景之下对个人的人生经历加以概述,以期明晰个人的全人格。中医经典学术理论的继承与创新是中医药发展的必经之路,其学术史的研究是探索中医药自身发展规律的重要途径,历朝历代的社会政治、经济、文化、技术、思想等都会影响《内经》的学术发展,将学术发展与时代特点结合起来研究,真实地、整体地、全面地呈现《内经》学术发展各个时期的历史状况和学术演变的内在理路[2],将更有利于发现与总结中医药发展的规律和特点。

二、研 究 述 评

《内经》是我国古代第一部经典著作,对《内经》的学术理论继承与创新,古今医家均取得了卓越的成就。其研究成果主要体现在对《内经》某一理论的继承与发挥,以及对《内经》整体学术发展史的研究。

(一)专题研究

现代关于《内经》学术演变的研究主要体现在专题研究,如禹佳[3]对于《内经》经络学术演变的研究,提到在腧穴学方面,《内经》时期腧穴的数量较少,穴位的定位也不甚详细,到了《针灸

---

1. 梁启超.中国近三百年学术史[M].北京:中国书店出版社,1985:48
2. 李磊,王梓楠,郭薇薇,等.《黄帝内经》学术史研究:范畴、现状与趋势[J].医学与哲学,2020,41(10):72-75.
3. 禹佳.《内经》针灸理论体系框架的学术特点及发展演变[D].北京:北京中医药大学,2015.

甲乙经》时期，腧穴的数量增加了，穴位的定位也更加详细，并写出了其针刺的深度和艾灸的时间、壮数，临床应用也更加广泛。《针灸大成》腧穴较之《针灸甲乙经》有了新的发展，并将理论编撰成歌诀的形式，而且对针刺补泻所编著的针刺手法，更对后世影响深远。

范继东等[1]基于《内经》原文探析三焦实质与功能，认为《内经》中三焦的概念有名有形，其含义分为两种，早期三焦为下腹部的一个器官，主司渗注尿液于膀胱，为水液运行的通路；晚期三焦在早期三焦的基础之上，增加了与胃上口、胃中的连接部分，为卫气、营气及津液从胃中而出的通路。三焦的实质为腹膜脏层与腹腔脏器之外的组织包裹而成的组织。柳红良等[2]也认同《内经》中三焦只有"六腑之三焦"的概念。它是一个具有明确结构的组织器官，其结构基础为"肉分之间"，非实质之处，结合现代医学可以将三焦看成一个间质组织，基本功能是气化，发挥的是通道作用。《内经》以后，关于三焦的论述很多，如《类经·脏象类》云："三焦者……确有一腑，盖即脏腑之外，躯体之内，包罗诸脏，一腔之大腑也。"《难经正义·三十一难》云："夫三焦者，禀元气以资始，合胃气以资生，上达胸中而为用，往来通贯，宣布无穷，造化出纳，作水谷之道路，为气之所终始也。"据此，武颖烁等[3]认为三焦的功能贯通人体上下内外，禀元气，行营卫，通水谷，调气血。李俊廷等[4]对于三焦学说的传承与演变进行探析，发现三焦的具体形态结构理论起源于《内经》的三焦"有名有形"论，后世医家在此基础上发展了脂膜、腔子、腔府、油膜、膜腔、缝隙腠理等学说。随着三焦形态学说的不断深入，后世医家将五脏分属于上、中、下三焦，各主其所生病。温病流派基于三焦形态结构阐述温热病邪的传变规律，创立了三焦辨证体系。

张凯文等[5]论述中医玄府理论的演变发现，"玄府"一词最早见于《内经》，指代汗孔，其主要生理功能是排出汗液，是泄热的门户，如《素问·调经论》云："玄府不通，卫气不得泄越，故外热。"《内经》首创了开玄府的治法，消水肿、退身热、通水道、发疮疡。张仲景的《伤寒杂病论》继承了《内经》玄府理论，广泛应用于外感表证和水液代谢异常造成的内科杂病的治疗，且明确提出了开通玄府治法的禁忌症。刘完素在《素问玄机原病式·火类》云："然皮肤之汗孔者，谓泄气液之孔窍也……一名玄府者，谓玄微府也"，是对狭义玄府的明确定义，并在同一时期开启了广义玄府的立论，他认为玄府无物不有，并在火热立论下再创造其玄府理论。近代医家多从现代医学的微观解剖来阐释和发展玄府理论，如清代周学海认为玄府是小静脉和毛细血管，即"细络"，丰富了玄府理论。

余小乔等[6]基于文献探讨不同时代阳明病的概念演变，发现《内经》奠定了论述阳明的基础，如《素问·阴阳类论》云："所谓二阳者，阳明也。"《素问·血气形志》云："阳明常多气多血。"《素问·阴阳离合论》云："阳明为阖。"《难经》继承了《内经》中的阳明经脉的学术思想并在此基础上扩展解析，如《难经·七难》认为浮大而短是阳明之主脉，《难经·十八难》认为手阳明金也，属上部；足阳明土也，属中部。《伤寒论》六经辨证理论逐渐体现阳明相关病形的诊断与治疗。温病阳明在《伤寒论》基础上，进一步拓展了"承气法"，并更注重固护阴津。后世医家提出了"膈阳明""阳明之降乃人身最大降机"等观点，从崭新的角度看待上焦燥热与中焦虚寒的关系、阳明阖与坎水足的关系，指出上下分消，恢复阳明降之机以回归肾水，保存人身之元阳等治法治则。

高黎[7]对《内经》燥之理论的演变进行归纳总结，提到《内经》是最早提出"燥"有关理论的中医文献，包括燥的特性、病因、病机、症状、治法等内容，如"燥胜则干""肾恶燥""烦躁而

---

1. 范继东, 谷松. 基于《黄帝内经》原文探析三焦实质与功能[J]. 中国中医基础医学杂志, 2022, 28（3）: 323-325.
2. 柳红良, 董斐. 还原《黄帝内经》"三焦器官"概念及其临床意义[J]. 中华中医药杂志, 2022, 37（8）: 4232-4236.
3. 武颖烁, 尚艺婉, 孟月华, 等. 三焦形质评议[J]. 中医药通报, 2023, 22（6）: 17-20.
4. 李俊廷, 赖慈爱, 张琳琳, 等. 三焦学说的传承与演变探析[J]. 山东中医杂志, 2024, 43（1）: 5-9.
5. 张凯文, 陈家旭, 王君, 等. 试论中医玄府理论的演变及影响[J]. 中国中医基础医学杂志, 2022, 28（7）: 1022-1025.
6. 余小乔, 赖慈爱, 方枫琪, 等. 基于文献探讨不同时代阳明病的概念演变[J]. 环球中医药, 2023, 16（7）: 1349-1354.
7. 高黎. 基于文献整理的外感病因之"燥邪"探讨[D]. 北京: 北京中医药大学, 2015.

渴""燥者润之"等，为后世"燥"之理论研究提供了依据。刘完素补充了《内经》病机十九条中燥的缺失，提出"燥"的病变特点是"诸涩枯涸，干劲皴揭"，他认为津液缺失容易导致燥证的产生，其原因有风、湿、寒、瘀、火热五个方面，症状主要表现为人体各部位的干燥之象，病机主要是津液亏少和血液耗竭，提出"宜开通道路，养阴退阳，凉药调之"的治法，由此可见刘完素对《内经》燥之理论发展有十分突出的贡献。

马晶晶[1]对《内经》脏腑病机理论演变进行归纳总结，提到脏腑辨证起源于《内经》，《中藏经》创立了脉证并具的虚实寒热生死逆顺辨证体系，《脉经》以脉为纲分候脏腑生理与病理，并且将脏腑经络病证总结归纳在一起，《备急千金要方》补充了方证内容，使脏腑辨证向脏腑证治转变，《小儿药证直诀》创立了五脏补泻诸方，张元素的《医学启源》《脏腑标本寒热虚实用药式》形成了理法方药完备的脏腑辨证理论体系，《血证论》细化脏腑病机，现代中医诊断学脏腑辨证内容从脏腑经络辨证中脱离出来，更加精细化，具体化，证型越来越多。

（二）著作研究

有关《内经》学术发展史研究著作甚少，最有代表性的当属王庆其《黄帝内经学术发展史略》（2022），本书分为总论与分论，总论为"溯源"，沿着历史发展之轴，纵向结合特定历史时期社会经济、政治、文化、科技等多方面特点，梳理从秦汉至清代历代著作对《内经》的传承发展，以总结《内经》学术理论发展的规律；分论为"析流"，沿着中医学术发展脉络，从哲学思想、基础医学、临床医学三大理论体系横向研究后世医家对《内经》理论的阐释、发挥与运用，丰富并发展以经典为源头的中医药理论。

王洪图《黄帝内经研究大成》（1997）的第二编《黄帝内经学术研究发展史》也是重要的参考书，该书以历史朝代为经，以有代表性的历史著名医家为纬，上至秦汉之前，下到近代已谢世的名医，共选择六十六位医家，分别探讨他们在《内经》研究方面的成就，以期阐明《内经》的学术演变情况。此外，还就日本《内经》的流传与研究概况另立章节加以介绍，梳理了《内经》在国外的研究情况。

邢玉瑞《〈黄帝内经〉理论与方法论》（2005）探讨了《内经》历代研究概况，其中专题发挥研究部分主要讨论了《内经》的学术演变，列举了几位主要医家，提到秦越人对《内经》藏象、脉学和针灸经络学说的发挥，张仲景对《内经》理论的临床发挥，华佗对《内经》病机辨证学说的研究与发挥，张元素对《内经》脏腑辨证与遣药制方理论的研究等等。除了古代医家对于《内经》学术理论的继承与发挥，他又提到近现代专题研究《内经》者越来越多，如张骥著《内经方集释》，首创以专篇阐释十三方并对《内经》有关制方的理论进行了发挥；秦伯未将《内经》理论应用到临床，著《内经类证》，将每一病类分为概论和各论，按因、症、脉、治次序排列。此外，尚有不同医家分别从不同的角度对《内经》理论进行了研究与阐发。

烟建华《〈内经〉学术研究基础》（2010）探讨了《内经》学术体系历史发展的方式与特点，其中专题发挥部分提到了有关《内经》学术演变的内容。他以外感病为例，指出《素问》的《热论》《评热病论》，《灵枢》的《热病》等篇提出了外感、疫病的源头认识与理论，张仲景在此基础上创立了理法方药完备的以六经辨证为主的《伤寒杂病论》；吴又可提出"戾气"说，叶天士、吴鞠通、薛雪等医家提出卫气营血、三焦辨证方法，自此中医外感病学臻于成熟。

（三）研究方法

在方法学上，当代学者对于《内经》学术演变的研究，提出了一些研究原则与建议。邢玉瑞[2]

---

1. 马晶晶.《黄帝内经》五脏-经络辨证理论及应用研究[D]. 沈阳：辽宁中医药大学，2023.
2. 邢玉瑞. 中医学术发展规律的研究方法探讨[J]. 现代中医药，2014，34（6）：35-37.

提出研究中医学的基本范畴、概念的发生、演变及其逻辑结构，思维方法是研究中医学术演变的核心环节，并以命门学说的演变为例加以说明。"命门"一词最早见于《内经》，是指眼睛（睛明穴）而言。《难经》继承和发展了《内经》关于脏腑"贵贱"的学术思想，提出了命门为人体内主宰人体生命活动的中枢，赵献可确认命门是主宰十二官的"真君真主，乃一身之太极"。张介宾指出："命门为元气之根，为水火之宅。五脏之阴气非此不能滋，五脏之阳气非此不能发。"均强调了命门对人体脏腑阴阳的整体调节作用。现代学者对命门学说的探讨，虽然提出了许多不同观点，但在命门是人体生命机能活动的调节系统的认识上则完全一致。最后他强调中医学术演变研究，除采用一般的文献梳理、逻辑分析方法外，应该注意充分借助现代相关学科的方法与技术，特别是文献计量学方法、语料库语言学等方法。胡勇等[1]从玄府概念演变看中医理论的发展与建构，提出关于《内经》学术演变研究的几点建议，即中医理论的发展与构建过程中应注意中医概念的规范化研究、中医理论的逻辑自洽性研究以及理论建构中实体结构的研究。

综上所述，《内经》理论的专题研究是当下《内经》学术演变研究的主要形式，其研究内容丰富而深入，但是结合历史背景与特点的《内经》学术史研究还远远不够。在今后的研究中，应注意在共时性与历时性两个维度下，充分利用各学科方法与技术，重视中医理论体系的建构与重构、中医学概念的发生学与规范化、学术演变的规律与逻辑性，不断丰富对《内经》学术史的研究成果。

三、典型案例

《内经》学术发展史研究[2]

中医学术史的研究是探索中医药自身发展规律的重要途径，王庆其从共时性与历时性两个维度对《内经》的学术发展历程进行梳理、分析、研究和反思，厘清《内经》理论在后世的传承、变化与发展，提炼学术思想，评判剖析得失，力求从学术的演变发展概括出某些规律性的认识，以系统挖掘、传承学术精髓。其主要内容简要介绍如下。

1. 秦汉时期《内经》学术发展概况与特点

秦汉时期是中医理论成形时期，以《内经》《难经》为中医学基础理论确立的标志。《内经》构建了中医学的理论体系框架，覆盖自然哲学、人文社会科学、基础理论及临床医学等方面。《难经》以答疑释难的形式阐述《内经》之奥义，补《内经》之未备，在传承上多有创见，提出了"命门"学说、"三焦无形"新论、"独取寸口"的诊脉方法等。张仲景著《伤寒杂病论》，确立了"六经辨伤寒，脏腑辨杂病"理法方药完备的辨证论治体系，使得《内经》学术理论在诊法、病机、治则、方药等方面得以充实完善。

2. 魏晋南北朝时期《内经》学术发展概况与特点

魏晋南北朝在中国医学史上是一个理论结合临床，承前启后的时期。首先，对经典医著进行整理、编次、注释的工作，是整理研究中医药典籍的起始时期，全元起著《素问训解》，留存了魏晋以来《素问》原貌的结构及章节，作为《素问》最早注释本，堪称"开山之作"。其次，王叔和在《内经》脉学理论基础上编撰了我国第一部脉学专著《脉经》，开启并奠定了后世脉学的准则；皇甫谧著就现存最早的一部针灸学专著《针灸甲乙经》，系统构建了针灸学术框架体系。

3. 隋唐时期《内经》学术发展概况与特点

隋唐时期作为中国医学史上一个兴盛发展的时期，不仅着眼于对《内经》的整理编次注释，还重视《内经》学术理论在临床上的运用总结。杨上善首创分类研究法，仿《针灸甲乙经》体例，编纂《黄帝内经太素》，开创分类注释《内经》的先河；王冰以《素问》全注本为祖本，进行了依序

---

1. 胡勇，邢玉瑞，张惜燕. 从玄府概念演变看中医理论的发展与建构[J]. 中医杂志，2023，64（9）：870-874.
2. 王庆其. 黄帝内经学术发展史略[M]. 上海：上海科学技术出版社，2022：13-71.

编次整理和修订，纠正重叠错漏，遵循"分类注释"的体例，同时还将运气学相关的七篇大论补入，使古代运气学说的重要文献因此而保存流传下来，著就《增广补注黄帝内经素问》。巢元方立足于《内经》病因病机理论，撰成我国历史上第一部病因病机证候学专著《诸病源候论》。

4. 两宋时期《内经》学术发展概况与特点

北宋时期以医书的整理和传播为特点。据考北宋官方对《素问》共进行了4次整理校勘，逐篇标注了全元起本的本来面目，所校勘的内容也十分深入细致，定名《重广补注黄帝内经素问》，是《素问》注本中最为完备，流传最广，后世流传的《素问》通行本多为林亿等所校注的这个版本。

5. 金元时期《内经》学术发展概况与特点

金元时期继续分类研究《内经》，元代滑寿的《读素问钞》是对《内经》进行分类研究较有成就的著作，该书较《太素》更简洁，较合理地梳理并概括了《内经》中的医学理论。此外，这一时期的医学家在学术上有许多创造性的发挥，如金元四大家的学术理论均是以《内经》为基础，在此基础上进行创造与发挥。除此之外，金元时期还是医家对《内经》理论的全面回归和基于《内经》的理论创新时期，最典型的代表医家为张元素，直接根据《内经》理论对临床疾病进行观察，施以相应治疗措施，使金元医家得以突破经方的局限性，为各种学术流派的形成奠定了基础。

6. 明代《内经》学术发展概况与特点

明代医学的主流思想仍延续了金元时期的医学，但对《内经》理论的研究更进一步，出现了众多编注《内经》的医家和著作，如马莳的《黄帝内经素问注证发微》《黄帝内经灵枢注证发微》、张介宾的《类经》、李中梓的《内经知要》等。张介宾将《素问》《灵枢》全文收录，分类编成《类经》并注释，弥补了《读素问钞》在内容上未收录《灵枢》的不足之处，是类编《内经》的最佳著作。李中梓从《内经》中选取切于实际的重要内容，分类注释编撰成《内经知要》，为后世从医者学习《内经》的重要入门书籍。除此之外，这一时期仍以《内经》理论为依托，结合医家自己的临床经验来论述疾病，构建新的医学理论，最有代表性的著作当属张介宾的《景岳全书》。

7. 清代《内经》学术发展概况与特点

清代整体的医学思想仍是对金元医学的延续，出现了一批对于《内经》的分类研究，如汪昂的《素问灵枢类纂约注》、薛雪的《医经原旨》、沈又彭的《医经读》、黄元御的《素问悬解》《灵枢悬解》，虽然分类名目众多，但基本框架未脱离明代张介宾、李中梓的藩篱。清代《内经》理论的发展不仅有进一步的深入完善，比如八纲辨证的确立，也有完全的创新，比如被运用于温病中的卫气营血理论和三焦理论，运用于杂病的络病理论，且其理论发挥的数量也超过宋金元明各个时期。

四、主要参阅文献

1. 王庆其. 黄帝内经学术发展史略[M]. 上海：上海科学技术出版社，2022.
2. 王洪图. 黄帝内经研究大成[M]. 北京：北京出版社，1997.
3. 邢玉瑞.《黄帝内经》理论与方法论[M]. 西安：陕西科学技术出版社，2005.
4. 烟建华.《内经》学术研究基础[M]. 北京：中国中医药出版社，2010.
5. 邢玉瑞. 中医学术发展规律的研究方法探讨[J]. 现代中医药，2014，34（6）：35-37.
6. 马晶晶.《黄帝内经》五脏-经络辨证理论及应用研究[D]. 沈阳：辽宁中医药大学，2023.
7. 高黎. 基于文献整理的外感病因之"燥邪"探讨[D]. 北京：北京中医药大学，2015.
8. 禹佳.《内经》针灸理论体系框架的学术特点及发展演变[D]. 北京：北京中医药大学，2015.
9. 胡勇，邢玉瑞，张惜燕. 从玄府概念演变看中医理论的发展与建构[J]. 中医杂志，2023，64（9）：870-874.

（马晶晶）

第三节 理论建构研究

一、概　述

《内经》通过提出医学经验事实，对其作出理论解释，进而使经验知识上升为理论知识，具有"理论医学"的特征[1]。但《内经》由各篇独立的论文所组成，虽然通行的《素问》《灵枢》篇章之间有一定的逻辑关系，然而并不形成系统的理论体系。故对《内经》理论体系的构建，古今医家做了大量的、卓有成效的工作。就古代研究而言，《内经》理论建构，主要体现在历代医家对《内经》本体资料的分类注释之中。这种根据《内经》各篇内容的理论联系，进行分类的方法，形成了《内经》理论构建的初步形态。进入现代以来，学者们在总结前人成果的基础上，不断补充、完善、重新建构《内经》理论体系，初步形成了业内较为广泛认可的理论框架，中医药院校教材建设可谓近现代中医理论的一次最大重新建构。可以说中医理论的建构、重构一直是中医学术继承与发展的重要方式，从《内经》以降绵延至今。另外，学者们也从方法学的角度，对《内经》总体理论体系及某一方面理论的构建，提出了符合现代方法学原则的，具有创新性的理论框架。这些研究，对于我们构建《内经》包括中医学的理论体系，都具有重要的参考价值。

二、研究述评

（一）古代研究

唐初杨上善的《黄帝内经太素》最早开启对《内经》的分类研究。现存的《黄帝内经太素》，将《内经》的学术体系共分为十九大类，计摄生、阴阳、人合、脏腑、经脉、腧穴、营卫气、身度、诊候、证候、设方、九针、补泻、伤寒、寒热、邪论、风论、气论和杂病。按今天的标准来看，虽有不尽合理之处，但正如钱会南[2]所认为，《太素》首次以《素问》《灵枢》为依据，应用分类研究方法，对《内经》理论体系进行探索，按其内容的不同性质划分归类，系统地反映《内经》的学术思想和医学成就，且使分散于各篇的学术理论得到全面梳理，使之趋于条理化，呈现出系统化的特点，初步勾勒出中医理论体系的基本框架。

明代张介宾的《类经》对《内经》全部内容类分、注释，历时 40 年，将《内经》全部内容分为摄生、阴阳、藏象、脉色、经络、标本、气味、论治、疾病、针刺、运气和会通 12 大类。相比《黄帝内经太素》，其分类扼要而实用，更因其保存完整，内容详尽，兼文笔通畅，对后世影响甚大。张介宾的分类方法为清代薛雪《医经原旨》所继承，薛氏在分类上因"针灸一法，另有专书"，去掉"针刺"，未入运气和会通，其余皆从张介宾。明末李中梓著《内经知要》，是分类、摘要注释《内经》最具影响之作。该书执简驭繁，将《内经》的主体医学理论分为道生、阴阳、色诊、脉诊、藏象、经络、治则和病能八类。李氏的分类显然受到稍早的《类经》影响颇大。其分类并无新意，但内容精当，裨于初学，对于中医学的普及起到了极大的作用。

清代汪昂《素问灵枢类篆约注》所选内容，以《素问》为主，兼及《灵枢》，"除针灸之法不论，余者分类九篇"，分别为藏象、经络、病机、脉要、诊候、运气、审论、生死、杂论，而后加以注释。亦属摘要分类之方法。该书单设"生死"一部，以强调判断疾病预后转归；然不设"摄生"，而将其内容混入"杂论"，则显不足。清代黄元御《素问悬解》《灵枢悬解》，对《内经》各篇原文完全不动，仅将篇次予以重新分类。《素问悬解》分为养生、藏象、脉法、经络、孔穴、病论、论

---

1. 任秀玲. 论中医学的理论医学特征[J]. 中华中医药杂志，2006，21（6）：323-325.
2. 钱会南.《黄帝内经太素》在中医理论体系框架形成中的作用[J]. 安徽中医药大学学报，2014，33（1）：1-3.

治、刺法、雷公问、运气等类；《灵枢悬解》分为刺法、经络、营卫、神气、藏象、外候、病论、贼邪、疾病等类。黄氏调整篇次，既完全以分类为目的，《素问》次序之编排，自然优于王冰；而以类相从，重新编次《灵枢》，则更有功于后学。其优点在于不割裂各篇原文。当然，从理论体系分类的角度讲，《内经》各篇原文往往内容庞杂，故调整篇次的分类仅是从大体而言。

古代对于《内经》理论建构的研究，主要是从学术体系分类而言。这些研究，为现代研究的深化奠定了基础。由于时代所限，古代显然缺乏从更深层次的方法论角度对《内经》理论建构进行探索。事实上，一些方法学本身也是在现代才真正提出。

（二）现代研究

程士德《内经理论体系纲要》（1992）第一次舍弃了古人以原文为主，随文注、校的方式，依据《内经》理论体系的系统性和逻辑性，以现代语言阐述。该书将《内经》医学原理分为藏象、经络、病因、病机、病证、诊法、治则、制方和养生九部分。每部分分别叙述其概念、形成、理论特征、学术观点和理论原则等。

学科的学术体系，应当包括关于研究对象的理论、形成这些理论的知识基础和方法学基础。烟建华《医道求真：〈黄帝内经〉学术体系研究》（2007）专门对《内经》学术体系的结构进行构建。烟氏认为，《内经》主要是围绕人的健康、疾病展开研究，形成有关人体生命规律及其医学应用的知识和理论，这是《内经》学术体系的主体部分；而这些知识和理论的形成，必有古代自然科学与社会科学多学科知识和方法的渗透与影响，它既是医学理论形成的基础，又是《内经》学术体系的有机组成部分。基于以上认识，烟氏将《内经》医学理论分为生命、藏象、疾病、诊法、论治、养生；医学基础则分为方法学基础与多学科基础。其分类方法，离不开古人构建《内经》理论的基础，也是在程士德《内经理论体系纲要》（1992）分类基础上的进一步概括。当然，有学者也认识到，《内经》在构建医学理论时，不但将精气、阴阳、五行、天人合一等古代哲学思想作为解释生命现象的认识方法和思维方法，并且直接将这些哲学中的基本概念、基本原理植根于所构建的医学理论之中，渗透到医学的所有领域和各个层面，与相关的医学知识融为一体[1]。

王洪图《内经学》（2004）全国统编教材，其总体结构，体现了烟建华所构建《内经》理论体系基础上的细化。其中医学理论分为藏象（脏腑、经络、精气神），疾病（疾病的概念、病因、发病、病机、传变与转归），诊法（诊法原理、诊病方法、断病方法），论治（治疗思想、治疗原则、治疗大法、各种疗法），养生（摄生、康复）。医学基础分为哲学、天文历法、地理学、气象学、数学、社会学等。烟建华《〈内经〉学术研究基础》（2010）对这一结构进行了更为细致地理论解读。目前这种分类方法，可视为主流学者对《内经》理论体系研究的主要成果。

总体而言，现当代一些主流教材、专著对《内经》理论体系的建构，既有对古代《内经》理论分类研究的继承，更多地体现了当代学科、知识体系分类在《内经》理论体系分类上的影响。

（三）研究方法

在方法学上，当代学者提出《内经》及其代表的中医理论构建的一些原则。如邢玉瑞[2]较早提出，中医理论要实现现代化，方法学的突破和思路的创新是关键。应当认真研究中医理论的建构方法问题，搞清楚中医理论是采用什么样的方式、方法建构起来的，其思维过程有何特点和规律，与近现代科学思维有何不同，二者有无互补性等等。要以中医基本概念（或范畴）、基本理论为基点，以哲学方法、逻辑方法、思维方法、科学方法论等为手段，从发生学的角度对中医基本概念、理论进行认真地研究，揭示其形成过程、本质内涵以及方法论特点。他提出，在中医理论体系形成的秦

---

1. 张登本，孙理军，李翠娟. 论《黄帝内经》理论建构的哲学基础[J]. 中医药文化，2018，13（6）：39-45.
2. 邢玉瑞. 重视中医理论建构研究，促进中医理论创新[J]. 中华中医药杂志，2005，20（1）：14-15.

汉时期，由于当时科学的整体水平还十分低下，医学研究的基本手段局限于直观观察，要形成人体生命活动及其与外界事物联系的内在机制的理性认识，往往需要借助于理性的思辨，由此导致异级同构模式推演方法在中医理论建构中的应用较多。并就具体的阴阳四时异级同构推演、天地人三才异级同构推演、五行异级同构推演、运气主时异级同构推演等内容，进行了具体地分析与阐述[1]。就《内经》藏象学说建构，邢玉瑞[2]分析了类比思维在其中所起到的作用。认为古人利用类比思维，参照自然界的各种事物和现象，以建构藏象经络理论，推论经脉气血运行与多少，阐述脏腑功能及阳气生理等。类比思维的应用，有力地促进了中医藏象学说的形成。同时，由于偏重于物象的类比，也造成了中医藏象学说重功能而轻形质、重关系而轻实体等特点，在一定程度上阻碍了中医藏象学说的发展。邢玉瑞等[3]系统分析了中国古代分类方法与《内经》理论建构的联系。重点分析了种属分类与关联分类在《内经》有关理论建构中的具体运用，认为《内经》理论的建构更多是将上述两种分类方法综合应用。这些应用，有其重要的理论与实践价值，但是两种不同分类方法混用也不可避免会出现一些逻辑矛盾。

孙可兴[4]分析了《内经》理论建构的逻辑思维特征，认为《内经》建构医学理论过程中继承了整体辩证的中国传统思维模式，同时也应用了推类、比较、归纳、演绎等逻辑推理论证方法，呈现出辩证思维和逻辑思维融贯并存的方法论特征。

潘桂娟[5]、陈曦等[6]依据"框架理论"和"术语学"的相关知识，对中医理论体系框架研究的背景、目标、原则、维度、要素与路径进行系统说明。张艳宏等[7]深入分析了现代框架理论及其在中医学研究领域的应用，重点阐述了建立中医学术语概念框架的方法及其意义。从历史视角来看，具有丰富思想内涵和文化底蕴的中医理论体系发源于《内经》，因而对于中医理论体系的系统整理，主要集中于以《内经》为对象的内容分类式的研究方面。对于《内经》内容的分类与研究，实际上体现了古人对于中医理论体系的基本认知结构，可以认为是中医理论体系框架的早期形态。近现代以来，以高等中医院校教材为代表的现代中医学著述，对中医理论体系的总体认识基本未脱离上述框架。以此作为重要理论依据，2013年由中国中医科学院中医基础理论研究所牵头开展了国家重点基础研究发展（973）计划项目"中医理论体系框架结构研究"，该项目通过中医理论体系框架的系统研究，使之达到"结构合理、层次清晰、概念明确、表述规范、能够指导临床、体现学科内在发展规律"的总体要求，使中医理论体系的内在逻辑和理论内涵，得到更加系统、全面的认识和深刻阐明。

学者们普遍认识到，除了哲学和方法论范畴，古代一些其他自然科学和社会科学知识，对《内经》理论构建也有重要影响。如邢玉瑞[8]提出中国古代的天地结构理论主要有盖天说、浑天说和宣夜说，这三种学说作为《内经》理论建构的前见模式，通过传统天人合一的类比推理，形成了人体生命寿夭、针刺补泻、四海、人法四时等理论。《内经》通过传统天人合一的类比推理形成相关理论，故对三种天地结构理论往往是各取所需，或加以糅合、改造应用。

理论的重新表述和重构常会引起范式本身的重要变化。因此，在对古今中医原始文献系统研究的基础上，提取中医理论的概念、命题并加以分门别类，确认其理论意义、实践基础、内在联系，借用逻辑学、发生学、诠释学等方法重构中医学理论，建立结构合理、层次清晰、概念明确、表述规范，能够指导临床、体现学科内在规律的体系框架，既是中医理论创新的一个重要方面，也是《内

---

1. 邢玉瑞. 中医理论建构的异级同构模式推演探讨[J]. 中医杂志, 2012, 53（23）: 1981-1983.
2. 邢玉瑞, 孙雨来. 类比思维与中医藏象学说的建构[J]. 山东中医药大学学报, 2022, 26（6）: 414-416.
3. 邢玉瑞, 胡勇, 张惜燕. 中国古代分类方法与《黄帝内经》理论建构研究[J]. 中华中医药杂志, 2023, 38（9）: 4483-4487.
4. 孙可兴. 《黄帝内经》理论建构的逻辑思维特征[J]. 中华中医药杂志, 2015, 30（9）: 3242-3244.
5. 潘桂娟. 关于中医学理论体系研究的若干思考[J]. 中华中医药杂志, 2005, 20（8）: 453-455.
6. 于智敏, 张宇鹏, 潘桂娟等. 关于中医理论体系框架研究的若干思考[J]. 中国中医基础医学杂志, 2013, 19（1）: 3-5.
7. 张艳宏, 刘保延, 郭玉峰, 等. 框架理论及其在中医学研究领域的应用探讨[J]. 中华中医药杂志, 2008, 23（8）: 664-668.
8. 邢玉瑞. 中国古代天地结构论与《黄帝内经》理论建构研究[J]. 陕西中医药大学学报, 2018, 41（3）: 1-4.

经》学术研究的重要路径。

从方法学角度对《内经》理论建构进行研究，不仅有助于建立科学的《内经》以及中医学概念、理论体系，也有助于分辨原有《内经》概念、理论的一些矛盾以及不规范之处。总体而言，这些研究的共识性、影响力还远远不足。期待未来更多的研究，能为《内经》乃至于中医学研究的科学性和规范性，起到更大的作用。

三、典型案例

中医"脉"概念框架建构[1]

邢玉瑞基于中医"脉"概念的发生学研究，根据概念框架理论，结合逻辑学概念划分的规则，尝试建构基于《内经》的中医基础理论范围内"脉"的概念框架；指出建构逻辑自洽的"脉"概念框架结构，有助于揭示相关概念的本质，理清逻辑关系，消除逻辑混乱，指导临床实践和科学研究，促进中医学术的健康发展。其主要内容简要介绍如下。

1. "脉"概念的产生与演变

"脉"概念的产生与演变，大致上经历了从实体血管到理论模型演变的过程，但实体血管的概念却一直存在。

（1）"脉"为实体血管

从文字学角度而言，"脉"字之义与对自然界观物取象的认识有关。从医学本体而言，"脉"概念的形成源于人们日常及临床观察经验，即观察健康人脉的分布、走行、搏动，以及疾病状态下脉的虚实、坚陷、寒热以及异常搏动、出血等情况。在此基础上，通过解剖进一步探究脉的实质，由此形成了血脉的概念。

（2）从实体向模型的过渡

古人发现人体上下特定部位之间存在某种联系。根据诊疗一体的理念，某处所诊之病即于该处针灸治疗，通过针灸治疗可进一步验证下部本脉与上部标脉之间存在着内在联系，由此推导出上下标、本脉皆出于同一条脉，两点连一线，进而形成了最初的脉行路线。《灵枢》所载十二经标本的部位与《脉书》及《阴阳十一脉灸经》《足臂十一脉灸经》所载十一脉的起止点就有很高的一致性。由此可见，最初的十一脉实际是古人观察到的体表血脉向体内延伸，最后将对应的标本脉连接而成。"脉"也因此成为对穴位远隔治疗作用途径的一种理论解释，此时"脉"既包括实体血管的成分，又包括独立于血管之外用来解释不同部位治疗关系的联系之脉。

（3）理论模型的成熟

《内经》完成了脉理论模型的建构，主要体现在三个方面。首先，脉从血液的通道演变为气血循行之道。随着临床实践经验的丰富，气、阴阳理论的进一步渗透，以及血的运行依赖于气的推动等气血关系认识的深化，气血概念成为针灸学乃至整个中医理论的基石。其次，建立气血循环理论。在天人合一理论指导下，古人基于对宇宙万物周而复始环周运动的认识，推论出人体气血也是循环运行的。第三，对"脉"概念的划分。《内经》以脉字为后缀的词有117个，涉及生理、病理、诊法等多个方面，基于一定的逻辑规则，对脉的概念从不同角度进行了划分。如从脉的走行、深浅的角度，分为经脉与络脉。经脉又分为十二经脉、督脉、任脉、冲脉、带脉等；络脉又分为大络、小络、孙络等。如此以不同的标准逐级划分，建构了"脉"概念框架的雏形。

2. "脉"概念框架的结构

认知语言学的概念框架理论认为，框架是概念系统，是人类经验、思维的结构背景，想要理解系统中的任何一个概念都要首先理解它所在的整体结构；引入其中任何一个概念都会涉及系统内其

---

1. 邢玉瑞. 中医"脉"概念框架研究[J]. 北京中医药大学学报，2024，47（2）：175-180.

他所有概念。也就是说框架是语义理解的必要背景。基于上述"脉"概念的产生与演变的讨论，根据概念框架理论，结合逻辑学概念划分必须遵循的四条规则：各子项外延之和必须等于母项的外延、每次划分必须依据同一标准、子项的外延必须为不相容关系（即两个概念的外延没有共同的分子）、各子项必须是同一层次的概念，以《内经》所论"脉"概念为例，排除个别一词多义现象，试建构中医基础理论范围内"脉"的概念框架，见图6-1。

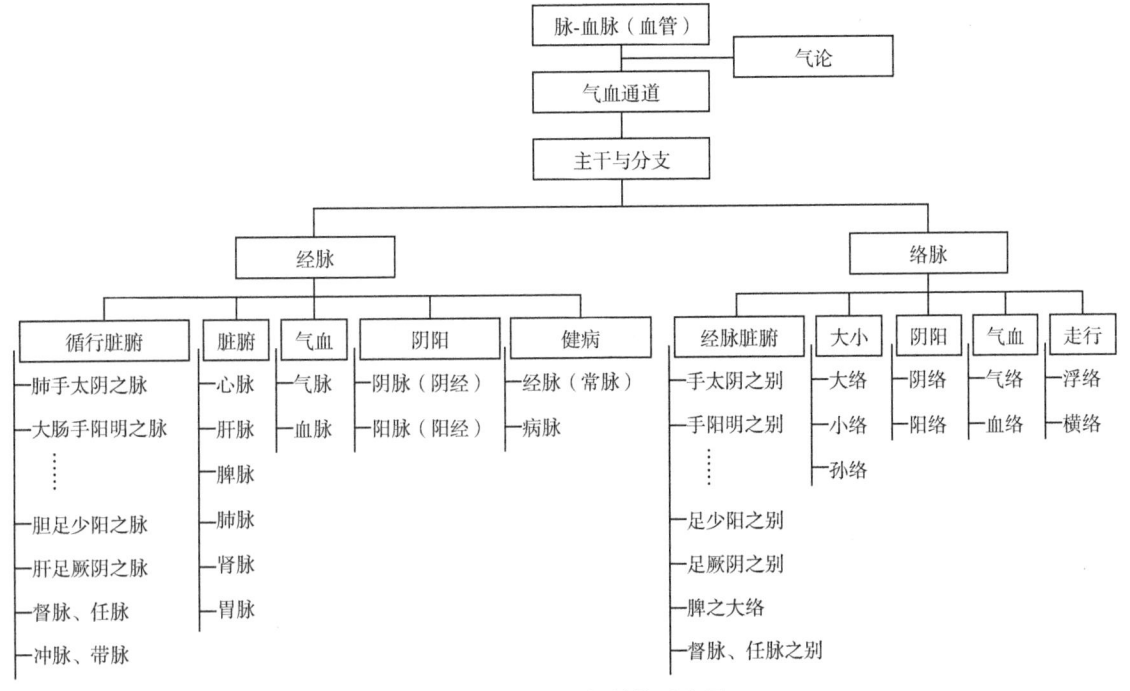

图 6-1 脉概念框架结构示意图

邢玉瑞的有关研究，可视为运用现代方法学，对《内经》有关理论进行构建的典范之一。

四、主要参阅文献

1. 唐·杨上善. 黄帝内经太素[M]. 北京：学苑出版社，2007.
2. 明·张介宾. 类经[M]. 北京：中国中医药科技出版社，2011.
3. 程士德. 内经理论体系纲要[M]. 北京：中国中医药出版社，1992.
4. 烟建华. 医道求真：《黄帝内经》学术体系研究[M]. 北京：人民军医出版社，2007.
5. 王洪图. 内经学[M]. 北京：中国中医药出版社，2004.
6. 烟建华. 内经学术研究基础[M]. 北京：中国中医药出版社，2010.
7. 潘桂娟. 关于中医学理论体系研究的若干思考[J]. 中华中医药杂志，2005，20（8）：453-455.
8. 邢玉瑞. 重视中医理论建构研究，促进中医理论创新[J]. 中华中医药杂志，2005，20（1）：14-15.
9. 谷峰. 古今《内经》理论体系研究之评价[J]. 中华中医药学刊，2009，27（8）：1639-1641.
10. 陈曦，张宇鹏，于智敏，等. 关于中医理论体系框架研究的若干思考[J]. 中国中医基础医学杂志，2013，19（1）：3-5.
11. 邢玉瑞. 中医"脉"概念框架研究[J]. 北京中医药大学学报，2024，47（2）：175-180.

（谷　峰）